システム×デザイン思考がヘルスケアを変える

著●松下博宣
東京情報大学看護学部教授

医療看護イノベーション

組織に変化を起こす
2035年
生き残り戦略の
教科書

メディカ出版

はじめに

　今日、保健・医療・福祉を含むヘルスケアは大変化とイノベーションの渦中にあります。また疾病予防、健康増進、健康長寿に対する関心も世をあげて抜き差しならない状況です。寿命が世界最高レベルで長くなるにつけ、いかに生きたらいいのか、はたまたいかに死ぬべきなのかという深くて難しい難題が首をもたげてきます。

　ヘルスケア分野で活躍されている方々は、このような問題意識を持ちながらも、時々刻々イノベーションの成果を活用し、自らも周りに対して変化の種を撒きつつ、意識するとしないに関わらず、イノベーション活動に関与しています。

　ところが保健・医療・福祉サービス分野のイノベーションは大変見えづらいものです。医薬品、医療機器をはじめ医科学の先端技術の萌芽が関わり、複雑な制度の変更、そして普及のプロセスは素人目には見えないものです。そもそもヘルスケア分野のイノベーションの姿の全体像は、まだ誰も見たことがないのです。

　イノベーションは重要なテーマですが、医療管理や看護管理の教科書はおろか、各分野の専門書では詳述されることはほとんどありません。なぜなのか。そこには3つの理由があります。

　1つ目の理由は俯瞰する視点に関わります。研究者の世界では、あまりにも狭く専門分化しすぎて、専門分野をまたいで創発している広大無辺のヘルスケアの世界を俯瞰する視座が知らず知らずのうちに後退してきました。

　2つ目の理由は産業の変化にあります。従来のイノベーションはどちらかというと製造業中心に分析されてきて、「サービス」に分類されるヘルスケアに対する洞察が後手後手になってきたからです。

　3つ目の理由は、イノベーションという現象の複雑性にあります。つまり、複雑なイノベーションという現象をシステミックに俯瞰するためには、複雑性に対応するための「特殊なレンズ」が必要です。細切れに細分化された特殊な専門の世界では、これらのレンズの装着が遅れてきました。

　いずれにせよ、本書は、以上のような問題意識を出発点として、人類史上初めて突入しつつある超高齢社会のヘルスケア分野で創発しているイノベーションを俯瞰的に描写します。しかしながら、傍観者の姿勢にとどまることなく、実践を支援するために、イノベーションに繋がるかもしれないちょっとした変化の興しかたを、本書独自の方法論＝システミック・デザイン思考として紹介します。

　医療や看護の世界には、専門分野ごとに守るべきガイドライン、手順、基準、標準がやたら多く存在します。多忙な仕事に追われつつ、あらかじめ細かく決められた枠組に自らの発想と行動を当てはめることは、しばしば想像性、創造性、遊び心、そしてイノベーションの減退を招きます。そういった前例、形式、過去のシステムを、部分的にせよ、大胆に否定し創意工夫することから自分自身の、そして周囲の変化、イノベーションの萌芽が胚胎されます。

　さて、表紙のキャッチにあるように「生き残り戦略」というと、どうしても医療機関単位の話となってしまい、2年に一度改定される診療報酬制度のポイントを読み込み、目先の医療経営や看護経営にいかに効果的に反映させてゆくのかというテーマに終始しがちです。いわゆる政策分析と経営というフレームワークです。

　本書では、そのような旧来的なよくあるスタンスはあえて取りません。そうではなく、もっと深い位相、すなわちイノベーションに注目します。ただ単に身近な制度変更や改定に経営や働き方を合わせるのではなく、もっと根本的な位相でイノベーションに対応し、イノベーションを興すことによってエコシステム（生態系）の中で独自のニッチ（居場所）を創り上げる――組織も個人も――が重要です。

　イノベーションに繋がるかもしれない変化を興す。イノベーションの成果を取り込む。異なる分野や文脈に積極果敢に頭を突っ込み、引っ掻き回してみる。いずれにおいても必要なものは、「越境型知性」と遊びこころです。本書では、そのような知性と構えを誰でもが体得できるように「異界文脈越境による文脈価値転換モデル」として一般化します。さらに最終章では、イノベーションの創発に繋がるであろう価値共創のためのツールを、実例を交えながら公開します。

　言い方を変えると、本書は、医療看護を中心としたヘルスケア・イノベーションの理論、実践、そして両者を取り結ぶ、ある種の知恵、賢慮をテーマにしています。

　本書は、ヘルスケアの世界に棲息してきた筆者とこの世界で邂逅した多くのプロフェッショナルな方々との刺激に満ちた議論や洞察に多くを負っています。こうした議論や洞察を一冊の書物に昇華することができたのは、メディカ出版の猪俣久人氏との価値共創の賜物です。改めて感謝の意を記すことにします。

2017 年 7 月　清里の森にて　松下博宣

組織に変化を起こす 2035 年生き残り戦略の教科書
医療看護イノベーション

はじめに ……………………………………………………………………… 2

序章　長い前書きに代えて

変化の時代 …………………………………………………………………… 8
本書の5つのスタンス ……………………………………………………… 10
本書の読者になってほしい方 ……………………………………………… 14
本書のレンズ ………………………………………………………………… 15

第1章　サービス・サイエンスとサービス・イノベーション

サービス・サイエンスとは ………………………………………………… 22
サービス・デザインとは …………………………………………………… 25
システミック・デザイン思考 ……………………………………………… 27

第2章　自分をちょっと変える：自分イノベーション

まずは「自分」から始める ………………………………………………… 30
越境を軸に人生のデザイン・シフト ……………………………………… 31
生命進化の全過程の贈りものが長寿ボーナス …………………………… 34
長寿ボーナスと人生イノベーション ……………………………………… 36
　Column　筆者の長寿ボーナス活用法 ………………………………… 40
活躍するヘルシー・シニア・アスリートと「健康」の定義 …………… 41
長寿の秘訣、対策と傾向 …………………………………………………… 43
長寿社会では越境型ライフスタイルが一般的になる …………………… 44
イノベーティブな人はハッピーである …………………………………… 46
イノベーティブな人は深く強くハマる …………………………………… 47
ポジティブ心理学の系譜 …………………………………………………… 50
ポジティブな感情 …………………………………………………………… 51
笑いは「笑いごと」ではなく、人を健康にする ………………………… 53
良い人間関係は暮らしの質を高める ……………………………………… 55
良好で長期的な人間関係は健康を増進する ……………………………… 56
人は関係性の中で健康という効用を共創する …………………………… 58

第3章 イノベーションと越境型知性

- 仕事が「できる人」は、なぜできるのか ... 62
- ダントツに仕事ができる看護師は関係性スキルが高い ... 62
- 人間力としての関係性スキルと価値共創性 ... 66
- 創造的なアクターは楽しんで越境し橋渡しする ... 68
- 「できる人」は異界、異文脈を越境する ... 71
- **Column** 筆者の越境体験 ... 74
- 知識は文脈に、文脈は場に、場は身体に粘着する ... 75
- **Column** 身体化され文脈が駆動する空間が「場」になる ... 76
- 見直される越境の価値 ... 77
- 価値は場と文脈の相互作用によって内生される ... 78
- 越境型知性が求められる ... 80
- 越境型知性とテクネ、エピステーメ、フローネシス ... 82
- 知的享楽主義のすすめ ... 87
- **Column** 遊びとイノベーション ... 89
- 4種類のイノベータ ... 89
- **Column** イノベータの7つの黄金律 ... 91

第4章 サービスをイノベートする

- 前章までを振り返ってみる ... 94
- サービス・ドミナント・ロジック ... 95
- 百家争鳴の創造性とイノベーションをめぐる議論 ... 99
- 創造的破壊 ... 102
- 技術革新という誤訳 ... 103
- 技術革新はイノベーションのほんの一部 ... 104
- 改善とイノベーションの起点は同根 ... 106
- 創意工夫する本能は人類普遍 ... 108
- インベンションとイノベーションは異なる ... 110
- サービスの価値共創性とは何か ... 113
- パーソナル・エコシステム・マッピング ... 114
- イノベーションの種は、サービス・エコシステムの中に ... 116
- 社会的インパクトを持てば、改善もイノベーションになる ... 119
- オープン・イノベーション ... 121

日本はオープン・イノベーション後進国 ……………………………………… 123

第5章　ヘルスケアサービス・イノベーションを俯瞰する

　　　公益的な性格を有するヘルスケア ……………………………………………… 128
　　　ケアはどのようなシステムに介入するのか ………………………………… 129
　　　社会的共通資本とは ……………………………………………………………… 130
　　　保険診療システム ………………………………………………………………… 135
　　　社会的共通健康サービスとは ………………………………………………… 138
　　　地球生態系層 ……………………………………………………………………… 140
　　　健康基盤層 ………………………………………………………………………… 142
　　　 Column 　制度イノベーションとしての公的介護保険制度 ………………… 143
　　　プラットホーム層 ………………………………………………………………… 144
　　　 Column 　バーチャルナースで看護業務効率化 ……………………………… 146
　　　医療組織層 ………………………………………………………………………… 147
　　　 Column 　オープン・サービス・イノベーションとしての「がん哲学外来」 … 151
　　　サービス層 ………………………………………………………………………… 152
　　　人工物・医薬品を利用するサービス ………………………………………… 153
　　　 Column 　プレシジョン医療 …………………………………………………… 154
　　　医療機器を利用するサービス ………………………………………………… 156
　　　 Column 　「近赤外光線免疫治療法」の衝撃 …………………………………… 156
　　　人間層 ……………………………………………………………………………… 159
　　　 Column 　再生医療のインパクト ……………………………………………… 160
　　　看護サービス・イノベーションは情報から ………………………………… 161
　　　 Column 　遠隔看護のイノベーション ………………………………………… 164

第6章　ヘルスケアサービス・エコシステム

　　　一人ひとりが織り上げるタペストリー ……………………………………… 168
　　　サービス・エコシステム ……………………………………………………… 169
　　　 Column 　自分というエコシステムと腸内フローラ ……………………… 172
　　　高齢化倍加年数とサービス・エコシステム ………………………………… 173
　　　サービス・エコシステムにケアシフトの静かな衝撃 …………………… 177

ヘルスケア・イノベーションと生老病死苦 ……………………… 182
変容する死と「死」の定義 ……………………………………… 184
ヘルスケアサービス・エコシステムと「死」との折り合い ……… 185
仏教の縁起思想とシステム思考 ………………………………… 187
ヘルスケアサービス・エコシステムと「死」の質 ……………… 189
Column イタコの「口寄せ」スピリチュアルサービス ……… 190
山谷に創発するヘルスケアサービス・エコシステム …………… 191
Column ホスピタリティとケアは融合する ……………………… 195
日本資本主義の機能不全 ………………………………………… 196
日本の資本主義を支えてきたエコシステムの機能不全 ………… 200
ヘルスケアサービス・エコシステムと輪廻転生 ………………… 202
死生観のシフトとリビングウィル ……………………………… 204

第7章 システミック・デザイン思考を身に付ける

システミック・デザイン思考 …………………………………… 208
プロセスをデザインする ………………………………………… 210
マインドセットを整える ………………………………………… 218
異界文脈越境×文脈価値を転換する場を創る ………………… 221

第8章 共創のための実践ツールボックス

共創のためのツール ……………………………………………… 226
越境型知性のためのラーニング・デザイン ……………………… 227
ブレーン・ストーミング ………………………………………… 231
ワールド・カフェ ………………………………………………… 234
バックキャスティング思考 ……………………………………… 237
アカウンタビリティ・デザイン ………………………………… 238
フューチャー＆オブジェクティブ・デザイン …………………… 240
サービス・エコシステム・マッピング ………………………… 242
ストーリー・テリング …………………………………………… 245
スケールアウト・デザイン ……………………………………… 247
ペーシェント・ジャーニー・デザイン ………………………… 249
索引 ………………………………………………………………… 254

序　章

長い前書きに代えて

変化の時代

私たちは今、大きな変化の真っただ中にいます。現在日本では一大変化が保健・医療・福祉サービス分野で起きつつあります。はたして、そうした変化に対して十分に準備ができているのでしょうか。

キュアからケアのシフト、病院という組織にすべての医療資源を集中させるやり方から、地域・在宅へのシフトが進行しています。がんに代表される疾患の治療も「精密医療」という遺伝子をターゲットにするより根本的な治療にシフトしてゆきます。従来、医療の世界には多種多様な医療機器、デバイスがバラバラな状態で溢れかえっていました。今後は、これらのモノがインターネットで繋がれるようになってきます。いわゆるモノのインターネット（IoT：Internet of Things）化です。

医療機関という経営システムも情報がどんどん集約されて一元管理の方向に向かっています。こうしてIoTで収集されるデータは膨大化の一途をたどっています。さらにこれらがビッグデータとして活用されることになります。人工知能もさらに精緻化、高度化されて人間の認知活動や判断をサポートするようになりつつあります。

このような変化が、いわゆるハイテク革命、デジタル革命、エネルギー革命、情報革命、知識革命によって牽引されています。

しかし困難な状況に直面している日本の財政では、保健・医療・福祉サービス分野の費用をより抑制し、診療報酬制度の改定によって、医療機関に「成果」「地域完結」「連携」「効率」そして「根拠」を厳しく要求しつつあります。医療機関のトップや管理職は、今にもましてこのような政策の変化に敏感になっておく必要があります。

近未来に行うこと

近未来において、人はどのような仕事をどのようにすべきか。結論からいえば、データ、情報、知識よりも上位のものを鍛えることが大切です。それは知恵です。

キュア、ケアの大変化によって、平均寿命が延びつつあります。

今日、日本人の平均寿命は女性が87.05歳、男性が80.79歳。ほとんどの生物は生殖活動期が終わると死にますが、日本人という民族は、多数の他の生命体とは根本的に異なります。すなわち、生殖活動が終

One Plus
キュア（cure）
治療、病気を治すこと。近代科学をバックボーンに持つ医学の応用。普遍志向が強く因果律、効果、効率、根拠、論理を重視する。詳細は第6章178ページを参照のこと。

One Plus
ケア（care）
支援すること、支えること、寄り添うこと。キュアを包摂しつつも個別性、特殊性、共時性、意味、物語、情緒、情念をも重視するアプローチ。詳細は第6章178ページを参照のこと。

One Plus
IoT（Internet of Things）
モノのインターネット。身の周りのあらゆるモノがインターネットにつながる仕組み。

焉しても直ちに死ぬことはなく延々と生き続けます。そしてその寿命の記録は更新の一途をたどっています。

さて、日本は資本主義の国であると言われています。資本主義の国でまっとうに生きてゆくためにはお金が必要です。お金を稼ぐためには働かなくてはなりません。今日、勤労者はおおむね一生のうちに10万時間を労働に費やしています。定年を境に引退してから、睡眠、食事などを除いた純粋な自由時間も10万時間もあります。

引退を境目にして、引退前は10万時間あくせくと働き、引退後は10万時間の自由時間をのんびり過ごす。でも実態はそう甘いものではありません。健康寿命は女性が73.62歳、男性が70.42歳に留まっています。病気、障害、心身の不自由をかかえて生きなければいけない期間は、女性が13.43年、男性が10.37年です。これらは小学校と中学校に通っていた9年間以上の長さです。

最初に取り組むこと

本章で詳述しますが、われわれ一人ひとりの生き方、つまり、生→老→病→死の全プロセスにわたるライフ・イノベーションが必要とされているのです。ヘルスケアサービス分野のイノベーションにも目を見張るものが続々と現れています。本書の一大テーマは、自分イノベーションとヘルスケアサービス・イノベーションについて、橋渡しをして融合させることです。ただし、自分イノベーションもできないような人が外に対してイノベーションを起こせるはずがありません。だから本書は、自分イノベーションというテーマから入ることにします。

ライフ・イノベーションは他人事ではありません。読者も筆者も生→老→病→死の旅路をひたひたと歩みつつあります。充実感、達成感を持って成長するにしたがい、実は一歩死に近づくという宿命を背負って生きるのが人間です。そして、保健・医療・福祉サービス分野の読者は、そもそも、生→老→病→死のいずれかの部分、あるいは全部に関与しているはずです。

人は一人では、生→老→病→死という人生の旅路を歩むことはできません。他者から提供される、あるいは他者と「共創」する広義のサービスが必要となります。先端医療、IoT、ビッグデータ、人工知能といった収斂分野で起こっている大変化はこのようなサービスにイノベーションの機会を与えつつあります。

3つの問い

大変化の中でいかに新しいサービスをデザインしてゆくのか。既存のサービスを改善するのか。既存のサービスやアイデアを連携、結合させてゆくのか。このような問いに無縁の読者はいないはずです。

本書は、筆者の「ヘルスケアサービスの価値共創とイノベーションに関する位相転換アプローチ」(原著：A Translational Approach to Value Co-creation and Innovation of Healthcare Services) という題名の博士論文[注1]をベースにしています。価値共創のパートナー、東京工業大学社会理工学研究科の木嶋恭一名誉教授にこの場を借りて感謝の意をささげます。

筆者は、全国の医療関係の職能団体や個別の医療機関をパートナーとして、アウトリーチ活動、講演、アドバイザリー、共同研究などを行ってきました。本書は、北海道から沖縄に至る日本のみならず、欧州、北米、スリランカ、コンゴなど、さまざまな国や地域のプロフェッショナルたちとの交流にも多くを負っています。

本書は、医療管理学、イノベーション研究を基礎に置きつつ、システム理論、システム思考、システム科学、サービスシステムズ・サイエンスの知見に立ち、ヘルスケアサービス・イノベーションを俯瞰するものです。このような視点から本書は、さらに3つの根本的な問いを立て、独自の解決を提案するものです。すなわち、看護を含める保健・医療・福祉サービスをいかにデザインしていったらよいのか、ひいてはイノベーションに繋げていったらいいのか。サービス・デザインやサービス・イノベーションのためのツールをいかに使うべきなのか。本書を通してこのような問いに答えていきたいと思います。

(注1) A Translational Approach to Value Co-creation and Innovation of Healthcare Services の英文原著は下記サイトにて公開されている。
http://t2r2.star.titech.ac.jp/rrws/file/CTT100682890/ATD100000413/

One Plus
システム理論 (systems theory)
システムを構成する要素間の相互関連、統制、コミュニケーションのあり方等を分析してシステムの全体性や現象を解明するための理論。

One Plus
システム思考 (systems thinking)
あらゆる対象をシステムとして見ること。つまりいくつかの構成要素が全体性、一体性を持つ「ひとかたまり」として捉える思考方法。複雑性、階層性、コミュニケーション、コントロール等に注目する。

One Plus
システム科学 (systems science)
サイバネティックス、ソフトシステムズアプローチ、複雑系、エージェント・ベース・モデルなどを含む学際的な学術分野。対象も生命、医療、社会、経済、工学、経営を含み非常に広範。

本書の5つのスタンス

本書のスタンスを5点、簡単に述べてみましょう。

序章　長い前書きに代えて

　実は創造性やイノベーションをめぐる議論はまさに百家争鳴の観があり、分野を横断してこれぞ定説というような実証的な理論は定まっていません。こうすれば確実にイノベーションが起こせるようなモデル、理論、方法論はないのです。

　ただいえることは、過去起こったイノベーションの事例や創造性を発揮した個人や組織の特性、構造、パターンを知っておくことは、現在、未来の創造性発揮やイノベーションの創発にとって、おそらくは全くの無駄にはならないだろう、という程度のものです。

1 自分を変える

　第1のスタンスは、創造性やイノベーションといったビッグワードを振りかざして世界を変えよう、世の中を変えようと大上段に構えることではありません。そうではなく、まず自分を変えてみるということです。身の回りのちょっとしたことでも、めぐりめぐって改善になったり、もしかしたらイノベーションにまで繋がったりする可能性もあるかもしれません。身の回りのちょっとしたことなら、誰もが取り組めるはずです。まずは過度に力むことなく、着実な変化への第一歩から始めましょう。

2 現場に入る

　第2のスタンスは、現場の混沌に入り込むということです。観察者や評論家みたいな立場を捨てて実践するということです。

　社会科学、特に経営学は市場における企業の行動を観察対象とします。医療管理学は医療機関、社会制度、医療政策、健康に関する人の行動などを観察対象とします。ここでは2つの構えが生じます。1つ目は、観察対象となる客体を外側から客観的に観察し、自然言語、数式、あるいは統計的表現を用いて徹底的に記述してゆくという構えです。

　この構えは、近代科学が拠って立つデカルト的世界観あるいは合理主義的哲学の忠実な下僕です。客体である現象と主体である観察者＝研究者を明確に切り離します。客体と主体が混ざってしまっては、もはや現象を客観的に観察することはできないからです。

　2つ目は、観察者ではなく実践者として、対象に深く分け入り、積極的に介入してゆくというものです。主体と客体が混然一体となる主客一如の世界です。近年は、アウトリーチ、アクション・リサーチと呼ばれるような行き方です。観察、研究の成果を直接、対象に届け世

> **One Plus**
> **デカルト的世界観**
> 観察されるべき物体や事象と観察の主体である「我」の心とは全くの別物である。そうでなければ世界を明瞭正確に捉えることができないとする世界観。転じて物心二元論とも呼ばれる。

の中にエンゲージメント（積極関与）するという構えです。

　もちろん筆者も社会科学者として、観察者の視点で実験を行ったり、実証的な研究も行います。しかし、サービス・イノベーションやサービス・デザインの実践となればサービスの現場に入りこまなければなりません。本書は積極的に保健・医療・福祉のフィールドに足を運び、医療機関や医薬、医療機器メーカーなどのクライアントと一緒に汗をかき問題解決をはかるエンゲージメントから生まれたものです。

3 リベラルアーツを目指す

　第3のスタンスは、現場で使えるリベラルアーツを目指すということです。リベラルアーツとは、自由精神（liberal spirit）を併せ持った教養です。変化に対応するため、イノベーションの萌芽を仕込むためには、自由精神が必要不可欠です。

　筆者は、サービス・デザイン、サービス・イノベーションの研究、支援、指導のため、保健・医療・福祉サービスの現場を飛び回ってきました。日本国内はいうに及ばず、アメリカ、カナダ、欧州。近年ではコンゴやスリランカにも政府関係のプロジェクトで、主としてサービス品質向上、改善などの指導をしています。

　そうした活動を行いつつ痛感していることがあります。それは、ヘルスケアの世界は深く狭い専門化の動きが強烈で、ともすれば改善やイノベーションがその狭い分野の中のみで企図されるがゆえに、失敗することが多いということです。だから、サービスシステムの変化、改善、イノベーションのためのわかりやすい一般教養的な方法論こそ、多職種、多専門分野を串刺しのようにして掬（きく）すべき知見として共有すべきだと考えてきました。

　そうした失敗事例を目の当たりにしてきた筆者は、生涯教育として、多職種にサービス・デザイン、サービス・イノベーションなどを一般教養として提供するのが妥当だと考えています。

4 身の回りのサービスシステムをデザインする

　第4のスタンスは、身の回りのちょっとした仕組みやサービスシステムをデザインするということです。現在、デザイン思考が注目を浴びつつありますが、後に詳しく絵解きするように、デザイン思考の源流はシステム思考です。

　何をデザインするのでしょうか。目的語にあたるものは工業製品、工芸品、服飾、計画、空間、経験、概念、サービスなど多岐にわたり

One Plus

デザイン思考（design thinking）

ものごとをデザインする際にデザイナーが用いるような認識方法や思考方法とされる。本書では単なるデザイン思考ではなく、システミック・デザイン思考の方法論を扱う。詳細は第7章208ページ参照のこと。

ます。しかし、よくよく注意すべきは、デザイン（design）の目的語つまり対象となるものは、ことごとくシステムであるということです。デザインの対象となるモノコトでシステムでないものはありません。

本書では、そのデザインの対象をサービスシステムに絞りたいと思います。さらに、幾多ものサービスシステムの中でもヘルスケアサービスシステム、看護サービスを含める保健・医療・福祉のサービスシステムに焦点を絞り込みます。詳細は本論で述べますが、保健・医療・福祉のサービスは、市場原理に委ねられ営利企業が提供する一般的なサービスとは異なり、非営利組織が「社会共通資本」として社会と共創しているという性格を有します。

どのような手段方法をとるのかといえば、それは、システムの特性をコントロールし、多様な意思決定主体の間でやりとりされるコミュニケーションを活用する手段手法です。さらにシステムは、進化や退化したりもするし、ほうっておいても自分で自分のことを創りあげてしまうという性質（自己組織性）も押えておく必要があります。

換言すると、このようなアプローチのことをシステミック・アプローチといいます。したがって、本書のアプローチはたんなるデザイン思考ではなく、正確に表現するとシステミック・デザイン思考となります。

ただし、地域社会全体をカバーしたり、ある領域全体を包括したりするような広範なシステムをいきなり変えてゆこうという大上段なものではありません。身の回りのちょっとしたシステムに注目します。身の回りの真ん中にいる存在が「自分」です。まずは自分をちょっと見つめて変えてゆきましょう。

> **One Plus**
> 自己組織性
> (self organization)
> 外界、外部環境からの影響がなくても自己が自己にのみ依拠して自己決定的に変化、内破していく特性。機械モデル、環境適応モデル等と対置される。

5 ツールを使ってイノベーションを試みる

第5のスタンスは、現状に変化をもたらすようなツールを読者と共有することです。詳細は最終章に譲りますが、机上の空論のようなツールではなく、筆者が現場で使い、あるいは、筆者が関与する企業や病院によって使われ、具体的な成果が出たツールを中心に紹介します。

製造業を中心としたモノ系の改善やイノベーションを狙うとするツールには多くのものがあります。しかし、こと保健・医療・福祉サービスの世界で実践に耐えうるツールは多くはありません。したがって、筆者は過去20年にわたり、保健・医療・福祉サービスのシステム・デザインのためのツールを試行錯誤しながら開発をしたり改善をしたりしてきました。本書ではそれらの一端を共有します。

本書の読者になってほしい方

　本書は、次のようなタイプの読者を想定しています。
・ヘルスケアの変化やイノベーションに興味を持つ学生
・仕事を通して自分を変えたいと思っている若手の方々
・現在の職場に問題があり、解決したいと思っている中堅の方々
・システムを大きくデザインし変化させたいと願うトップマネジメントの方々
・多職種連携やサービス・デザインやイノベーションなどの研修を企画している方々
・イノベーションを主要なテーマとしない既存の医療管理学や看護管理学に飽き足らない思いを抱いている方々

　読者は看護師かもしれないし、ヘルスケアに関心のあるビジネスパーソンなのかもしれません。あるいは保健・医療・福祉サービスのサービス・デザインやイノベーションに特別の問題意識を持っている人かもしれません。

　いずれにせよ、第1のタイプは、学生を含む20歳代位の方々で、現状の仕事との付き合い方を変えてみたいという方々です。20代の方々で人間関係にまったく懸念を感じない人はいないと思います。本書で関係性スキルの新しい意味に触れてもらうだけで、新しい境地が見えてくることでしょう。誤解してほしくないのは、現状の仕事を変えるというのは安易な転職ということではありません。できる範囲で仕事のやり方をもっとクリエイティブに変えてみたい。そうすることで自分も変えてみたいと願う読者です。

　第2のタイプは30歳代以上の中堅の方々です。中堅という立場は、管理職と現場の部下の間に立って複雑なサービス・マネジメントやサービス・デザインの問題で日々悩んでいる方々です。部下を動かすことによって成果を生み出し、それと同時に自分でも動いて成果を出さなければいけないプレーイング・マネージャが多いと思います。

　第3のタイプはトップマネジメントの方々です。トップの仕事は、サービス・マネジメントに関わるシステムのデザインがかなりの比率を占めます。サービスの質管理、病床稼働率の向上、顧客（患者）満足の向上はもちろんのこと、現場のサービスを左右する診療報酬制度をはじめとする政策分析など多岐にわたります。残念ながら、これら

を体系的に学べる機会はあまりありません。そのような読者は本書を通していろいろなヒントを得ることができるでしょう。

第4のタイプは、研修企画をする立場にある方々です。保健・医療・福祉サービスの大変化を俯瞰し、多職種の連携を今以上に促進し、問題を共有して解決しシステミックに変化をとげてゆくためには、従来型の研修では対応できないのは火を見るより明らかです。終章では、研修で利用することのできるさまざまなツール、その使い方、実践事例を紹介します。大いに参考にしていただければと思います。

読者がいずれのタイプであっても、従来の狭い保健・医療・福祉サービス領域の変化の方法論では満足していない方々にぜひとも本書を手に取ってほしいものです。この領域は、現在変化に次ぐ変化に見舞われていますが、変化に対応する方法論はあっても、みずから変化を起こす方法論はあまりありませんでした。

まして、保健・医療・福祉サービス領域でシステミック・デザイン思考やサービス・イノベーションを主題にする本は日本では皆無といってよく、本書をもって嚆矢とするゆえんです。

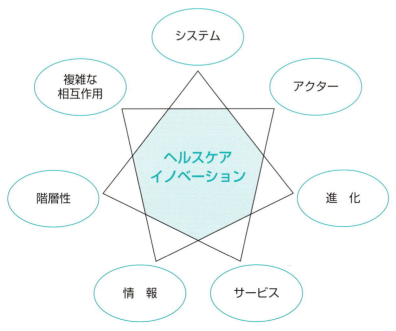

図1　本書のレンズ

本書では、看護を含むヘルスケアのサービスシステムで起こりつつあるイノベーションを描写したり予見したりしてみたいと思います。また、実際に読者の方々がサービスを改善したり、変化させたり、イノベーションにつながるような溌剌(はつらつ)とした創意工夫ができるようなヒントついて書き連ねます。

　本書はレンズを準備します。私たちはレンズを用いることによって、遠くのもの、近くのもの、複雑なものをより正確に見ることができます。そのような用途に従って、いろいろなレンズがあります。本書の主題はヘルスケアに関わるサービス・イノベーションですが、この主題に迫るために共有しておきたいレンズが7つあります（図1）。

　まずはざっと目を通してください。難しい言葉も混じっていますが、本書の中にたびたび出てくる用語なので、その都度このページに戻って確認してみるのもよいでしょう。

レンズ 1：システム

　システムとは、相互依存し互いに関係づけられ一体性を生み出している多様な要素の集まりです。システムとはエンティティ（存在する実体）と関係性とが織りなす相互作用の全体です。これを思いっきりシンプルにして式にすると、こうなります。

$S = \{e, r\}$

　　　　　S : System ― システム
　　　　　e : entity ― 実体
　　　　　r : relation ― 関係性

　実体は、大きく分けて2種類あります。一つは自分で意思決定や行動する自由を持つ主体としての人間と人間が創る組織です。本書では、これをアクター（a : actor）と呼びます。組織を含めて人間が活動して織りなすシステムのことを人間活動システムといいますが、その場合、$S = \{a, r\}$ と表すことになります。

　もう一つは、人間でも生きものでもないモノです。自然物、製品、機械などを含むモノ（thinghood）です。アクターとモノの境界については、特に医療サービスの世界では微妙ですが、詳しくは本章で触れるのでここでは基本の事柄にとどめます。モノだけで完結するシステムならば、$S = \{t, r\}$ とシンプルに表します。

　このように存在する実体はモノであったり、人間、人間が運営する

組織であったりします。特に人間の場合は何らかの役割を帯びて、意思決定と行動の主体なので「エージェント」という言い方をすることがあります。

本書では、第一義的には人や人がつくる組織をアクターということにします。社会という舞台の上で役割を演じる役者、行為者というほどの意味合いを込めた言葉がアクターです。

特にヘルスケア分野では、アクターとモノの区分が判然とつきにくくなることには注意が必要です。たとえば、薬剤などのモノも生体の細胞の中の分子を標的にして関係を取り結び、薬効を微細な世界で発揮するという点ではアクターです。また医療の世界ではいろいろなロボットの導入が進んでいます。ロボットはモノですが、人間のある種の意思、役割や行為を代行するのでアクターの性質を持っています。

人間を中心としたアクターとモノを敢えて分けて考えることによって、アクターとモノの相互浸潤、両性具有性というイノベーションの諸相が見えてきます。

レンズ2：アクターとしての人間

喜怒哀楽、ポジティブ、ネガティブな感情に揺れ動き、それぞれに幸福を求めつつ暮らしながら、本来的に自由に創造性を発揮して生きる存在が人間です。

家族、友人、職場、地域社会など多様な関係性の中で生まれ、成長し、年老い、病や障害を得て、やがて亡くなってゆく、そんな存在です。子孫へ命の潮流を残すことはできますが、人は個体としては死ぬ運命からは自由にはなれません。

時を経るに従って人は学び、成長しますが、それは同時に死に近づくということも意味します。このような制約の中で、無限の可能性と不可能性を同時に受け入れて役割を帯びつつ生きている存在、それが人間というアクターです。

レンズ3：複雑な相互作用

地球生態の中でも、人体の中でも、いろいろな要素が複雑に相互作用（インタラクション）しています。また社会の中でも、いろいろな人々、制度、システムが複雑に相互作用を続けています。

複雑な相互作用は、当事者の行動と制度的な諸条件の間にだけ見られるものではありません。多様化するヘルスケアサービス提供の間や産学官つまり、産業、大学、行政の間、薬品製造会社や医療機器企業

と市場との間などにも、ヘルスケアサービスのエコシステム（生態系）のありとあらゆるアクターの間で複雑な相互作用とコミュニケーションやコントロールが行われています。

レンズ4：進化

複雑な相互作用とコミュニケーションをとりつつ、人の行動も各種の制度も時が経つにつれ進化（退化もありえます）してゆきます。

動学的に時間の流れという要素を積極的に取り入れないと、社会の事象の進化は見えてきません。ソーシャルな進化を推し進め、進化の駆動力になるものがイノベーションです。イノベーションは通常、患者にとっては大きな効用をもたらしますが、既存の制度的諸条件を破壊することもあります。

ヘルスケアをめぐる患者、医師、看護師、コメディカル、行政官、開発者、エンジニア、NPOメンバー、研究者……、すべての意思決定力を持つアクターの行動は、制度的な諸条件によって規定されます。それと同時に、当事者の行動によって制度的な条件は変化します。当事者の行動と制度的な諸条件の間には「複雑な相互作用」があり、時が経つにつれて「進化」してゆきます。進化はヘルスケアの構造のすべての「階層」に及びます。

レンズ5：階層性

本書は、複雑なサービス・イノベーションを主題にしますが、しばしば複雑性と階層性は切っても切れない関係にあります。たとえば、いまだ全体像が解明されていない複雑な臓器である人間の脳には、古皮質、旧皮質、新皮質という3つの階層があります。サイモンは「複雑性は階層性を伴って現れる」と言いました[注2]。ところが、複雑なモノコトは、階層性というレンズを掛けないと、おいそれとは見えてこないものです。複雑すぎる現象を観察するとき、人間の認知能力は「複雑性」というレンズを用意するのかもしれません。「対象の複雑性は観察者の目の中に存在する」[注3]という言葉は実に言い得て妙です。

システム思考の先達にならい、本書では、ヘルスケア全体の生態系は階層構造を成していると俯瞰します。人間層、医療組織層、その間のインタラクション層、プラットフォーム層、健康基盤層、地球生態系層です。これらの階層の間でも、複雑な相互作用が行われています。

（注2）ハーバート・A・サイモン. システムの科学 第3版. 東京, パーソナルメディア, 1999, 331p.
HERBERT A. SIMON, THE ARCHITECTURE OF COMPLEXITY, Proceedings of the American Philosophical Society, Vol. 106, No. 6, 1962.

（注3）木島恭一. システム理論、システム思考、そしてシステム科学―多くの人に支えられて―. 最終講義 2016年3月12日. 東京工業大学 大学院社会理工学研究科
https://www.kijima-lab.com/alumni/dl/160312_K-Kijma-FinalLecture-Slides.pdf

レンズ6：情報

　情報とはあるモノコトの内容についての「知らせ」のことです。受け手が構造化して知識になりうるもの。適切な判断や意思決定を助けたりするもののこと。複雑な相互作用とコミュニケーションの真っただ中でやりとりされるものが情報です。ヘルスケアのイノベーションと情報は表裏一体の関係にあります。

　ところがデータと情報の区別は単純にはゆきません。本書では以下のように異なった含意を与えます。

　データとは、数字または文字列で表現されるモノコトです。ICT分野では特にコンピュータが記録、処理できるように形式化、符号化されたものです。動画、映像、音声、動き、位置、状態も形式化、符号化されることによってデータとなります。

　問題を解決したり、意思決定をしたりするにあたり、何らかの役に立つ価値がデータの中から見出される時、データは情報に転換されます。つまり、データであるか情報であるかは、それらを受け取る人や状況によって変わってきます。言い換えれば、価値あるデータが情報、それ自体では価値があるのかないのか分からない単なる数値や文字の羅列がデータであるという見方もできます[注4]。

レンズ7：サービス

　サービスとはアクターの相互作用による価値の共創プロセスです。サービスとは、「他のアクターあるいは自分自身のベネフィット（便益）のために資源を適用すること」[注5]です。

　ここでいう資源とはオペラント資源です。オペラント資源とは、アクターである人間が持つナレッジやスキルなどに代表される他のアクターに働きかけることができる「能動的な資源」です。

　それとは逆に受動的な資源、つまり、アクターから働きかけがあってはじめて効用を生み出す「受動的な資源」のことをオペランド資源といいます。石油、石炭のような埋蔵資源のようなものです。一見「ト」と「ド」の違いだけですが、トドのつまりが、能動と受動という大きな違いがあります。

　ラッシュとバーゴによる論文には、「資源」や「オペラント資源」という代わりに「コンピテンス（ナレッジとスキル）」といういささか安直な語法も散見されます。

　実は、ヘルスケアの専門職、特に臨床場面で多くの時間をすごす看

(注4) 岡本敏雄監修．よくわかる情報リテラシー．東京，技術評論社．2012．256p．

(注5) R.F.ラッシュ・S.L.バーゴ，サービス・ドミナント・ロジックの発想と応用．東京，同文舘出版，2016，308p．
Robert F. Lusch & Stephen L. Vargo. Service-Dominant Logic: Premises, Perspectives, Possibilities. Cambridge University Press.2014.

One Plus

オペラント資源（operant resources）

人々が効果的に生産活動を行うために働きかける資源のこと。知識、スキル、感情、動因などを含む。オペラント資源は無形だが動的で無限である。別名、ソフトな資源とも呼ばれる。

> **One Plus**
> **オペランド資源（operand resource）**
> 効果的に生産を行うためにアクターが獲得する資源のこと。金や機械などの物質的な資源。オペランド資源は有形で静的で有限である。別名、ハード的な資源。

護師は、サービスにナレッジとスキルだけを動員して適用するだけではありません。したがってコンピテンス（ナレッジとスキル）というのは正確ではなく、本書ではマクレランドが概念化したコンピテンシーという学術用語を用いることにします。

　見えやすいオペラント資源はナレッジとスキルですが、ナレッジとスキルはあたかも海面の上の氷山のようなもので、海面下に沈んでいる氷山の大きな部分、つまり、動因、習性、感情、自己イメージ、態度、価値観といったものも潜在的に知識や技術を支えて駆動させる重要なオペラント資源です。さらにいえば、感情労働の側面と分かちがたい看護職はオペラント資源として感情をも職務遂行において動員する、あるいは動員せざるを得ない局面が多々あることを鑑みれば、コンピテンシーの奥底に感情が横たわっていることを視野に収めるべきでしょう。この点については第4章で議論します。

第1章

サービス・サイエンスと
サービス・イノベーション

サービス・サイエンスとは

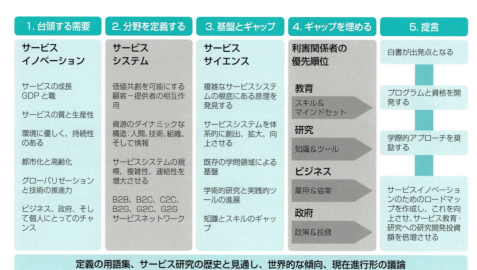

図1　サービス・イノベーションによって切り拓く未来ビジョン
出典：http://ristex.jst.go.jp/servicescience/topics/pdf/servicescience_nihongo.pdf

従来の医療管理学や看護管理学に欠けていたもの。それは医療や看護が「サービス」であるにもかかわらず、「サービス」の本源的特性に対する研究が限られたものにとどまってきたことです。サービス・サイエンスは新しい地平を切り開く斬新なアプローチです。

注目を集めるサービスに対する科学的アプローチ

近年、世界的に注目を集めているのがサービスに対する科学的アプローチです。長年和製英語としての「サービス」や「サービス業」といった用語の含意から脱却できずに「医療や看護はサービスか否か」といった牧歌的、情緒的な議論に終始してきた日本的な土壌とは異なり、実証的かつ学際的な潮流として欧州、米国などで隆盛しつつある学問分野です（図1）。いち早くサービス・サイエンスの可能性に注目したのが、東京工業大学社会理工学研究科です。筆者が在籍していた当時、木嶋恭一教授が文科省受託事業サービス・イノベーション人材育成推進プログラムの「社会的サービス価値のデザイン・イノベータ育成プログラム」の取り組み責任者を担当していました。

その前後を含め、世界中のサービス・サイエンス研究者、実践者が東京工業大学に集まる機会が幾度もあり、濃度の高い議論が繰り返さ

第1章 サービス・サイエンスとサービス・イノベーション

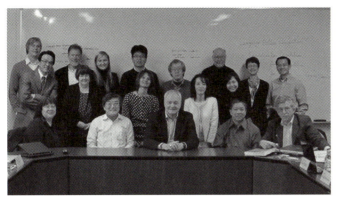

写真1　2011年3月10日　東京工業大学にて木嶋恭一教授（前列左から二人目）、スティーヴ・バーゴ教授（前列中央）らと共に。後列中央が筆者

れました。筆者は木嶋恭一教授のもとで博士論文を書いており、この学術動向の核心部分に棲息(せいそく)してきました（写真1）。

　サービス・サイエンスは正式には、「サービス・サイエンス、マネジメントおよびエンジニアリング（SSME）」といい、略してサービス・サイエンスと通称されます。科学、工学、経営学とデザインの学問領域を適用して創造するカリキュラム、トレーニング、研究プログラムが含まれます。さらに、コンピューター・サイエンス、オペレーションズ・リサーチ、産業工学、ビジネス戦略、経営科学、社会科学などの隣接する学問領域も統合されます。

　サービス・サイエンスの目的は、これらの学問領域が個別に取り組むことによっては到底達成できない顧客と利害関係者のための価値を、組織が創出することを支援することです。(注1)

サービスを科学する必要性

　サービスを科学する必要性は経済の変化に求めることができます。先進国のGDPに占めるサービス分野の比率はおおむね70%以上を占め、伝統的な農業や製造業を凌駕(りょうが)しています（図2）。

　農業や製造業とてますますサービス化してきており、サービスが付随しない農業や製造業はもはやありえません。サービス化（Servicisation）とはサービス以外の産業で、製品主導からサービス志向のビジネスモデルへと移行するプロセスです。

　なかでもヘルスケア分野の技術革新は凄まじく、高度先進的で汎用性のある技術（第5章で紹介します）はグローバルレベルでインパクトを持つようになっています。しかも先進国のみならず新興国も人口

(注1) Succeeding through Service Innovation : a service perspective for education, research, business and government. University of Cambridge. Institute for Manufacturing, Department of Engineering.http://www.ifm.eng.cam.ac.uk/resources/service/succeeding-through-service-innovation/
日本語訳サイト：サービス・イノベーションにより築く未来—教育、研究、ビジネス、そして政府のためのサービスの視点。ケンブリッジ大学マニュファクチュアリング研究所（IfM）
http://ristex.jst.go.jp/servicescience/topics/pdf/servicescience_nihongo.pdf

労働人口から見た上位10カ国
（世界の約50％の労働者が10カ国に存在）
A＝農業、G＝製造、S＝サービス

国	%全世界労働者	%A	%G	%S	25年%増分S
中国	21.0	50	15	35	191
インド	17.0	60	17	23	28
米国	4.8	3	27	70	21
インドネシア	3.9	45	16	39	35
ブラジル	3.0	23	24	53	20
ロシア	2.5	12	23	65	38
日本	2.4	5	25	70	40
ナイジェリア	2.2	70	10	20	30
バングラデシュ	2.2	63	11	26	30
ドイツ	1.4	3	33	64	44

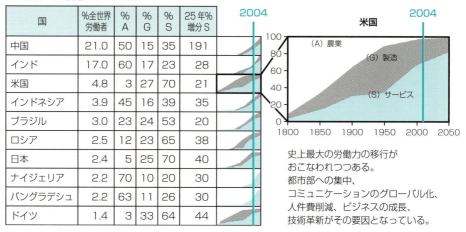

史上最大の労働力の移行が
おこなわれつつある。
都市部への集中、
コミュニケーションのグローバル化、
人件費削減、ビジネスの成長、
技術革新がその要因となっている。

図2　経済のサービス化
出典：http://www.nationmaster.com

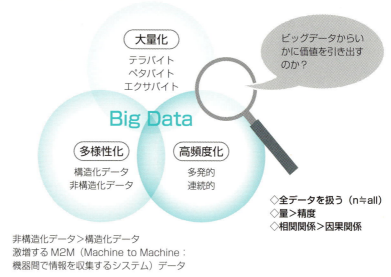

図3　ビッグデータ

One Plus

ビッグデータ（big data）

インターネットとIT技術の進化によって生まれた、従来とはケタ違いに大容量、高速の更新速度、多様なデータの総称。

の高齢化が急速に進んでいて、全体としてヒューマン・サービスの需要が勃興しつつあります。

　いまや健康というキーワードを中心に保健、医療、福祉サービスのみならず、社会のありとあらゆる資源をネットワーク化して新しいヘルスケアサービスを創り上げてゆく必要性があります。臨床系の技術革新に**ビッグデータ**、IoT（モノのインターネット）、人工知能の各領域の技術革新が相乗効果的に組み合わされ、ヘルスケア分野が今後

の産業革命を率いてゆくことになるでしょう（図3）。

越境型知性に基盤を与えるサービス・サイエンス

こうしてヘルスケアサービス・イノベーションが新しいヘルスケアのサービスシステムを勃興させることになります。このような状態では、もはや看護は看護単独ではありえず、社会のさまざまなシステムと連絡、連結、連携、統合を図ってイノベーションの主体になる必要があるのです。

ところが従来の保健、医療、福祉、看護、介護は、それぞれが縦割り体制になっていて、口では連携などと言いながらも内実は横方向の連携はまだまだ脆弱です。

これからのヘルスケア分野のイノベーションはタテ方向の蛸壺ではなく横方向の連携ないしは異質なモノコトの結合が必須です。すなわち縦割りの細切れの知識ではなく、横方向に越境する知識をもたらすもの、つまり越境型知性が必要なのです。

越境型知性に基盤を与え、サービス・デザインを通してサービスシステムのイノベーションを推進する方法論がサービス・サイエンスです。サービス・サイエンスの1つの理論的枠組みであるサービス・ドミナント・ロジックについては章を改めて扱います。

サービス・デザインとは

サービス・デザインとは新たなサービスシステムとサービス活動を創造するために、デザインのツールと方法を活用することです(注2)。

サービスシステムの中のサービスシステム

サービスシステムは、内部に小さなサービスシステムを持つと同時に、より大きなサービスシステムの中に存在するという点において、「システムのシステム」ということもできます。

たとえば病院というサービスシステムの中には、病棟というサービスシステムが存在します。さらに病棟の中には、さらに小規模な医療チームというサービスシステムがあります。そして、病院は各地域の地域包括ケアシステムを創り上げる一員でもあり、さらには国レベル

(注2) Succeeding through Service Innovation : a service perspective for education, research, business and government. University of Cambridge. Institute for Manufacturing, Department of Engineering.http://www.ifm.eng.cam.ac.uk/resources/service/succeeding-through-service-innovation/
日本語訳サイト：サービス・イノベーションにより築く未来─教育、研究、ビジネス、そして政府のためのサービスの視点.

ケンブリッジ大学マニュファクチュアリング研究所（IfM）
http://ristex.jst.go.jp/servicescience/topics/pdf/servicescience_nihongo.pdf

> **One Plus**
> **地域包括ケアシステム**
> 重度な要介護状態となっても住み慣れた地域で自分らしい暮らしを人生の最後まで続けることができるよう、住まい・医療・介護・予防・生活支援が一体的に提供される仕組み。

> **One Plus**
> **価値提案（value proposition）**
> サービス提供者から提案する顧客、利用者にとって意味がある価値。他のサービスと比べて自分たちが提供するサービスの優れたベネフィット（便益）を提案すること。

> **One Plus**
> **事前期待（preliminary expectation）**
> ①すべての顧客が共通的に持っている共通的事前期待、②一人ひとりで異なる個別的事前期待、③時と場合で異なる状況的事前期待、④顧客が想定していなかったサプライズや感動などの潜在的事前期待などがある。

> **One Plus**
> **顧客（customer）**
> 医療機関等にとっては、患者のみならず専門的資格を有する従業員も重要な顧客である。専門的な知識やスキル、経験の獲得といったニーズを持つ専門職に対して医療機関は学習支援サービスを提供する。

の医療サービスシステムに包含されます。

したがって、どの医療サービスシステムを取り上げても、それは自己完結するものではなく、システムのシステムという性格が必ず伴います。

一般的にケアとは、世話をする、援助する、思いやる、面倒をみる、手をかける、気をかける、気を配る、配慮する、養育する、見守る、看護する、介護する、などという言葉で言い換えられます。

価値提案と事前期待

これらの言葉に含意されるものを、サービス提供者と顧客の2つの側面に分けて考えてみましょう。

価値提案（バリュー・プロポジション）とは、サービス提供者が想定するもので、効果と問題解決が一体化されたものです。ポイントは、サービス提供者が練りに練って想定するものであるということです。つまり、価値提案はサービスそのものではなく、提供者が想定し提案するものです。価値提案はサービス・ユーザーが抱く**事前期待**とマッチしてはじめてサービスとなり得るということです。

このように、サービス共創という見方に立つと、サービス提供者とユーザー、あるいは医療・看護サービス提供者と患者は、絶えず提供者側の価値提案と患者側の事前期待をやりとりする関係にあることがわかります。

つまり価値提案を検討する際には、**顧客**の立場、目線に立って自らが提供するサービスの細部にいたるまで設計することが必要となるのです。サービスのあり方を入念に設計して顧客満足を引き上げてゆくことを、サービス・デザインといいます。

価値提案と事前期待からサービスのあり方を考えてみましょう。どの患者も抱くような共通的、顕在的な事前期待に対しては、手順・基準化したり、標準化やマニュアル化したりすることが可能です。

クリティカルパスを作成する際にも、確定診断名などを基準にして共通的で顕在的な事前期待を抽出して作成してゆくことになります。多くの病院で、業務を改善して標準化してゆく時は、通常、共通的な事前期待に対応するようなサービスを洗い出してゆくことになります。

その一方で、個別的で潜在的な事前期待に応えるためには工夫が必要です。予期しないような急変や突発的な事態に対応しなければならないサービス、特に患者から要求はないにも関わらず、患者のためになるようなサービスです。

システミック・デザイン思考

　システムを、システム構成要素間の関係性、コミュニケーション、制御、階層性、自己組織性などの特性に配慮しつつ、システムそれ自体が持続的に進化できるようにデザインするアプローチをシステミック・デザイン思考と呼びます。

ヘルスケア分野や看護で注目されるデザイン思考

　デザイン思考が先進国のヘルスケア分野そして看護で注目されています。誰もが想像するような装飾品、建築物、工業製品、絵画、映像などに限定せずに、ヘルスケア、看護ケア、サービス、経験、ホスピタリティ、教育、経営管理、政府、政策などイノベーションが求められるあらゆる分野で斬新な思考法として注目を集めているのです。

　デザインする（design）という言葉の語源は何なのか。手元にある世界最大、最高と呼ばれるオックスフォード英語辞典第4巻によると、デザインという単語は史上初めて1572年に使われたことを示す用例が掲載されています。したがって、デザインという言葉は少なくとも英語圏では440年以上使われてきたことになります。

　さて、デザイン思考という用語は、現在では学術用語として用いられています。注意すべきは、デザイン思考はシステム思考という領域から生まれたということです。ハーバート・サイモンは1969年に『システムの科学（The Sciences of the Artificial）』を書き、その中で既にシステム思考の一部門としてデザイン思考を論じています。

　デザインとは人工物を何らかの手段で作る方法なので、デザイン工学分野では早くから注目されてきました。たとえば、ロバート・マッキムによる『視覚的思考の経験（Experiences in Visual Thinking）』（1973年）の中にもデザイン思考についての記述があります。また建築や都市開発、地域開発の分野でもデザイン思考が注目されています。この分野では、ピーター・ロウの『デザインの思考過程（Design Thinking）』（1987年）があります。

デザイン思考はイノベーションの創発を狙う

　従来からあったシステム思考と、昨今のデザイン思考とは何がどう違うのか。もっとも大きな違いは、昨今のデザイン思考は、イノベー

> **One Plus**
> **創発(emergence)**
> 部分の性質の単純な総和にとどまらない特性が全体として現れること。要素間の局所的、部分的な相互作用が全体に影響を与え、その全体が個々の要素に影響を与えることによって、新たな秩序が形成される現象。

> **One Plus**
> **システミック(systemic)**
> システマチック(systematic)とは体系的なという意味。それに対してシステミック(systemic)とは、システムを構成する要素間の関係性、コミュニケーション、制御進化等の特性に注目する際に用いられる用語。さらにシステムそれ自体が進化するという含意もある。

> **One Plus**
> **システミック・デザイン思考(systemic design thinking)**
> システムを、要素間の関係性、コミュニケーション、制御、階層性、自己組織性などの特性に特別な配慮を払いつつ、システムそれ自体が持続的に進化できるようにデザインするアプローチ。

ションの創発を狙っている点にあります。デザイン思考に新たな息吹が吹き込まれ、世界的に注目されているのは、イノベーションを起こす、あるいはイノベーションの萌芽になるような変化を創り出すためです。

ではイノベーションはどうしたら起こせるのか。さらには、イノベーションのきっかけづくりをするための、どうして？　何を？　どのように？　どのくらい？　どうする？　といった疑問に対して体系的に答え、具体的な問題解決を図ることがデザイン思考の目的です。

ロルフ・ファステは、1990年代にスタンフォード大学にて「創造的営為の方法としてのデザイン思考」という科目を教え始めました。同じくスタンフォード大学のデビッド・ケリーは、その方法論を基礎にしてデザイン思考をビジネスやイノベーションに応用しました。ちなみにデビッド・ケリーは、1991年にイディオ（IDEO）というデザイン思考を基礎にさまざまなコンサルティング、プロジェクトマネジメントを行う新種のコンサルティング会社を創立した人物です。

このような背景のもと、スタンフォード大学にHasso Plattner Institute of Designが設立され、今やデザイン思考の世界的なハブの一つとして位置づけられています。この研究所は、略してd.schoolとも呼ばれています。この研究所は、ずばりイノベータ（革新者）の育成を狙って2005年にスタンフォード大学に設置されたものです。今や創造的な製品やサービスを生み出す場として世界的に注目されています。

d.schoolと東京工業大学は連携して、デザイン思考を東京工業大学の学生向けに展開しています。筆者はこの動きに関与して、トーマス・ボス、デビット・ジャンカ、スコット・ウィットホフトなどのd.school中核メンバーからシステム思考の伝授を受け、さまざまな疑問をぶつけてきました。

デザイン思考の起源は前述したようにシステム思考です。デザインする対象は製品、サービス、ホスピタリティ、知識、経験、ビジネスモデル、政策を問わず、すべてシステムです。本書では、このようなデザイン思考の出自と性格を正しく言い表すために、システミック・デザイン思考と呼ぶことにします。

第2章

自分をちょっと変える：
自分イノベーション

まずは「自分」から始める

　平均的な現代日本人は長寿を手にするにいたりました。その長寿を人生のボーナスにするためには、長期間に渡って健康を維持したり増進したりすることが大切です。ヘルシーなシニア・アスリートのライフスタイルには、多くの学ぶべきことがありそうです。

　自分というアクター（意志決定主体という意ですが、人生の主人公といった意味をもちます）を変えることができて、はじめて周囲を変えることができる。自分さえも変えることができない人は、周囲に働き掛けて改善したり、イノベーションの萌芽さえも与えることはできない。これが本書の主張の1つです。

　いきなり周囲を変革したり、イノベーションの萌芽を仕込ませたりする前に、何か行うべきことはないでしょうか。急がば回れというように、まずは自分を見つめましょう。自分と向き合って見つめることは、自分をちょっと変えることに繋がります。

長寿というボーナス

　本章で取り上げるのは、まず現代日本人が享受している長寿というボーナスです。実は長寿、つまり長い人生をいかに生きるのかということは日本全体の課題です。と同時に私たち一人ひとりにとっても避けることのできない課題です。

　ただし、せっかく手中にしている長寿ボーナスであっても丹念にケアをしないと摩耗してしまいます。したがって、長寿ボーナスをいかに賢明にケアして使ってゆくのかというテーマから、変化の兆し、そして自分イノベーションのヒントを得ることができます。健康を維持、増大させつつ、90歳、100歳を超えてもなおさまざまな競技で世界記録を更新しているヘルシー・シニア・アスリートのライフスタイルが大いに参考になります。

　また近年、100歳を超える人々が多数出現しつつあり、そのようなセンテナリアン（100歳以上の人）を対象とした大規模な実証的な研究も進んでいます。そのような人々の生活習慣、心理学的な傾向、食生活などは、自分イノベーションのヒントに満ちています。

　多くの90歳以上のヘルシー・シニア・アスリートは、ハッピーな雰囲気を醸し出しています。長生きして、大好きなスポーツに没頭し

て、スポーツを通して数多くの友人にも恵まれ、記録を更新すれば自己効力感を得ることができます。そして多少の病気を持っていても前向きに病と共存する彼ら彼女たちは、決してネガティブにならずむしろポジティブな感情が豊かで、幸福感に溢れハッピーなのです。

詳しくは本章でポジティブ心理学の系譜をたどりながらイノベーティブな人々の特徴を確認してゆきますが、ヘルシー・シニア・アスリートの特徴と似たものがあるということには驚きを禁じ得ません。

越境を軸に人生のデザイン・シフト

長寿化に伴い、多くの日本人は複数の人生ステージを越境しながら生きてゆくようになります。前述の通り、長寿によって現役を退いてからの、人生後半の自由時間がおよそ10万時間に増えつつあります。越境を軸にした人生のデザイン・シフトが求められる所以（ゆえん）です。

▍古代インドに思いを馳せてみる

古代インドの人生訓として「四住期」という教えがあります。人生を四つの期間に分けて、それぞれの期間における理想的な過ごし方を説くものです。作家の五木寛之が著した「林住期」や「遊行期」などの著作物を通して一般にもなじみが深い考え方です。かいつまんでまとめると次のようになります。

- **学生期**：良き師を得て勉学に勤しむ時期
- **家住期**：家庭にあって子をもうけ、一家を営む時期
- **林住期**：森林に隠棲して静かに瞑想・修行する時期
- **遊行期**：一定の居宅をあえて持たず、諸国を放浪・遊行する時期[注1]

今と比べれば平均寿命が著しく短かった古代インドにあって、子どもを一人前に育てた後、林住期や遊行期まで命が持ちこたえることは稀なことでした。だから、多くの古代インド人にとっては、四住期を全うすることは、厳しい現実とかけ離れた夢、理想だったのです。

古代インド人が憧れた理想の人生には、3つの大きな境界があります。学生期から家住期との境界。家住期と林住期との境界。林住期と遊行期との境界です。これらの境界を無事越境して次の期へと移行することには多くの困難が伴いました。もっとも大きな制約要因は寿命

（注1）松下博宣. 自分と社会をゆるく小さく結ぶ「ソーシャル起業」のすすめ. 日経BizGate. http://bizgate.nikkei.co.jp/article/72721919.html

です。そもそも古代インド人の寿命は 45 歳位と推定されます。

現在の日本と 2 回の越境

古代インドから時空を飛び越えた現代日本。平均寿命は著しく延びました。欧州では 1910 年に、そして日本では 1947 年に平均寿命が 50 歳を突破。平均寿命を単純に比較すれば、平均的な日本人にとって、古代インド人から見れば夢のまた夢だった学生期、家住期、林住期、遊行期のすべての時期を過ごすことが可能となっているのです。

だから私たち日本人は、この歴史的奇跡とも呼べる長寿を感謝し、心の底から幸福感を感じるべきでしょう。とはいえ、病気、老後資金の確保、親の介護など長寿によってもたらされている問題は山積で、長寿を素直に感謝する気持ちになれない人が多いのも事実です。

特に老後に破産してしまい、生活が経済的に成り立たなくなる「老後破産」は大変厳しい現実を突きつけています。例えば、生活保護水準の収入しかないのにもかかわらず、保護を受けていない破産状態にある高齢者は日本全国で 200 万人もいるという報告があります[注2]。

平成 27 年度に内閣府が実施した世論調査によると、日頃の生活の中で「悩みや不安を感じている」と答えた人は約 7 割で、「老後の生活設計について」を挙げた人は 6 割に達しました。哺乳類そして人類進化の末にせっかく手にした奇跡的な長寿ですが、歓びではなく不安の種になっているというのは、いささか皮肉なものです。

1960 年代、日本人の平均寿命は約 70 歳でした。定年はおおむね 55 歳に延長されつつありました。大学進学率は限られた時代でしたが、22 歳で大学を卒業するとして、定年まで約 30 年働いて、退職金が支給され余生を迎えるということが一般的でした。55 歳くらいで現役を引退してから命が尽きるまでの期間はたったの 15 年でした。

その間、大きな越境は 2 回ほどです。1 回目は学校を卒業して、仕事を始めるときです。2 回目は、仕事を引退して余生に入るときです。

2015 年現在、平均寿命は男性で 80.79 歳、女性で 87.05 歳まで伸びています（図 1）。定年も延長されて 60～65 歳くらいです。一方、高等教育である学部卒業年齢は半世紀以上の過去と同じです。したがって、65 歳で現役を退くとすると 43 年間働くということになります。

越境で区切られた時間を考える

1 日の労働時間に通勤時間を足して労働関連時間を約 9 時間、睡眠、食事、お風呂に入るなどの生活時間を 9 時間と仮定してみます。ここ

（注2）NHK スペシャル取材班, 老後破産 長寿という悪夢. 東京, 新潮社, 2015, 240p.

One Plus

平均寿命
(average life span)

年齢別死亡率統計をもとに、各年齢の男女があと何年生存するかを示す平均余命。0 歳児の平均余命が平均寿命にあたる。

第2章 自分をちょっと変える：自分イノベーション

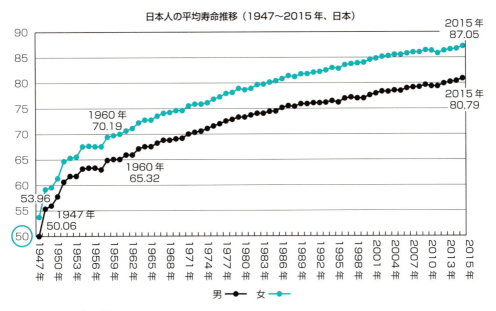

図1 平均寿命の推移
出典：厚生労働省 平成27年簡易生命表

で、引き上げられつつある退職年齢の65歳で線を引いてみます。

家住期の就業中の「労働関連時間」＝9時間×250日（年間労働日数）×43年（22歳で大学を卒業してから65歳で退職するまでの43年）＝9万6,750時間。定年後の林住期、遊行期の「自由な時間」＝15時間（生活時間を9時間とし、1日15時間を自由に活動できるとする）×365日（毎日が日曜日）×15〜22年（65歳から男性80歳・女性87歳までの15〜22年間）＝8万2,125〜12万450時間。すると、どちらも10万時間前後となります。

現在現役として働いている読者は、今まで既に長いこと働いてきた方が多いと思われます。その労働時間に匹敵するか、それ以上に長い自由時間が引退後にあるという現実を予見して、何を思うでしょうか。

既に述べたように今後日本の総人口は減りながらも65歳以上の高齢者は増えてゆきます。すなわち、高齢化率は上昇を続け、2013年にはすでに4人に1人が、そして2035年には3人に1人が65歳以上となります。さらに2060年には2.5人に1人が65歳以上。日本全体で、人生後半の10万時間に突入する人が激増するのです。

生命進化の全過程の贈りものが長寿ボーナス

　長寿ボーナスは、太古から連綿と続く生命進化と社会制度の進化の賜物です。しかし、現代の社会システムは長寿ボーナスの恩恵を賞玩するシステムをうまく実現できていません。不健康期間の医療費をいかに賢く使うのか、そして長寿ボーナスを構造、機能、成果といった3つの側面から捉えることが重要です。

▌長寿ボーナスを生涯医療費で捉える

　厚生労働省の調査によると、平均的日本人は生涯で約2,600万円を医療費として使います。これを生涯医療費といいます。年齢層別に見ると、70歳以上の高齢者になってからそのうちの約半分を使うということが分かっています（図2）。

　先に述べたように、現段階でトータルの寿命から病気やけがのため心身の自由が制限される不健康期間は男で10.37年、女性で13.43年もあります。不健康期間に生涯に使う医療費の半分ほどを集中的に使うということです。前述した「老後破産」の大きな要因の1つが、不健康期間に発生する治療コストです。

▌長寿ボーナスに「質」を加味する

　ここで問題としたいのは、長寿ボーナスを期間という量的な側面のみで考えるのではなく、質的な側面からこそ真剣に考えるべきだということです。たとえば、健康寿命という観点から考える方法もその1つです（図3）。

　つまり長寿ボーナスを長寿の量（つまり期間）と長寿の質の掛け算と捉えることが大切です。長寿ボーナスの質とはいったいなんなのか。おおむね3つの側面から捉えてみましょう。

　1つ目は、構造です。たとえば、その人が長い人生をかけて身の回りに構築してきた、家族、友人、旧友、仕事仲間、遊び仲間などの人間関係の構造です。それからその人の生活を成り立たせている定期収入、不定期収入、年金などのフロー、貯蓄、不動産、金融資産などのストックを含めた財務構造が含まれます。

　2つ目は機能です。長寿ボーナスを使って何をやるのか。それが機能です。食べる、動く、移動するといった心身の基本機能が健常な状

One Plus

生涯医療費（life-Long healthcare expenditure）

生まれてから死ぬまでの一生涯において費やされる医療費の総和。

One Plus

健康寿命（healthy life expectancy）

健康上の問題がない状態で日常生活を送れる期間。つまり、日常的・継続的な医療・介護サービスを利用することなく、自分で生命を維持し、自立した生活ができる生存期間。

第 2 章 自分をちょっと変える：自分イノベーション

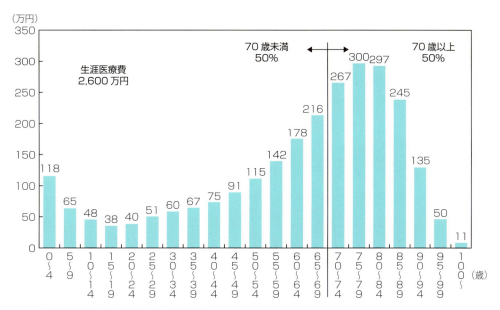

図2　生涯医療費（平成 26 年度推計）
（注）平成 26 年度の年齢階級別一人当たり国民医療費をもとに、平成 26 年簡易生命表による定常人口を適用して推計したものである。
出典：厚生労働省　平成 26 年度生涯医療費

態のほうが、そうでない場合よりも「やれること」の幅は拡がります。やれることの幅を左右するものが健康です。

　3つ目は成果です。どのように過ごし自分なりにどのような成果を生み出すのかということです。「やれること」の幅が広い方がいろいろなオプションを選択できます。旅をする、ボランティアで働く、起業する、スポーツに励む、趣味の世界を果敢に切り拓く、読書する、ものを書く、などいろいろなアウトカムがあるでしょう。

　このように、長寿ボーナスをいかにクリエイティブに使えばよいのか、という問いそのものが短い寿命の時代にはなかったのです。無理もありません。人が長生きしない時代には、寿命ボーナスそのものが非常に限られていて、人々の関心を引くことはさほどなかったのです。

　これからの時代はかつてと違い、健康寿命をいかに伸ばすのかが大変に重視されているのです。これはまさに長寿ボーナスをいかにレベルアップしてゆくのかという国民的な要請であると同時に、一人ひとりにとっても重要きわまりない課題です。生命そして人類の全進化の過程で手に入れたものが長寿ボーナスです。

　ゆえに長寿ボーナスを大切に使い切る、つまり長寿を健やかに充実させて生きて全うするということは、生命・人類の進化の全過程に対する壮大な感謝と深遠なる敬意の表現です。しかしながら、長寿ボー

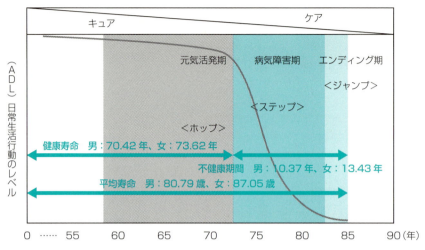

図3 健康寿命

ナスはほうっておけば、不健康寿命によって減損されてしまいます。よって、長寿ボーナスをいかに減損から守るのかというテーマが浮上します。

長寿ボーナスと人生イノベーション

長寿ボーナスを人生をイノベートするために活用するには、発想の転換が必要です。長寿ボーナスというと、老人が手にする人生の果実や余禄のようなイメージを持つ人がいることでしょう。また、長寿ボーナスの恩恵は老人が受けるものであり、若者とは関係ないと思っている人も多いことでしょう。

しかし、このような認識は間違っています。長寿ボーナスはすべての年代の人が享受する人生の時間です。ただし、目先のことのみを近視眼的に見る習慣がついてしまっている人にとっては、なかなか見えにくいものが長寿ボーナスです。

リンダ・グラットンは、平均寿命100歳を誰もが享受する「100年ライフ」を大胆に予測し、人的資源論の教授らしく、キャリア設計のあり方の大変化の必要性を説いています[注3]。この節では、長寿ボーナスの有効活用という視点で、新しい時代のキャリアデザインを考えてみます。

(注3) リンダ・グラットン. ライフ・シフト 100年時代の人生戦略. 東京, 東洋経済新聞社, 2016, 240p.
Lynda Gratton, Andrew Scott. The 100-Year Life. Living and Working in an Age of Longevity, Bloomsbury Information Ltd, 2016.

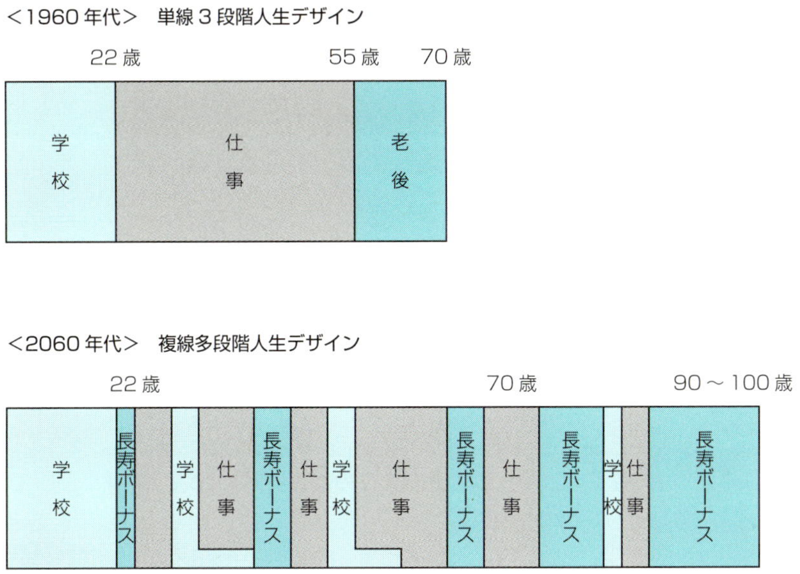

第 2 章　自分をちょっと変える：自分イノベーション

＜1960年代＞　単線 3 段階人生デザイン

22歳　　　　　　　　　　55歳　　70歳

| 学校 | 仕事 | 老後 |

＜2060年代＞　複線多段階人生デザイン

22歳　　　　　　　　　　　　70歳　　　　　　90〜100歳

| 学校 | 長寿ボーナス | 学校 | 仕事 | 長寿ボーナス | 仕事 | 学校 | 仕事 | 長寿ボーナス | 仕事 | 長寿ボーナス | 学校 | 仕事 | 長寿ボーナス |

図4　長寿時代の生き方モデル

■ 長寿ボーナスをすべての年代が享受するために

順を追って考えてみましょう。

まずは、仕事を引退によって終え、寿命が尽きるまでの時間を長寿ボーナスと見立ててみましょう。

1960 年代と 2060 年代の生き方モデルを比べます（図 4）。

1960 年代では、定年はおおむね 55 歳くらいでした。この時代の平均寿命は約 70 歳だったので、現役を退いてからの長寿ボーナスは 15 年位でした。しかも図のように多くの人は、学校→仕事→引退という単線路線を横道にさほど逸れずに歩むことをよしとしました。

したがって大きな越境は、婚姻関連イベント、病気、転居などを除くと、学校を全て終えて仕事を始めるときと、長年にわたる仕事を引退する時の 2 回でした。これを単線 3 段階人生デザインといいます。

2060 年、ミドルクラス以上に属する人たちの寿命は 100 歳に達していると仮定します。後の章で話題にするようなヘルスケア・イノベーションの恩恵にアクセスすることによって、裕福でかつ良好な健康習慣を実践する人ほど寿命が伸びます。そして未来には定年の年齢も今より引き上げられ 70 歳位になっていることでしょう。すると、長寿ボーナスは 30 年ということになります。先ほど紹介した計算式を当てはめると、将来は倍の長寿ボーナスを享受することができるようになります。

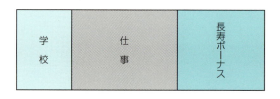

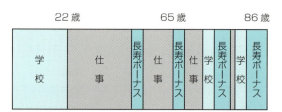

図5　2020年代の単線3段階人生デザインと複線多段階人生デザイン

長寿ボーナスの使い方

　もし2060年の時点で今までのやり方、つまり、学校、仕事を人生の前半に集中させ、長寿ボーナスの恩恵を人生後半にのみ使うとしたら、そこで行うべきことをよほど充実させないとせっかくの長寿ボーナスも空虚なものになってしまいます。

　これほどまでに人生後半に多大な長寿ボーナスの恩恵に浴するということは日本人、いや人類にとって前例がなく、見方を変えればシニアライフの壮大なイノベーションが求められることになります。

　ここでひとつの疑問が湧きます。これほどまでに膨大な長寿ボーナスを引退後のみに活用するのは、はたして合理的なのでしょうか。

　長寿ボーナスを人生後半にのみ集中して使うのではなく、図5の下のように、人生前半、中盤というように前倒しして多目的に活用するほうが合理的だと考える人々が現れるでしょう。

　ここで問うべきは次のようなことです。「年老いて体が自由に動かなくなってから長寿ボーナスを使うのがいいのか？」「体が自由に動くときに長寿ボーナスを使うのがいいのか？」。すると、長寿ボーナスを先取りして何回かに分けて使おうと発想を転換する人が現れてきます。

ハイブリット化するキャリアデザイン

　学校→仕事→引退→余生といった単線3段階人生デザインにしがみつく人もいれば、一定の年数働いたらまた学習し、さらに仕事に戻り、

第 2 章　自分をちょっと変える：自分イノベーション

また学校に戻るという人もいます。これらを同時並行的に行う人も増えるでしょう。

もちろん学校のあり方も、従来のスタイルから進化して、成人学習、インターネットを活用した e ラーニング（遠隔学習）など、より成人のニーズをビシッと突くものが現れてきます。

また知識集約的で知的成果をインターネットでやりとりできる仕事ほど、テレワーキング（遠隔労働）にシフトします。つまり、仕事と学習の境界が低くなり、低コストで往復できるようになります。なお、遠隔看護（テレナーシング）によってもたらされるイノベーションについては、第 5 章で詳述します。

このような情報環境、テクノロジーのイノベーションを上手に取り込んでゆくことが人生イノベータにとって大切なコツになることでしょう。また、人生イノベータをサポートするシステムをデザインすることは、ベンチャーや NPO にとって大きなチャンスになります。

いずれにせよ、長寿ボーナスの使い方について創意工夫を凝らすことが人生イノベーションの契機になります。引退という概念もあやふやなものになり、70 歳を超えても多様な労働スタイルで多様な組織で働いたり、フリーランスで働いたりすることが一般的になるでしょう。そのような複線化してハイブリッド化するキャリアデザインが主流になるでしょう。

学校で学ぶ、働くことが、長い人生の中で複数回登場します。豊かな長寿ボーナスを老後のみに貯めておくのではなく、前倒しして分割して使う、楽しむということが主流になります。これを筆者は複線多段階人生デザインと呼んでいます。

1960 年と 2060 年の生き方モデルを比べれば、境界の数は数倍に増えることは間違いありません。近未来の日本人は、仕事、学習、長寿ボーナスの利用を単線型に固めて行うのではなく、生き方とその人の価値観に応じて、何回も越境しながら分散させるようになります。過去、そして現在よりも越境型知性を活かしながら、多数の境界を越境しながら生きてゆくことが当たり前になってくるのです。

ちなみに、このような生き方モデルの下部構造は社会経済モデルです。社会経済モデルの変化、ソーシャルデザインの変化については後の章で詳述したいと思います。

> **One Plus**
> テレワーキング
> (teleworking)
>
> コンピュータやインターネットを利用して遠隔であっても好きな場所で仕事を自由にすること。通常は出勤すべき決まった事業所ではなく、自宅や外出先で仕事をすること。

Column

■筆者の長寿ボーナス活用法

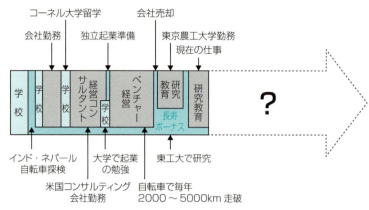

図6　筆者の長寿ボーナス活用実験途中経過

　筆者の今までの長寿ボーナス活用歴を振り返ってみました（図6）。
　まず、大学3年と4年の約半年を使って、サイクリングクラブの仲間とインド・ネパールを2,000km自転車で冒険旅行をしました。
　大学卒業後、一般企業に勤務した後、転職を1回しています。製造業から医療分野への転職でした。それから奨学金を得て本格的に医療管理学を学ぶために、アメリカのコーネル大学大学院に留学しました。初めてのアメリカでしたが、インドやネパールで究極のカルチャー・ショックを経験していたので、わりとすんなりなじめました。起きている時間は、友人たちとバカ騒ぎをやっている時間を除けば、ほとんど学問に取り組んでいました。
　大学院修了後、米国の人事系コンサルティング会社に10年勤務。中国、香港、欧州などへたくさん出張しました。激務でしたがこの間に専門書を3冊書きました。
　それから、学んできた経営学をキャピタライズ（現金化）するために起業したくなり、実際に起業しました。コンサルティング業務、遠隔教育、ソフトウエア開発などの事業で多忙を極めましたが、会社経営のかたわら専門書を7冊書きました。
　コンサルティング会社、自分の会社の経営、執筆で忙しい日々でした。でも同時に、学生時代から続けているサイクリングは毎年2,000～5,000km走り続けています。長寿ボーナスの拡大再生産といったところでしょうか。
　リーマンショックの半年ほど前に、上場企業に自分の会社を売却して、好きな研究に没頭することにしました。東京農工大学技術経営研究科で教鞭をとりながら博士号に向けて研究。本書は、この時に書いた博士論文が基礎になっています。
　振り返ってみると、実験のような人生です。どうやらリスクを取ることと書くことが好きなようです。そして人生の節々で、大学に帰ってそれまでの研究成果をまとめるというパターンが浮き彫りになります。過去15年以上、夏はだいたい北海道に行って2週間自転車ツーリングをしています。
　こんな長寿ボーナスの使い方ですが、このコラムを書きながら、もっと創造的に長寿ボーナスを使えなかったものかと反省することしきりです。同時に今後の長寿ボーナスの使い方はどうしたものか？　と一生懸命思案しています。

活躍するヘルシー・シニア・アスリートと「健康」の定義

　長寿ボーナスを存分に享受し、年老いても健康を維持・増進させているヘルシー・シニア・アスリートの群像からは多くの事柄を学ぶことができます。さらにそのような多様な人々に注目することにより、「健康」を再定義する必要性に気づくことになります。

　読者の中には、長寿ボーナスの有効利用方法として、80歳を超えても元気に健康を維持し、できればかなりハードな運動競技を続けられるくらいアクティブな生活をしたいという人もいるかもしれません。

　ここで参考になるのは、長寿を達成している国では現在、高齢にも関わらず非常に高い運動能力を持つ人が増えているということです。

　ここでは5人の実例を挙げてみましょう。

5人の高齢アスリートたち

　103歳といわれるインド系英国人のファウジャ・シンさんは、年代別フルマラソンの世界記録保持者です。2011年にはトロントウォーターフロントマラソンに出場し、世界初の100歳以上マラソンランナーとして、8時間11分06秒でフルマラソンの最高齢世界記録を樹立しました。

　82歳の伊賀正美さんは、60歳前までは病弱だったものの過去完走したフルマラソンやトライアスロンの参戦暦は100回以上を数えます。2011年には、ひわさうみがめトライアスロンに参加、12年連続で完走しました。また同じ年に参戦した阿波吉野川マラソンでは10キロを1時間で駆け抜けています。

　ちなみに、百寿者（100歳以上の人）や超百寿者（105歳以上の人）が続々と増えているのも高齢化する日本の特徴です。100歳にもなれば寝たきりの人も多くなりますが、あっと驚くようなアクティブなアスリートがいるのも事実です。

　京都の宮崎秀吉さんは、年齢層別100メートル走の世界記録保持者です。92歳の時にマスターズ陸上大会のことを知るに至り、一念発起して練習に次ぐ練習の日々。そして、なんと100歳の時に100〜104歳男子100mの部で29秒83の世界記録を打ち立てました。

　下川原孝さんは、50歳を過ぎてから陸上競技を始め、98歳からはマスターズに挑戦を開始。100歳を超えてからも練習を続け、たたき

出した記録は、砲丸投5m11cm、やり投12m42cm、円盤投10m72cm。これらはいずれも世界記録です。

105歳のフランス人サイクリスト、ロベール・マルシャンさんは60分間で走る距離を競う自転車競技で23キロを走破して、105歳以上の世界新記録記録を樹立しました。マルシャンさんは1911年に生まれ。22歳の時に自転車競技の監督から、その体形ではチャンピオンにはなれないと断言され、その後は消防士や森林伐採などさまざまな職業を経験、75歳で再び自転車を再開したのです(注4)。

このような百寿者・超百寿者研究は新しい分野なので、超百寿者を創り上げる明確な因子は完全には特定できていません。

しかし、おおよそ2通りの考え方があります。1つ目は、生活習慣病に罹患しなければ100歳まで生きる可能性が飛躍的に高まるという考え方。2つ目は、100歳まで元気で生きるためには遺伝形質や特別な運動、習慣、栄養など特殊な素因が必要であるとする考え方です。

(注4) 105歳のフランス人男性，自転車競技で新記録達成．CNNニュース．2017年1月5日 https://www.cnn.co.jp/showbiz/35094569.html

One Plus
百寿者研究（research on centenarians）
百寿者の健康データを追跡して、体系的、実証的に健康長寿の阻害要因や促進要因を明らかにする学際的な研究。

▍健康とは何だろう

筆者が注目するのは、ある程度の疾患や障害を持ちながらもアクティブに活動する人々もまた増えているということです。

91歳のハリエット・トンプソンさんは、米国のサンディエゴ・ロックンロール・マラソンに出走し、見事90〜95歳クラスの大会新記録を更新しました。記録は7時間7分42秒。驚くべきは、彼女は皮膚がんの一種に罹患しており、レースの直前にも放射線治療を受けていたということです。

筆者の周りにも、疾患の治療を受けながらも、仕事のかたわら嬉々としてスポーツにいそしむシニアの友人がたくさんいます。読者の周りにも何人かこのような人たちがいるのではないでしょうか。

こうした状況を見るにつけ、「健康とはいったい何なのか」という問いに立ち返らざるを得なくなります。

1998年に世界保健機構（WHO）が健康の再定義案を発表しました。この定義によると「健康とは身体的・精神的・霊的・社会的に完全な良好な動的状態であり、単に病気あるいは虚弱でないことではない」とされます。

この定義を当てはめると、前述したトンプソンさんが「健康」であるか否かはかなり微妙です。たしかに彼女は病気であると診断され治療を受けてきました。でも91歳の彼女は虚弱でもなく、良好な動的状態を保つことができたからこそ、見事にマラソンを完走できたのです。

第2章　自分をちょっと変える：自分イノベーション

ことほどさように「健康」の概念は変わらざるを得ないでしょう。たとえば、「傷病や障害の有無に関わらず、本人がやりたいことをやれるような状態を健康という」というようにです。

前述した宮崎秀吉さんは健康の秘訣を聞かれて、こう答えています。①今日できることは今日のうちに終え、安心して寝る。②食事は腹八分目でほどほどにする。③借金はせずに心配事を抱えない。

週に4回は友人たちと屋外サイクリングに出かけるマルシャンさんはこう言います。「①楽観性、②笑い、③たくさんの友人のおかげで健康を保っているのですよ」と。

長寿の秘訣、対策と傾向

老年学、疫学、公衆衛生学などさまざまな分野で長寿を説明する因子の解明が進みつつあります。このような長寿者研究は日進月歩ですが、長寿ボーナスの有効活用という視点から参考になる事柄が多数あります。サンプル数は限られていますが、上記のヘルシー・シニア・アスリートの共通点を拾ってみましょう。

長生きしたい人に向けたアドバイス

カリフォルニア大学リバーサイド校のハワード・フリードマンは1,500人もの長寿者を対象とした研究の結果、長寿者の共通点つまり長寿の秘訣を抽出して、長生きしたい人に向けて以下のようにアドバイスをしています[注5]。

①健康コミュニティを持って交流の輪を拡げよ

家庭、友達、仲間、ボランティア、宗教のつながりなど、なんでもよいので健康を増進するコミュニティに参加して交流の輪を持ち、拡げること。

②身体的な活動を続けよ

座り続けることは健康によくない。机やカウチに座り続けることは健康を害する。ヨガ、ジョギング、サイクリング、ハイキング、釣りなど、とにかく身体活動を続けること。

③タバコを吸わないこと

喫煙は百害あって一利なし。喫煙をやめ、向精神薬などの薬物にも

(注5) Howard S. Friedman & Leslie R. Martin. The Longevity Project: Surprising Discoveries for Health and Long Life from the Landmark Eight-Decade Study. Plume. 2012.

依存してはいけない。

④他者のアドバイスを謙虚に受け止めよ

　母親、教師、医師、看護師のアドバイスはなるべく謙虚に受け止めよ。たとえば、自動車のシートベルトの装着、性感染症の予防、健康診断の結果などについて。

⑤糖尿病に罹患しないこと

　食べ過ぎは諸悪の根源。好きなだけ腹いっぱい食べてはいけない。節食して適度な運動を習慣化すること。

⑥善き友を持て

　何でも話し合え、心から笑い合え、一緒にいると幸福度を上げるような友人の存在はあなたを健康にする。

⑦意味があることをやれ

　自分の人生にとって真に意味のあることを見つけ、そしてそれを一生懸命やり続ける。そのことがあなたに大きな充実感、達成感をもたらしあなたは元気になる。

> **One Plus**
> **幸福度（degree of happiness）**
> 主観的な幸福感の度合。経済社会状況、心身の健康、周囲のコミュニティ、人々との関係性などが幸福度に影響を与えるといわれている。

関係性も長寿を支える

　本書の冒頭で、S = {a, r} というレンズの話をしましたが、長寿者の人生の歩き方をシステムとみなせば、それは長寿者というアクターと長寿者にかかわる関係性ということになります。一緒にいるとハピネスを心底感じていられるような家族、友人を持ち、瑞々しいコミュニケーションの機会をたくさん持つという関係性（r）が、長寿者というアクター（a）を支えているということでしょう。

　周囲との関係性が希薄な状態、つまり社会的な孤独は健康によくないことが明らかにされています。米ブリガム・ヤング大学のランスタッドらによる実証研究によると、人々との繋がりが欠如した「社会的孤立」によって死亡リスクが29％高まります。さらに「孤独感」でも26％、「一人暮らし」では32％、それぞれ死亡リスクが高まるといいます。

長寿社会では越境型ライフスタイルが一般的になる

　男性よりも長い長寿ボーナスを手中にしている女性。看護職の多数

を占める女性の方が、男性よりも越境型ライフスタイルに対する親和性や必要性は高いものとなりつつあります。未来を先取りして生きるバックキャスティング思考（P237）を身に付けましょう。

未来の日本人は、現在よりもさらに越境型知性を活かしながら、多数の境界を越境しながら生きてゆくことが普通になっています。だとしたら、現在に生きる私たちも未来のキャリア、未来の人生デザインから逆算して今に活かすというバックキャスティング思考が必要です。

未来を先取りして生きる

これは、過去の延長線上で生きるのか、未来を先取りして生きるのかの違いです。ここで発想の転換が必要となります。たとえば、学生時代に留学や留年をして世界放浪の旅に出るなどすれば学生時代に長寿ボーナスを先取りするということなのです。

その点、長寿ボーナスの活用にかけては豊かな社会の実現に向けて社会システムを進化させてきた欧米の中産階級以上の階層に一日の長があります。たとえば、大学を卒業した後に1年くらい世界旅行に出かけるなど好きなことを行うギャップイヤーという制度があります。

現在、老人大学や引退後の学習市場が活況を呈していますが、仕事中心の労働期間にあっても週末や夜間の時間を活用して、専門的な勉強をするために大学、大学院などに通う人も増えています。生涯にわたって継続的に学習を積み重ねる生涯学習は、未来を起点に考えれば当然のことです。

友人のある看護師は、バックパッカーとして放浪するのが趣味です。1年日本で夜勤を中心にシフトを組んで働きお金を作る。そして、その後は半年世界を歩くという生活をかれこれ10年間続けています。その間に英語もずいぶん上達し、また国際看護という分野にも強い興味が芽生え、カナダの大学の看護学研究科に進学しました。もちろんすべて自費です。また、ある筆者が懇意にさせていただいている看護師は、現役時代、実務と学問の間を往復し、数多くの学会発表などを行い、看護担当副院長まで勤め上げました。そして、退職してから1年間英国に語学留学・遊学をして充実した遊行期を過ごした後、以前住んでいた都心のマンションを賃貸物件として運用し、山の麓の別荘に移り住み、これまた充実したリタイアライフを過ごしています。

越境型ライフスタイルは合理的

人生前半の10万時間はとかく忙しいです。人は、人生前半の10万

One Plus

バックキャスティング思考
(backcasting thinking)

あるべき未来の姿を想像し、それを実現するために「今、ここ」で何をどのように着手するのかを問う思考方法。

One Plus

ギャップイヤー
(gap year)

大学の入学試験に合格した学生が、高校卒業後に一定の休みの期間を得てから入学する制度。英国に起源を持つ。

時間で、学校で勉強しその後、労働市場に参入し働き続けます。看護職であれば、看護師免許を取得して専門的な知識や技量を活かし、看護ケアが要請される場で働きます。人によっては、結婚して子供を作るというライフスタイルを選択しています。働いて税金を払い、人によっては、ローンを組んで家を買い、寸暇を惜しんで遊び、飲み、食べ、消費財、耐久消費財の購入に所得を割り振ったりするでしょう。

目先のことだけに追われてしまうと、なかなか越境型ライフスタイルが身につかなくなるので要注意です。

各種の越境を頻繁に織り込むライフスタイルは、2060年からバックキャスティングすれば、むしろ合理的なのです。学校→一所懸命に労働→退職→リアイタ後の生活という単線的な生き方は1960年代からバブル崩壊のころまで、一般企業に勤務する男性や公務員男性に強く刷り込まれてきました。したがって、女性よりも男性のほうが過去のキャリアデザイン、生き方デザインからの刷り込みが強いのではないのでしょうか。

先述の通り、女性の方が手持ちの長寿ボーナスの年数も長いのです。そして長い人生を大いに工夫して楽しめるチャンスは男性より持っているわけです。ぜひとも未来のライフスタイルをバックキャスティングして、新しい越境的ライフスタイルを開拓して欲しいと思います。

イノベーティブな人はハッピーである

イノベーション研究の潮流には、大きく分けて2つの視点が存在します。1つ目はイノベーションを社会や制度システムが生み出す現象と捉え、その複雑なプロセスを解明してゆくものです。2つ目は、イノベーションを人という単位に還元しイノベーションを創発させる個人や集団の属性を明らかにしてゆくものです。実はこれら2つの相互作用こそがイノベーション創発の鍵となる訳ですが、この節以降では人の側面に注目します。社会や制度システムとしての見方は、後の章で改めて取り上げることとします。

筆者はさまざまな国で、イノベーションを創発させてきたヘルスケア分野のアクター（つまりプロフェッショナルな人々）に対して、その内実に迫る調査を行ってきました。そのような人々の特性や特徴は

第2章 自分をちょっと変える：自分イノベーション

どのようなものなのかという素朴な疑問を持ち続けています。

■イノベーションを起こす人はシンプルに描写できる

イノベーションは複雑性に満ちた現象なので、複雑対応系のシステム論を用いれば限りなく複雑に描写することが可能ですが、ことイノベーションを巻き起こすような人に限っていえば、案外シンプルに描写することができます。

すなわち、イノベーティブな人々は、ハッピーで楽天的でありのままの自分を素直に肯定して、他者と世界に対してオープンな人。オープンだから自分と世界をいろいろなやり方で接続して肯定的な役割を作り出してしまう人。磁力に満ち溢れた場を創り出す、いってみれば「場力」が旺盛でいろいろな人と自由闊達なコミュニケーションを繰り広げて巻き込むのが上手なのです。

場に力をかけて、文脈を作り出し、粘着力のある文脈を張り巡らせて、いろいろな人のアイデアを絡め捕り、イノベーティブなアイデアを生み続けることができるのです。

特に大切なことは、イノベーティブな人はハッピーであるということです。もちろん、イノベーティブな人は他者と異なる視点を持ち、他の人が気づかないような問いを心の奥底に抱いていて、問題意識が強く深い人です。しかし、いつもしかめっ面をして、悲壮感を漂わせて寡黙、孤独に仕事に取り組んでいるというわけではありません。

また社会に対する鬱屈した心情を抱いている人でも決してありません。イノベーティブな人は仕事を通して充実感を感じていて、健全な自己肯定感と首尾一貫感覚を兼ね備えている人たちです。ハッピーな人はオープンにさまざまな人々と関係性、つながりを持ち、それらを楽しみます。最近よく用いられる言葉で表現すれば、ハッピーな人はコネクテッドネス、つまり結合性の程度が強いのです。いろいろな事柄、アイデア、文脈、人々を楽しみながら結びつけることができて、新しい結合を生み出すことができるのです。

> **One Plus**
> 複雑性（complexity）
> 多様な要素間の関係性、相互作用の度合が極端に複雑な現象の性質。その振る舞いは非線形的でありモデル化が難しいとされる。

イノベーティブな人は深く強くハマる

周囲にも自分にも変化をもたらすことができる人々は、楽しみなが

ら没頭し無我夢中になるというフロー体験と自分自身の内面を接続することができます。仕事と趣味の世界を自由自在に取り結ぶものがフロー体験です。

アメリカの心理学者、チクセントミハイは、フロー（Flow）体験という概念を提唱しています。フロー体験とは、人間が実行していることに完全に浸りきり、極度に集中しているという感覚に特徴づけられます。

フロー体験は楽しい集中体験

フロー体験は、別名ゾーン、マズローが概念化した至高体験（ピークエクスペリエンス）とも関連性があります。チクセントミハイによると、職業上高い成果を実現している個人はより頻繁に意図的にフロー体験を職業生活のオン・オフを問わず体験しているといいます。

卓越したプロフェッショナルは、楽しみながら没頭し、かつ継続的に集中している状況を絶えず創り出していて、フロー状態を体現しているというのです。つまり、卓越した職業人は、1つの活動（行為・行動）に没頭して、他の何事も見えない、問題にならない状態に頻繁に入ることができ、かつ、その活動（行為・行動）が純粋に楽しいから時間・労力を惜しまないという傾向があります。

フロー体験とは、前述したように極度に没入している体験のことです。外部から何の報酬を得なくても、まったく気にならない。やっていることそのものが報酬なので、内発的動機が発動している状態です。

このように考えてみると、フロー経験とは、自己の行為を高い集中力をもって統制しているときに感じる自己効力感を伴う楽しい経験と言い換えることができるでしょう。フロー体験とは、それをすることそのものが直接的な報酬となる自己目的的な活動です(注6)。

この自己目的的活動により積極的にいそしみ、内発的な動機を豊かに持っている人にはいくつかの特徴があります（図7）。

起業や事業化などのプロセスは、チャレンジングな新規事業の立ち上げが心底好きなアクター（たとえば起業家やイノベータ）にとって、状況や業績の浮沈はありながらもフロー体験をもたらすものです。プログラミングの最中にフロー体験を体感する人もいれば、聴衆と一体化した講演の只中においてフローを感得する人もいることでしょう。

いずれにせよ、人生の時間の1/3以上を占める仕事の中で、より多くのフロー体験を得るためには工夫や仕掛けが必要となります。フロー体験の強弱は、仕事の面白さを大きく左右するし、生産性にも影響

One Plus

**至高体験
(peak experience)**

人間にとって究極の恍惚感（陶酔感）と歓喜の感情を感じる体験。素晴らしい恍惚感、達成感、歓喜、安らぎの感情に包まれる体験。

（注6）M. チクセントミハイ，フロー体験 喜びの現象学. 東京，世界思想社，1996，363p.

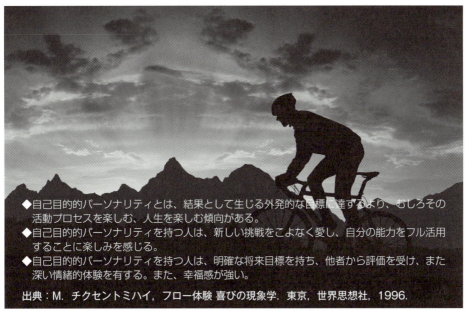

図7　自己目的的パーソナリティ　　　　　版権：vencavolrab78/123RF　写真素材

を与えることにもなります。

フロー体験を自ら作り上げる

　多くの医療関係者と接していて分かることは、仕事ができる人には、仕事の中にフロー体験を作り上げている人が多いということです。

　ある眼科医は「非常に微細な指の動きと高い集中力を要求される、たとえば網膜剥離や網膜前膜のオペの最中は、すべてを忘れ、手術そのものに完全に没頭します」といいます。「仕事を離れたランニングの真っ最中にも手術中のようにハイになります。ランニングで体感するハイなエネルギーを仕事に持ってゆくとすべてうまくゆくんですよね」。

　ある国立大学附属病院の看護部長兼副病院長は、「仕事も楽しいのですが、仕事を離れて里山を散策している時、まるで木々の聖霊が私に語りかけてくることが分かるくらい歩くことに没頭しちゃいます」と語り、こう続けました。「週末は自然からケアしてもらい、ウィークデイは看護部の職員や患者をケアします。ケアは循環するのですよ」。

　このように、プライベート（私秘的）な時間においてもフロー体験を確保しておくと、社会的文脈の中の仕事でのフロー経験に接続されることが多くなります。ただし、「個人的」な時間はたくさんあっても、その時間が豊穣な「私秘的」な時間になっていないと、真のプライベートな時間にはなりません[注7]。その意味で、オフの時間に必要

（注7）松下博宣．創造するリーダーシップとチーム医療．東京，日本医療企画，2010, 152p.

なものはよくいわれるレクリエーション（娯楽）以上に、リ・クリエーション（再創造）なのかもしれません。

ポジティブ心理学の系譜

　この節以降は、ポジティブ心理学の系譜をレビューしつつ、この章の主題である自分イノベーションのためのヒントを紡いでゆきましょう。また、自分イノベーションのみならず人間関係の中のさまざまな相互作用を考える上でも示唆を得ることができる研究者の足跡をたどってみましょう。

治療的アプローチからポジティブ心理学へ

　かつてヨーロッパに端を発するフロイト、ユングなどの精神分析を志向する心理学のメインストリームは、どちらかというと精神疾患や精神障害をいかに治すのかという治療的アプローチが主流でした。

　このような動向に対して、疾患や障害を持っていない、いわゆる健常な状態にいる人がさらに自分を開発したり、より健康になったり、生産性を上げることを目指すアプローチが生まれてきました。「ポジティブ心理学」という用語が初めて登場するのは、今から60年以上前に書かれたアブラハム・マズローの『人間性の心理学』です[注8]。

　その後、アメリカ心理学会の会長だったマーティン・セリグマンが1998年に「ポジティブ心理学」という研究領域を創設したこともあり、現代心理学において一大潮流を形成することになります。

　ちなみに、セリグマンは、1970年代には学習性無力感の研究に注力していました。彼は犬を用いた実験を行い、抵抗したり回避したりすることができないストレスと抑圧の下に置かれた犬は「何をしても意味がない」ということを学習してしまう、そのような状況から逃れようとする努力すら行わなくなる、ということを発見しました。

　この実験をベースにして「長期にわたってストレスの回避困難な環境に置かれた人や動物は、その状況から逃れようとする努力すら行わなくなるという現象」を学習性無力感と命名しました。

（注8）アブラハム・マズロー. 人間性の心理学―モチベーションとパーソナリティ―. 東京, 産業能率大学出版部, 1987, 551p.

One Plus
抑圧（repression）
抑制し圧迫すること。願望、憎悪、衝動、記憶等を意識から締め出して潜在意識下に押し留めること。自我の防衛機能ともいわれる。

ポジティブな感情

　人間は進化するにつれて長寿を得ましたが、それと同時に本能的感情が対処する社会現象は複雑化の一途をたどっています。そのような現代だからこそ不安、恐怖、逃避などの本能的感情を心の奥底に持ちつつもポジティブな感情を上手にコントロールしてゆくことの意味がありそうです。

「何をしたら意味があるのか」

　「何をしても意味がない」というネガティブな命題を学習して、学習性無力感が発生するのならば、「何をしたら意味があるのか」というポジティブな命題もあるはずです。こうして、セリグマンはコーネル大学からペンシルバニア大学へと移る頃に、学習性無力感と対置させる形で、幸福感、有意味感、社交性、楽観性ということを研究し始めたのです(注9)。その後、アメリカを中心に精神疾患や精神障害を治療（キュア）よりむしろ、健常な状態にある人々を支え（ケア）、人生や生活をより充実させ幸福感の醸成に資するための研究として、ポジティブ心理学は学術的に発展を続けています。

（注9）ポジティブ心理学の位置づけ、課題などに関してはセリグマンがTEDで行った講演"The new era of positive psychology"に詳しい。
https://www.youtube.com/watch?v=9FBxfd7DL3E&feature=youtu.be

肯定的な感情を持つことの重要性

　さて、ポジティブ心理学の研究者としてフレデリクソンがいます。彼女は、肯定感情の進化論的役割を説明した独自の「拡張—形成理論」を用いて肯定的感情の重要性を実証的に証明しようとしています。

　彼女の理論によると、ポジティビティ対ネガティビティの比が3：1を超えると人は新たなフェーズに入りポジティビティの上昇が発生し、精神の働きを広げ、成長し、レジリエンスが強化され、人生の展望が開け、幸福になってゆくといいます。

　恐怖、逃避、怒り、不安、焦燥感、退屈感といったようなネガティブな感情は長い進化の結果、人が生存するために身に着けてきた反応的な感情です。恐怖を感じるのは恐怖から素早く逃れ、身の安全を確保するためです。

　不安を感じるのは、不安を感じさせる状況に対して何らかの問題解決を図り自らの生存することの確率を上げるためです。逃避したいと願うのは、個体の安全を確保するためです。私たちの先祖が原野に住

One Plus

レジリエンス (resilience)

回復力、復元力、立ち直る力、防御力、抵抗力。ストレス、逆境、破滅的状況に陥った時に効果的に対応し克服してゆく能力等が含意される。

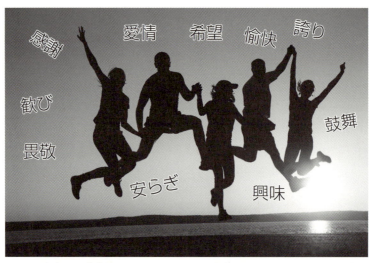

図8 ポジティブ感情　　版権：yanlev/123RF　写真素材

んでいた頃の闇夜、肉食獣の遠吠えを聞いて恐怖を感じ、不安を感じ、そのような状況から回避したいと願ったのは、目的合理的な感情の反応です。

ところが原始人とは異なり、都会に住む現代人は、人間を襲う肉食獣の脅威にはさらされません。しかし、不安、恐怖といった進化の過程で体得してきた本能的感情は、もっと複雑で明確に把握できなければ正確に予測することもできないような対象に向けて発露されます。

先にも触れましたが、内閣府が公表している平成28年度世論調査によると、日頃の生活の中で「悩みや不安を感じている」と答えた者の割合は65.7％にものぼります。悩みや不安の中身は、「老後の生活設計について」を挙げた者の割合が54.0％と最も高く、「自分の健康について」（51.6％）、「家族の健康について」（42.8％）、「今後の収入や資産の見通しについて」（39.5％）の順番になっています[注10]。

ところが、日常生活においてこのようなネガティブな感情だけが膨張してしまうと、前述したフロー体験もなかなか持てないし、ストレスも高じてしまいます。これではハッピーな状態ではありません。そこでフレデリクソンは、意図的にポジティブ感情とネガティブ感情を「3：1の比率」で体得することの重要性を説き、次のようなポジティブな感情を持つ大切さを説きます（図8）。

①歓び（Joy）「うれしい、やった！　すごい」
②感謝（Gratitude）「ありがとう、感謝でいっぱい、お陰様で」
③安らぎ（Serenity）「静寂、落ち着いている、平安だ、安穏、一

（注10）平成28年度世論調査、内閣府大臣官房広報室
http://survey.gov-online.go.jp/h28/h28-life/2-1.html

One Plus

ネガティブ感情（negative emotions）
恐れ、悲しみ、不安、抑鬱など感情の諸相。英語では複数形で用いられる。ネガティブな感情は意思決定や判断に影響を与える。

体感を感じる」
④興味（Interest）「知りたい、見たい、行ってみたい、勉強したい、ワクワクする」
⑤希望（Hope）「～をやりたい、こうありたい」
⑥誇り（Pride）「誇りに思う、私にもできる」
⑦愉快（Amusement）「笑える、楽しい、ニヤッとする」
⑧鼓舞（Inspire）「ヤル気になる、ぐっとくる」
⑨畏敬（Awe）「感服する、神秘だ」
⑩愛情（Love）「好きだ、愛している、大切に思う、かけがえのない」

　要はネガティブな感情を全否定するのではなく、ネガティブな感情とともに、①～⑩のようなポジティブな感情を潤沢に持つようにしよう、と実証的に「3：1の比」を導き出した論理展開に強い新規性があるとされました[注11]。

　フレデリクソンの研究は多くの心理学者の注目するところになりました。ところが2013年に「3：1の比」を導いた計算式の一部に不完全な部分があることが別の研究者により明らかにされました[注12]。これを受けてフレデリクソンはさらにポジティブとネガティブ感情の比率計算を精緻化させさらに発展させた研究を展開しています[注13]。

（注11）B. フレデリクソン. ポジティブな人だけがうまくいく3：1の法則. 東京, 日本実業出版社, 2010. 72p.

（注12）詳細は次のウェブサイトに詳しい。
American Psychologist, Jul 15, 2013, doi: 10.1037/a0032850

（注13）詳細は以下の彼女の論文に詳しい。
American Psychologist, Sep 16, 2013,doi: 10.1037/a0034435

笑いは「笑いごと」ではなく、人を健康にする

笑いの効果

　ポジティブな感情の表現としての笑い。あるいは感情がポジティブであるがゆえの自然な帰結としての笑い。笑いには健康効果が認められます。

　「笑う門には福来る」という諺があります。家には門があり、いつも笑っている人の家には、自然に幸福がやって来るということです。英語にも「幸運は陽気な門から入ってくる」という諺があります。

　これらの諺は健康についてなんらかの示唆はあるのでしょうか。あるいは笑いには、治癒や治療上の効果はあるのでしょうか。

　このようなリサーチ・クエスチョンを持って行われた研究があります。村上和雄と大西淳之らによると、笑いによって食後の血糖値の上

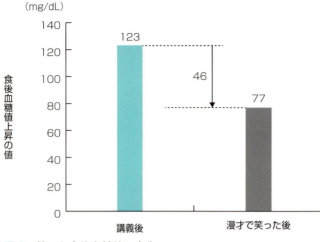

図9 笑いと食後血糖値の変化

2型糖尿病者19人が対象。退屈な講義を聞いた場合と漫才で大笑いした場合（いずれも40分間）で、食後2時間の血糖値を比較した。結果は、大笑いした時の方が46mg/dLも血糖値の上昇が少なかった。（出典：Diabetes Care. 2003；26：1651-1652. Personalized Medicine Universe. 2012；1：2-6）

（注14）Eriko Takimoto-Ohnishi, Junji Ohnish, Kazuo Murakami. Mind?body medicine: Effect of the mind on gene expression. Personalized Medicine Universe.July. Volume 1, Issue 1, 2-6. 2012.

昇が抑えられることが明らかになっています（注14）。

小規模研究ながらも中高年の同程度の重篤度の糖尿病患者19人を対象として実験が行われました。500kcalの食事を摂った後、1日目は糖尿病についての講義を受け、2日目には吉本興業の芸人による漫才を鑑賞して大笑いする機会を持ってもらいました。

そして、2日にわたって食事を取ってから2時間後に採血をして、血糖値がどのくらい上がったかを調べたのです。その結果は、講義を聞いた日の食後血糖値は平均で123mg/dL上がったのに対し、漫才を鑑賞した日は77mg/dLの上昇にとどまったのです。

つまり、漫才で大笑いした日は退屈な講義を聞いた日に比べ、食後血糖値の上昇が46mg/dL抑えられていたのです（図9）。

心と体に笑いは効く

また、村上らのチームは、がん細胞などを殺す「NK（ナチュラルキラー）細胞」の挙動を調べました。その結果、大笑いした後は、もともとNK細胞の働きが低い人は高くなり、高すぎた人は低くなって、適正な状態に落ち着いていたことが明らかになりました。

さらに、村上らによる血液中の白血球を遺伝子レベルで解析する興味深い研究もあります。「笑った後には、感染予防やNK細胞の活性化などに関わる遺伝子群の発現が高まり、一方で、糖尿病や抑うつ、炎症反応に関わる遺伝子群の発現は低下するという傾向が認められる」という示唆が報告されています。

以上、笑いは体と心に効くということが示唆されます。仮に2人の

人がいるとしましょう。片方が笑いのネタを提供し、もう片方がたとえ作り笑いでもいいので笑う。そしてその逆を行い繰り返す。

　笑いをサービスとして見立てれば、お互いが「笑い」をやりとりする、あるいは笑いのあるやりとりをするだけで、健康増進効果が2人の関係の間で共創されるということです。笑わせるスキルも立派なオペラント資源ということになります。

　楽しい"愉快"の感情が増えれば、ぎすぎすした緊張もほぐれ、人間関係も豊かに潤ってきます。笑いは笑いごとでなく、人を健康にすることが示唆されます。

> **One Plus**
> **健康増進（health promotion）**
> よりよい健康状態を目指すこと。生活習慣、健康に関する正しい知識の普及に努め、国民の健康の増進を図るために平成14年には健康増進法が制定された。

良い人間関係は暮らしの質を高める

　経営学という同じカテゴリーに属しながらも、伝統的な会計学と人的資源論の大きな差異は資本の捉え方です。人間関係そのものは、実は暮らしの質を高める駆動力を持つ「資本」のような働きがあります。

「資本」としての人間関係

　世界と繋がるための初めの一歩が人間関係です。前述したロンドン・ビジネススクール教授のリンダ・グラットンは、仕事の世界で必要な3種類の資本として知的資本、情緒的資本とともに社会関係資本あるいは人間関係資本をあげています[注15]。

　人間関係のネットワークは一朝一夕にして構築できるものではなく、長い年月をかけて醸成した人間関係の網の目はあたかも資本のように機能するというのです。人間関係資本を豊かなものにするためには、信用が必要になります。

　リンダ・グラットンの議論で興味深いのは、たんなる人間関係論ではなく、人間関係を構築してどのような仲間やコミュニティを身の周りに創っていけばよいのか、という点に踏み込んでいることです。彼女は、「自己再生コミュニティ」と「ポッセ」と呼んでいます。

　自己再生コミュニティのメンバーとは、現実の世界で頻繁に会い、一緒に食事をしたり、冗談を言って笑い合ったり、プライベートなことを語り合ったりして、くつろいで時間を過ごす。生活の質を高め、心の幸福を感じさせてくれるのは、このような気のおけない人間関係

> **One Plus**
> **社会関係資本（social capital）**
> 正統的な会計学では資本とは認められていないが、人と人との関係性は資本的な効用を持つことから、ソーシャル・キャピタルとも呼ばれる。人々が持つ信頼関係や社会的な絆のネットワークつまり人間関係。

（注15）リンダ・グラットン. ワークシフト. 東京, プレジデント社, 2012, 402p.
Lynda Gratton, The Shift: The Future of Work is Already Here, Harpercollins Pub Ltd, 2011

なのです。さらに「ポッセ」とは、「頼りになる同士」、つまり、難しい課題や問題解決に際して、頼りになる専門性を持つ仲の良い知人・友人のことを指します。看護師という専門職にとって、各自の専門性の中で、そして隣接するような関連領域でポッセを持つことは大変重要でしょう。

良好で長期的な人間関係は健康を増進する

より良い人間関係は暮らしの質を高めてくれますが、さらに近年の研究によると良好で長期的な人間関係は人の、そしてコミュニティの健康を増進する働きがあることが確認されています。見方を変えれば、より良い人間関係そのものが疾病予防や健康増進サービスとして機能するということになります。

▌人間関係をめぐる刺激的な研究結果

人と人との繋がりを健康という側面からアプローチする研究にも興味深いものがあります。たとえば、ハーバード大学は1938年から75年にわたって幸福に関する継続的な長期間の研究を続けています。それによって興味深い研究結果が明らかになっています。

1938年に始まったこの疫学的研究では、724人の男性に対して2年ごとに「人生で何が起こっているのか」について聞き取り調査と質問票によるリサーチを行っています。研究の第4代目リーダーであるロバート・ウォルディンガーは、いみじくも「よい人間関係は人を健康にし、幸福にもする」と指摘しています。

さらに「社会的な繋がりは我々にとって重要で、孤独は人を殺す」とも述べ、「周りとの繋がりが絶たれた人は疾患にかかりやすく死亡率も有意に高い」と警鐘を発しています。また、主観的な幸福感という点については、「家族や友人など人との繋がりが多い人は、繋がりが少ない人よりも幸福を感じやすく、健康的で長生きする傾向にある」としています。孤独な状態にいる人は幸福を感じにくく、健康面においても中年期から問題を抱える傾向が顕著であるとされます[注16]。

$S = \{a, r\}$ というレンズで見ると、コミュニティの主観的幸福度は、ある種のシステム的な系をなしているのかもしれません。良好な社会

(注16) What Makes a Good Life? Lessons from the Longest Study on Happiness. Robert Waldinger. TED Talks - YouTube

的な繋がりや人間関係（r）は、人（a）を健康にします。ならば、より多くの人々が、ネットワークで繋がっているコミュニティほど、主観的幸福度が高く健康だということになります。

人との関係性はバーンアウトを防ぐ

久保真人、田尾雅夫らは、看護師に多発するバーンアウト（燃え尽き症候群）に注目して、バーンアウトを決める要因の1つに社会的な支援を挙げ、良好な支援があることはバーンアウトを抑制する効果があることを明らかにしています[注17]。

ストレスにさらされて苦痛を感じている人にとって、その原因を取り除いてくれるような援助や、苦しい心情に共感的理解を示してくれる人との関係性は大切です。そのような関係性にはストレスを和らげる効用があります。つまりバーンアウトを未然に防ぐことになります。

どのような人間関係を構築するかは、心身の健康にとって重要な課題なのです。つまり人間関係そのものが、バーンアウトを未然に防止する、あるいはバーンアウトに陥った場合でも回復へのきっかけとなることがあります。

幸いにも身近な友人から、無償、互助的、互恵的にそのようなサポートを得ることができる場合を考えてみましょう。

辛い苦しい現状に対して、うなずき、同情して傾聴や対話を通して共感してくれる友人がいることにより、ずいぶんと気持ちが楽になります。これはある種の情緒的サポートサービスといってよいでしょう。

友人からバーンアウトのような状況に対処するためのコツ、情報などのアドバイスを得ることによって、回復への可能性を高めることができます。これはある種の情報サポートサービスです。

もちろん、そういったことを敢えて無償、互助的、互恵的な「サービス」ととらえて意図的に行う、行われるということはほとんどないと思われます。ポイントは、人は何もお金と交換しなくても、親しい家族や友人などとの関係性の中で疾病予防、健康増進という効用を得ていることが示唆されるということです。

金銭を媒介とせずとも、瑞々しい共感が横溢する人間関係は疾病を予防したり、健康を増進したりする無償、互助的、互恵的なサービスの源泉です。

One Plus
バーンアウト（燃え尽き症候群）
(burnout syndrome)
大きなストレスを継続的に受けることによる衰弱・消耗状態。しばしば意欲喪失、情緒不安定、対人関係の減退、人生に対する悲観・不満、業務遂行上に能率低下等をもたらす。

(注17) 久保真人，田尾雅夫：看護婦におけるバーンアウト－ストレスとバーンアウトの関係－．実験社会心理学研究．1994．33-43．

人は関係性の中で健康という効用を共創する

　健康あっての自分イノベーションです。ところが他者との十全な関係性が欠落した「自分」にはイノベーションの契機は訪れません。人は瑞々しい関係性の中で無意識的、習慣的に健康という効用を他者と共に創造します。

■ 金銭を介しないサービスのやりとり

　新古典派経済学はモノとお金、希少資源と貨幣の交換に注目しますが、身近な人同士のやりとりではお金を介せずにサービスのやりとりをしています。

　前節でその一部を紹介したように、近年の研究の結果、人は家族、友人など潤沢な人的ネットワークに囲まれ、その中で、豊かなやりとりをしていると疾病を予防したり健康を増進したりする効用が確かめられています。良好な人間関係そのものが疾病予防、健康増進といった効用をもたらすのです。相互の関係性によって、人は健康という効用を共創するという側面に注目したいものです。

　健康な状態は、人の成長にとっておそらくは必要なものです。そこには関わりを持つ人間同士がお互いに健康や成長を下支えし合うという関係性が横たわっています。メイヤロフの次の指摘はケアの価値共創性を端的に言い表しています。「『私』が相手をケアするということは、その人が『私』をケアすることの活性化を助けるのである。同様に、『私』に対する相手のケアが、その相手のために行うこちらのケアの活性化に役立っているし、その相手のためにケアする『私』を『強く』するものである」[注18]。

　新古典派経済学はモノとお金、希少資源と貨幣の交換を前提としていますが、人は貨幣と交換することなく、人間関係の中でサービスのやりとりを通して疾病予防、健康増進などの効用を暗黙的に得るのです。

　疾病予防、健康増進といった効用を事前に予期、期待していなくても、現実的な効用として疾病予防、健康増進が存在するということが確認されたのは非常に重要なことです。このようなことは、日本を外部のフィールドから相対化すると鮮明に描写できることがあります。たとえば文化人類学のアプローチです。

One Plus
効用（utility）
何らかのサービスや財によって得られる満足感。新たに1単位を得てさらに増えた満足感（効用）を限界効用と呼ぶ。

One Plus
価値共創性（value co-creation）
多様なアクターが複雑に相互作用することによって価値が共に創られるという現象ならびに様相。特にサービス科学ではこの視点が重視される。

（注18）ミルトン・メイヤロフ. ケアの本質：生きることの意味. 東京, ゆみる出版. 1987, 85.

儀式としてのコミュニティ・サービス

　スリランカの「悪魔祓い」に周到なフィールドワークで分け入った文化人類学者の上田紀行によると、悪魔に取り憑かれる、つまり病気になるのは「孤独な人」であり、村を挙げての「悪魔祓い」が患者を癒すのは、「つながり」によって共同体に復帰することで患者の生命力が活性化するからだ、と犀利な洞察を加えています。

　家庭や村落といったコミュニティ、その中で営々と伝承・継承されている儀式というコミュニティ・サービスには、世界全体のコスモロジーを再確認して継承すると同時に、「隠された力」を呼び覚まし、心身の悪弊に対し警鐘を鳴らし、心身の疾病予防、健康増進といった効用があるようです[注19]。

　「悪魔祓い」ならずとも身のまわりの町中には、神社やお寺のお祭り、それらお祭りを準備したり盛り上げたりする町内会などがあります。あるいははなはだ卑近ですが、公民館などでのサービス活動にもしかしたら「隠された力」が眠っているのかもしれません。

　いずれにせよ、人は身の回りのコミュニティ、その中に埋め込まれた十全な関係性の中で健康という効用を共創することに今一度注目したいものです。

　後の章で詳しく分析することになりますが、人間関係という実は貴重でありながらも充分に活用されていない資源にテコ入れし、疾病予防や健康増進に活用していく生き方は、市民活動や社会イノベーションとしても注目を集めつつあります。健康というキーワードを媒介にして、自己と社会とを橋渡しする。こうして自分イノベーションは社会イノベーションの契機となり、両者が接続されることとなります。

（注19）上田紀行. スリランカの悪魔祓い. 東京, 講談社, 2010, 224-25.

第3章

イノベーションと越境型知性

仕事が「できる人」は、なぜできるのか

　この章では保健・医療・福祉サービス分野のサービス・イノベーションの人間的な側面、属人的な側面に洞察を加えてゆきます。特にスポットライトを当てるのが、ダントツに仕事ができる人（ハイ・パフォーマ）の行動特性です。ハイ・パフォーマの特徴として関係性スキルが特に高いということが明らかにされます。

　センテナリアンもヘルシー・シニア・アスリートも現役のハイ・パフォーマ達も豊かな人間関係の中で瑞々しい関係性スキルを発揮しながら生きています。人々を束ねて共通の目標に向かわせる。あるいは、本当に役に立つ人を友人、知人に紹介する。関係性スキルは長い人生で実に多様な局面で発揮されますが、短期的に伸びるというよりは、じっくり時間をかけて熟成してゆく側面があります。

　どの業界でも「できる人」は、異質な経験を上手に活用して困難な状況を打開して切り抜けます。では経験を活用するとは具体的にはどのようなことなのでしょうか。保健・医療・福祉サービス分野で秀でた活躍を見せイノベーティブな成果をあげている人々—特に看護師—は、異界や異なる文脈を越境して異質なモノコトを結びつけ解決策を導き出しているということが分かってきました。

　詳しくは後に詳述しますが、専門領域、国際経験、異質な地域での経験、あるいは産学官といった異界を越境することは経験学習としても大いに注目すべきでしょう。この章では、こういった異界越境、異質との遭遇によってもたらされる知性、さらなる異界越境、異質性との遭遇を希求してやまない知的原動力のことを越境型知性と呼びます。

　果たして越境型知性は知の一部門なのですが、実は越境はそのような知性単独ではなかなかできません。越境は一面知的な行いですが、その深遠には関係性スキルや遊び心の裏付けが伴います。

ダントツに仕事ができる看護師は関係性スキルが高い

　厚生労働省は、2011 年に全国で約 150 万人就労していた看護職を

2025年までに50万人増やし、計200万人に増やしたいとしています。そのため、厚生労働省の政策も保健・医療・福祉サービスの現場も、看護職の量的側面、つまり頭数の増員に熱心です。しかし、肝心の良い看護サービスを実現する看護職自身の「人の質」については、あまり積極的な関心が向けられてこなかったのではないでしょうか。

看護師の「人の質」に注目する

　量はともかく、質もおろそかにできない。そのような問題意識が筆者にはあり、「秀でた看護師にはどのような特徴があるのか。その動機、能力、行動特性や成果の生み出し方、学び方にはなにか特徴はあるのか。そしてそれらは凡百な看護師とはたして違いはあるのだろうか」こんな疑問を抱き続けています。

　そこで筆者は、ある大規模病院を研究対象として、ダントツに仕事ができる看護師（ハイ・パフォーミング・ナース）の**コンピテンシー（能力や行動の特徴・特性）**を実証的に調査するプロジェクトを立ち上げて研究することになりました（図1・図2）。

　具体的には、(1) 看護サービスの質、(2) イノベーションへの寄与度、(3) 医療チーム、病棟、コミュニティへの関与の度合いに関連する60項目を用いて、総合的に人事考課歴などをトラッキングし、上位1.5％にあたる20人を選抜しました。さらに対照群として、平均的な能力の看護師を無作為に20人抽出し、両者を比較したのです。

　各々の20人に対して構造化されたインタビュー（専門的にはビヘイビア・イベント・インタビューといいます）を実施し、一人ひとりの生きた物語を得ました。この物語のことをナラティブといいます。その大量のナラティブ・テキストデータを、コンピュータを用いてマイニングとコーディングを加え、卓越した看護職にどのような能力・行動特性が現れているのかを分析したのです[注1]。

　その結果、面白いことが分かりました。「技術スキル」と「関係性スキル」の2点に注目してみたところ、図3のグラフのように、ハイ・パフォーミング・ナースと平均的な看護職の違いが鮮明になったのです。

　「技術スキル」とは、看護職としての臨床的なテクニックや技量を裏付けるものです。たとえば個別の臨床技術のほかに、分析的思考力、概念的思考力、情報志向性などの認知的スキルが含まれます。これに対し、「関係性スキル」は、周囲の人々と対話し、他者を受け入れ、自分を受け入れてもらうためのソーシャルなスキルです。たとえば、

One Plus
コンピテンシー（competency）
ある職務または状況に対し、基準に照らして効果的、あるいは卓越した業績を生む原因として関わっている個人の根源的特性。具体的には動因、特性、自己概念、知識、スキルなど（Spencer &Spencer. 1993）。特性や動機といった自分では意識しないレベルのもの、自己イメージや社会的役割イメージも含まれる。

（注1）Hironobu Matsushita, Kyoichi Kijima: Value-in-Context of Healthcare: What Human Factors Differentiate Quality of Nursing Services? Service Science, Vol. 6, No. 3, 2014. 149-160. に詳述。

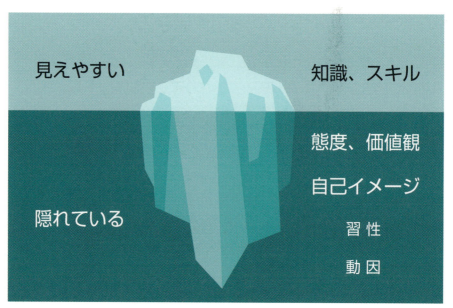

図1　マクレランドのコンピテンシーモデル

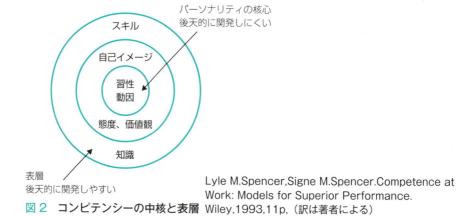

図2　コンピテンシーの中核と表層　Lyle M.Spencer,Signe M.Spencer.Competence at Work: Models for Superior Performance. Wiley,1993,11p,（訳は著者による）

対人理解力、対人影響力、関係構築力、組織認識力、リーダーシップなどが含まれます。

　$S = |a, r|$ のレンズを当てはめれば、技術スキルは看護師個人（a）に属するスキルですが、関係性スキルは関係性（r）を育むスキルといってよいでしょう。そして看護のように関係性の中で技術スキルが発揮されるような仕事では、関係性スキルが土台となり、技術スキルが生きてくるということが示唆されます。

　グラフが示すように、平均的な看護師は関係性スキルよりも技術スキルに依存して仕事をしています。一方、ハイ・パフォーミング・ナースは、技術スキル、関係性スキルとも平均的な看護師より優れてい

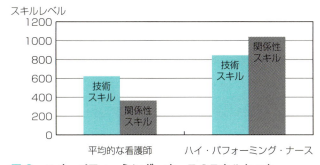

図3 ハイ・パフォーミング・ナースのスキルセット
出典：松下博宣．ケアシフト：シルバーイノベーション最前線
http://bizgate.nikkei.co.jp/article/87592216_4.html

ますが、むしろ関係性スキルにおいて優れているのです。

卓越した看護師は、患者、患者の家族、医師、コメディカル、同僚、上司、とにかく身の回りのいろいろな人々の心模様、感情、意図、動機など意識の細波や底流を察して、敏感に受け入れることができるのです。また、できる看護師は、信頼や絆感覚といった「人と人をつなぐ機微」に通じることが得意です。できる人は、けっこう人間的に泥臭い側面を持ち、喜怒哀楽の感情の幅が広く、歓び、畏敬の念を抱き、驚き、わくわくし、瑞々しく共鳴します。

それと同時に、表からは見えづらい、患者家族の内部事情、病院組織内の権力関係、インフォーマルな力が錯綜する組織の裏側などにも目配せしながら、仕事をしています。

ハイ・パフォーミング・ナースは、看護師としての専門的な技術スキルもさることながら、関係性スキルに秀でているというのは、なかなか示唆に富むのではないでしょうか。

十全で瑞々しい関係を持つこと、お互いの気持ちの襞をそのまま受けとめ響かせること、そのような関係にお互いの身を置くということそれ自体がケアです。人は関係性によって癒され、ケアされる不思議な生き物なのでしょう。

> **One Plus**
> ハイ・パフォーミング・ナース（high performing nurse）
> ダントツに仕事ができる看護師。優れた成果を実現することのできる看護師。

人間力としての関係性スキルと価値共創性

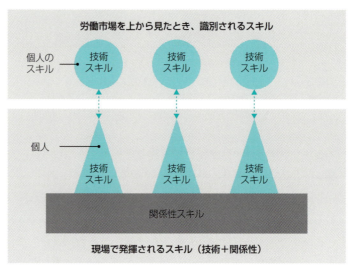

図4　労働市場における技術スキルと関係性スキルの見え方
出典：松下博宣．ケアシフト：シルバーイノベーション最前線
http://bizgate.nikkei.co.jp/article/87592216_4.html

　保健・医療・福祉サービスの領域では、急激な専門家が進んでいます。看護の世界でも専門看護師、認定看護師の分野、資格保有者は増えつつあります。この節では、専門的な技術スキルと汎用的な関係性スキルを比較考量します。

技術スキルと関係性スキルをさらに考える

　看護に関わるスキルを大きく技術スキルと関係性スキルに分けて考えてみましょう。技術スキルには、診療に伴う援助技術、身体ケアを提供する技術、環境に働きかける技術、看護過程を展開する技術などが含まれます。また関係性スキルには、対人関係の技術、認知・情動へ働きかける技術などが含まれます。

　技術スキルというのは労働市場の中では、個人と個人の差異として大変目立ちやすいものです（図4）。だから看護師を目指す学生は一生懸命に技術スキルを、たとえば看護師免許取得などを通して自分自身を差異化するために努力します。

　図4の上半分は、労働市場を上から見たときの個人のスキルを概念的に示したもので、丸く分断された個人に属する技術スキルを示し

One Plus

労働市場
（labour market）

労働力を商品と見立て、取引・交換がおこなわれる市場。労働市場において企業は一定の労働条件のもとで労働者を生産活動に従事させる権利を獲得し、労働者はその対価として賃金を得る。

ています。下半分の図は現場で発揮される個人／チームのスキルを示したものです。

技術スキルは、関係性スキルの安定した土台があってはじめてチーム、組織、社会を繋ぐものとして生きてきます。技術スキルは特殊で専門に特化したスキル、そして関係性スキルは汎用的なスキルと言い換えてもよいでしょう。

特殊化、専門化を伴う技術スキル志向が度を過ぎるようになると、人や職種は分断されやすくなります。注意すべきは、すぐに使える実用的な技術スキルは、陳腐化しやすいということです。

その一方で、関係性スキルは技術スキルに比べ、体得するには自分一人ではなく周囲との関係構築・維持が必要なので長い時間がかかりますが、その代わり耐用年数は長くなります。

短期的に技術スキルをより効果的に社会の中で活用するためには、いささか逆説めきますが長期的に関係性スキルの開発にいそしむべきなのです。キャリア開発上、短期的に集中して開発する技術スキルと長期的に涵養する関係性スキルをバランスよく意図的に高度化してゆくことが肝要です。

もっとも関係性スキルは、重要な看護技術の1つとして位置づけられてもいます。たとえば日本看護科学学会は次のように定義をしています。「対人関係の技術」は、相手の感情や思考を捉え自分の感情や思考を伝える能力、他者との関係を築き調整する能力などを含み、人間対人間の関わりを通じて提供される看護の基盤となる」(注2)

この定義では対人関係の技術を「看護の基盤」と言い表しています。筆者もまた、関係性スキルは、狭義の技術スキルが構築される基盤であると捉えます。

■ サービス・サイエンスでは、人間力が注目されている

関係性スキルの奥底に横たわるものは、感情を始めとして、態度、価値観、自己イメージ、習性、動因です。それゆえ、先に見たようにポジティブになることによって、関係性スキルは豊かになります。

関係性スキルとは「繋がる、繋げる力」ですが、繋がるというのは、知識、見識、教養レベルの話で終わるのではなく、もっと奥底の感情レベルの命題です。心の深いところで動く感情をシェアするときに、人々は健康の端緒をつかみ、共感をおぼえ、確かな繋がりを得ることになります。

以上をまとめると、とどのつまり現代産業社会を生きる人間力の核

(注2)「看護学を構成する重要な用語集」日本看護科学学会看護学学術用語検討委員会第9・10期委員会
http://jans.umin.ac.jp/iinkai/yougo/pdf/terms.pdf

One Plus
共感
(empathy, sympathy)
他者と多様な認知や感情を共有すること。他人の視点からものごとを認知する認知的共感や、他人と同じ感情を共有する情動的共感などがある。

(注3) Gummesson.E. (2000), Quality Management in Service Organization. International Service Quality Association. Galbrun, and Kijima (2010), Medical Innovation in Clinical Practice: Technological Changes, Systems and Services.

> **One Plus**
> サービスの価値共創性
> (value co-creation of services)
> サービスの質や価値は、提供する側が一方的に決定するのではなく、提供する側、受ける側双方が相互作用しつつ共創するという特性。

(注4) 武井麻子. 感情と看護——人とのかかわりを職業とすることの意味. 東京, 医学書院, 2001, 284p.

心は、ポジティブな感情を含むソーシャルな関係性スキルと技術スキルの掛け算ということになります。面白いことに、サービスそのものを科学的に究明するサービス・サイエンスでも人間力が大きく注目されています(注3)。サービス・サイエンスの知見によると、サービスの質や価値は、提供する側が一方的に決めるのではなく、提供する側、受ける側、そしてそれらに関係するアクターが相互作用しつつ形づくるものです。このサービスならではの特性が先述した**サービスの価値共創性**です。

いくら素晴らしい診断、診療技術を持っていても、またいくら先端的な医療機器を駆使することができても、患者の目を共感に満ちたまなざしで見つめながら対話ができないような医師や看護師は、残念ながら、質の高いサービスを共創しているとはいえません。サービスの質は個々の文脈の中で、技術の質と関係性の質の掛け算で決まってくるからです。

人は大きな悲しみに包まれている人の側にいると、その悲しみが伝わって自分の心の中にも悲しみが拡がってゆきます。この瞬間「私」という主体と悲しんでいる相手（「他者」）の主体は、渾然一体となって区別することができません(注4)。このような感情の機微の共有から、共感や共鳴が生まれます。

感情レベルで自他、主体、客体の境界を超越し、渾然一体そして主客一如となることは、感情の機微を臨床に持ち込まざるを得ない看護師にとって価値共創のそこはかとない前提条件にさえなり得ます。

創造的なアクターは楽しんで越境し橋渡しする

「できる人」は、関係性スキルを実際にどのように使っているのでしょうか。関係性スキルを使っていったい何をしているのでしょうか。興味深いことが分かってきました。結論から言うと、楽しんで越境して橋渡しをしているのです。

■できる看護師たちが生き生きと語る

ある大学病院からの委託研究でハイ・パフォーミング・ナースに対してインタビューを実施している時のことです。ある看護師長はこう

語りました。「6年経って救命救急治療室の仕事にもだいぶ慣れてきました。そこで在宅看護というまったく異なる分野の現場に出てみました。病院から在宅ケアへです。驚天動地の別世界ですが、ICU時代に培った技術が本当に生きて仕事に役立っています」。

　ある訪問看護ステーションの看護師は語ります。「JICAの仕事でアフリカの最貧国の1つで公衆衛生看護の仕事を2年間しました。困った人や窮乏している人を助けるのが好きなんですね。日本に帰ってきてからは、窮乏している人やホームレスの人が多くいる山谷にやってきたんです。アフリカの経験が生きています」。

　自らバイセクシャルであるとカミングアウトする主任看護師は語ります。「10代後半〜20代を通してセクシャル・マイノリティであることにずっと孤独のうちに悩んできました。ところが、LGBTに関する社会的認知も徐々に広がり、今ではセクシャル・マイノリティの方々に対する看護を行っています。性の境界のあやふやさや不確かさを知っている両性愛の私だからこそ、セクシャル・マイノリティの方々に寄り添うことができます」

　倉敷中央病院の山本千恵師長は、長年にわたって周術期管理チーム（PMT）の中核として多職種連携に積極的に取り組んできています。そしてPMTで行う術前外来という新しい取り組みを始めました。その結果、休薬が守れないことによる手術中止や気管挿管時の脱落歯はゼロになりました[注5]。山本はこう続けます。

　「当初は院内の目標管理実践としてやってきましたが、他の病院の参考になるかと思い学会誌に投稿しました。今では私の論文を読んでくださった何人かの方々が、それぞれの病院で取り組んでいます」

　皮膚・排泄ケア分野のある認定看護師は私生活と仕事をこう言い表しています。「趣味はロックです。コンサートにもよく出かけますが、自分でもバンドに参加していてライブで半年に1回くらいのペースで歌っています。患者にケアされるように、ロックのライブでも聞きに来た方々にケアされます。私はロックと看護を往復するロックナースです」。

　ケアプロ株式会社の川添高志代表取締役は病院勤務の後、看護師として起業し、セルフ健康チェックや24時間365日訪問看護事業を手掛けています。「高校1年の時に父がリストラに遭い、大企業に勤めることが成功だという考え方が崩れて、将来は自分で起業しようと考えるようになりました」。

　慶応義塾大学医療看護学部の在学中にアメリカのメイヨークリニッ

(注5) https://www.jstage.jst.go.jp/article/jjsca/35/7/35_744/_pdf

クに視察に出かけた際に、大型スーパーマーケットの店舗で「ミニッツ・クリニック」（Minutes Clinic）という簡易な健康診断と治療を行っている場に遭遇します。川添は続けます。「これは面白い！と思って、そういうことが日本でもできないかと考えるようになりました」。

これらできる看護師に共通する能力や行動の特徴は、異なるモノコト、異なる世界、異なる領域や分野を飛び越えてつなぐということです。異界を越境し橋渡しするのです。それも、悲壮感が漂うようなものではなく、彼女、彼らが語る物語からはどことなく悦楽の香りが漂ってきます。義務、責任ではなく、楽しいからしているのです。そこには、ある種の遊びの感覚がそこはとなく息づいています。

楽しさや愉快を科学する

楽しさや愉快は前述したポジティブな感情です。また楽しいから、愉悦を感じるからやる、という行動の奥底には**内発的動機**が横たわっています。

内発的動機とは心理学で発展してきた概念ですが、近年経営学、特に報酬や動機のあり方を扱う人的資源論でも注目され頻繁に言及されています。すなわち、活動そのものから感じられる内面の興味や楽しみによって動機づけられている状態を指します[注6]。

アカデミックな系譜にいて創造性、イノベーション、動機づけの関係などを研究しているアマビールは、外的なプレッシャーによって動機づけられているときよりも、仕事そのものから得られる関心、楽しみ、満足、挑戦によって動機づけられていると感じるときに、人は最も創造的になると論じています[注7]。

楽しさ、愉快、悦楽は経験を積んで経験から学ぶ上でも注目されています。コルブの経験学習理論などを参照する松尾によれば「挑戦的な目標に取り組み、自分の仕事のあり方を振り返りながら、仕事の中に意義ややりがいを見つけるとき、人は多くのことを経験から学ぶことができ」るとして、ストレッチ、リフレクション、エンジョイメントという概念を中核において経験学習をモデル化しています[注8]。

One Plus

内発的動機
（intrinsic motivation）
金銭、名誉、他者からの認知など外的報酬に基づかない動機づけ。満足感、充実感、達成感を得ること等に基づく動機。

（注6）Kuruglanski, A.W. Endogenous Attribution and Intrinsic Motivation. In M.R. Lepper and D. Greene (Eds.) The Hidden Costs of Reward. Hillsdale, NJ: Lawrence Erlbaum Associates. 1978.

（注7）Amabile, T. M. "A Model of Creativity and Innovation in Organizations." In Research in Organizational Behavior. Vol. 22, edited by B. Staw and R. Sutton. Elsevier Science, 2000.

（注8）松尾睦. 職場が生きる人が育つ「経験学習」入門. 東京, ダイヤモンド社, 2011, 70-1.

「できる人」は異界、異文脈を越境する

仕事ができる人は、自分自身にとって異質な場にはみ出て行ったり、越えて行ったり、まるで渡り鳥のように羽ばたいて移動し、異なる文脈を越境したり、繋げたり、橋渡しすることによってクリエイティブさを発揮します。

混じり合う場は豊か

異質なものが混淆し混合し合う場は豊かです。たとえば淡水と塩水とが混じり合う汽水域は豊饒です。汽水域は、陸域と海域の境界にあり生態学的には極めて特色ある場所です。陸と海の境界である汽水域の生物群集は、汽水域の固有種に加え海水産種と淡水産種も混じって変化に富んだ特徴ある生物相が見られます。

できる人は、そのような豊かな異界、異文脈が混じり合う場の「旨さ」を知っています。そのため、その「旨さ」を求めて越境することを良しとします。越境することを楽しみます。

再文脈化と脱文脈化については、言語学や言語社会学分野の研究者が注目するところです。いくつかの代表的な定義を挙げます。たとえばリネルは、再文脈化とは、元の文脈から取り出して他の文脈に持ち運び、その言説を他の言説に転換するプロセスであると述べています[注9]。

バウマンとブリッグスは、脱文脈化とは、言語が、それが由来する社会文化的な文脈から乖離してゆくときに惹起すると述べています[注10]。

組織や経営学の分野でもナレッジ・マネジメントとして文脈は注目されており、文脈化は、組織の変革、アイデアの伝達、意味づけにおいて鍵となるファクターであると位置づけらています[注11]。

ところが伝統的な経済学、特に新古典派経済学では、知識資本を生産要素として認めてはいません。知識資本が私的所有の対象となっていない[注12]からです。

「できる人」は越境してモノコトを生み出す

筆者は、技術スキルと関係性スキルに注目して、そのような場と文脈に働きかける行動を次のように「異文脈越境による文脈価値転換メタモデル」という動学モデルを作りました。ある大病院の卓越した看護師の成果行動をデータ化してそれを分析することによりこのモデ

One Plus

文脈（context）

行為、発話、言説提供、表現が行われる脈絡を文脈という。それらは、文脈との関係においてのみ理解される。

(注9) Linell P. Approaching Dialogue: Talk, Interaction and Contexts in Dialogical Perspectives. John Benjamins, 1998.

(注10) Bauman R, Briggs C. Poetics and performance as critical perspectives on language and social life. Annual Rev. Anthropology, vol19, 1990, 59-88.

One Plus

ナレッジ・マネジメント（knowledge management）

知識が富や成長の源泉であると認識されるようになった今日、多くの組織が重要な経営資源のひとつとして知識を位置づけている。知識の創造、共有、伝搬などをマネジメントしようとする試み。

(注11) たとえば、SECIモデルを提唱した Nonaka I, Toyama R (2005). Why do firms differ? The theory of the knowledge-creating firm. Ichijo K, Nonako I, eds (2006). Knowledge Creation and Management: New Challenges for Managers (Oxford University Press, New York), 13-31. 組織における意味づけについては Weick KE (1995). Sensemaking in Organizations (Sage, London) .の洞察が、意思決定、合意形成などの点で有用。

(注12) 宇沢弘文. ヴェブレン. 東京, 岩波書店, 2015, 256p

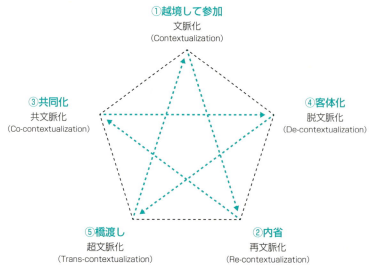

図5　異界文脈越境による文脈価値転換メタモデル

ルを構築しました。これは当初、英語論文で Meta Value-in-context Transformation Model（異界文脈越境による文脈価値転換メタモデル）として発表しました[注13]。

　英語の学術論文で発表したので難しい感じがしますが、実はとてもシンプルなモデルです。一言で言うと、できる人は異界を越境して文脈にはたらきかけ、新しいモノコトを生み出すのです。その機序は次のようになります（図5）。

　仕事ができる人は自分を成長させたり、変えたりすることにあまり躊躇しません。好奇心が強いのです。自分の得意分野やある程度実績がある「現住所」の場や文脈を出発点にして、自分の文脈を越境して、いろいろな場や文脈に出会ったり、首を突っ込んだりして新しい場や文脈に入り込みます。これを「越境参加」といいます。まず飛び越え、越境して新しい文脈をとらえるので「文脈化」ともいいます。

　次に出くわした新しい場や文脈を内省する。もと居た「現住所」と異なる場や文脈では当然さまざまな違いがあります。違和感を抱きながらも違いを楽しみつつ、直面する自分にとって珍奇、新鮮、ビックリするような場や文脈を内省するのです。内省することによって「再文脈化」します。

　その次には、自分なりに咀嚼し内省した文脈を、新しい場や文脈に集う人々とシェアします。これを「共同化」といいます。越境する人は通常一人で越境して行きますが、行った先や旅先で仲間をつくり、自分が内省したモノコトを分け合うのです。文脈に対する働きかけと

(注13) Hironobu Matsushita, Kyoichi Kijima. Value-in-Context of Healthcare: What Human Factors Differentiate Quality of Nursing Services? Service Science. Vol. 6, No. 3. 2014, 149-160.

いう点は、「共文脈化」といってよいでしょう。

　前述したイノベータタイプの人は関係性スキルに秀でたものを持っています。新しい仲間を創るため新しい場に入り込むことが上手ですが、自分でも新しい場を創ってしまうこともあります。こうして飛び越えた先で新しい独特な仕事を創造するのです。

　次の行動は「客体化」です。入り込んだ新しい場の文脈のなかで、人はまた新しい文脈を創ります。入り込んだ場の文脈の中で通用するのみならず、そのような特殊な場や文脈を超えて使える汎用性のあるモノコトを拵えます。「脱文脈化」して新しい発見、仕事のやり方、自分ならではの持論、仕事そのもの、プロジェクトなどを創造します。

　職場の中の取り組みには一般化、汎用化できるものがあるかもしれません。ある人は自分の新しい職場での取り組みについてはの持論に一般性を持たせ学術論文として発表しました。脱文脈化です。また、ある人は、職場で得たアイデアに次々と肉づけして新規プロジェクトを立ち上げました。これも脱文脈化です。同様に起業も脱文脈化です。後の章で述べることになるプロトタイプは新規プロジェクトや起業の際の一大原動力となります。プロトタイプもまた、脱文脈化の産物ということになります。

　こうしてできる人は、場と文脈を「橋渡し」して新しい価値を生み出して場と文脈を共有する人たちと価値をシェアするのです。たんに越境するのでは風来坊、さすらい人で終わってしまいます。「橋渡し」というのは、その場の文脈から離脱して越えるので「超文脈化」です。

　できる人は異界、異文脈を越境します。イノベーティブなプロフェッショナルは越境参加し、内省し、共同化し、脱文脈化し、橋渡しして新しい価値を生み出します。

　越境を繰り返しさすらい続ける人のことをノマドといいます。その離散の歴史によってノマドで居続けることを余儀なくされたユダヤ人は、優れてイノベータ的特質が見受けられます。卓越したイノベータ振りを示す事実として、世界人口に対する比率がわずか0.2％のユダヤ人のノーベル賞受賞の比率が20％以上にも及ぶということを挙げるのみで十分でしょう。欧州の知性との呼び声高いジャック・アタリは越境型知性という用語は使っていないものの、ノマドとしてのユダヤ人のイノベータ的性質について興味深い分析を加えています。「ユダヤ人はほぼ3,000年、旅人によって行われる3つの仕事を行ってきた。すなわち①発見、②結びつけ、③革新（イノベーション）である。こうした貢献がなければ開かれた社会でも生き延びることはできなか

(注14) ジャック・アタリ. ユダヤ人、世界と貨幣――一神教と経済の4000年史. 東京, 作品社. 2015, 599.

ったろう」^(注14)。卓越したイノベータであるノマドは、越境して参加し、内省し、共同化し、脱文脈化し、橋渡しをするのです。

この章のテーマは「自分を変える」です。自分を変えるためには異質な文脈を掬（すく）い取るように今まで慣れ親しんだ場とは違う自分にとっても場に首を突っ込むということが大事です。それによって、自分を変えることが、まわりの他者を変えることにつながってゆきます。

ちなみに異界文脈越境による文脈価値転換メタモデルと「場」との関連については、第6章で再び取り上げることになります。

では、「境」をどうやって見つけたらいいのでしょうか？　その契機は、素朴な違和感を感じるということです。違和感を感じる対象と自分を分け隔てるもの、それが「境界」です。

Column

■筆者の越境体験

いくつかの思い出深い越境体験をしました。分かりやすいところでは、国境を越えて冒険するという越境です。大学時代にインドのデリーからネパールのカトマンズまで全行程を仲のいい自転車仲間3人と自転車で冒険しました。

帰国して大学を卒業後、製造業に就職しましたが、お金を貯めて2～3年で辞める予定でした。その後、製造業から医療の世界へ転職。業界という越境です。

病院の事務職として3年勤務したのですが、本格的な医療管理学を勉強するために、米国へ留学しました。貧乏バックパッカーの格好で太平洋を渡り、グレーハウンドのバスで大学のある街まで旅しました。日本の大学と米国の大学の学問レベルの壁、異なる医療制度の壁、英語の壁などいろいろな壁をふうふう言いながら乗り越えました。

コーネル大学ではカッパアルファ・ソサエティというフリーメーソンの流れをくむ学生友愛団体に日本人初のメンバーとして迎えられました。国境を越境して行った留学先の大学で、これまた越境して特殊な学生団体のうちわにブラザー（兄弟）として入ったのです。

修士課程修了後は、アメリカのコンサルティング会社に入りました。アップ・オア・アウト（昇進か退社か）といういびつな企業風土を持つ組織でしたが、不思議にも10年以上在職しました。その後、経営についてコンサルティングすることに物足りなさを感じるようになり、一発勝負のつもりで経営の当事者つまりベンチャー企業の経営者になることにしました。そして独立起業。サラリーマンから経営者への越境です。

自分で設立した会社を上場企業に売却するという一風変わった越境（イグジット）も経験しました。会社売却後に大学の世界にこれまた越境してご縁をいただき大学教授へ。これも産から学への越境です。

振り返ってみるといろいろな越境をしてきました。越境というのは未知の世界に飛び込むことでもあり、とても楽しいことだと思います。ただし、「境界」というものは、実はどこにでもあり、心の持ち方ひとつで越境の機会は身の回りにたくさんあるものだと思います。

知識は文脈に、文脈は場に、場は身体に粘着する

　人は越境してさまざまな学習の契機を得ますが、学ぶ対象は文字や数値化された、いわゆる形式知であることは少なく、体や手を使って掴まなくてはいけないものもむしろ多くあります。特に臨床の現場ではその種の学習が問われることが多いのではないでしょうか。

■「知の身体性」と「わざ」

　「アタマでわかっているだけではダメ」、「体で覚えよ」、「手で考えよ」、「実践の中でアタマを使え」。これらは医療、看護の現場のみならず、一般産業も含めそれぞれの現場で頻繁に言われるフレーズです。

　いわゆる「知の身体性」の重要さに気づかせたい時に、よく言及されるものです。身体の動かし方、構え、姿勢と不可分であり、かつ、なかなか言葉として伝えきれない暗黙知としてかろうじて伝承されるものとして「わざ」があります。

　身体の動き、構え、姿勢と分かちがたく一体になっているので、知識の方向から見れば「わざ」は「知の身体性」と呼べるし、また身体の方から見れば「身体の知性」とも呼べるでしょう。

　師資相承の口伝、秘伝として貴重な「わざ」ほど、分かちがたく身体と不可分な関係にあります。熟達した開業助産師の「わざ」がいかにして新人助産師に伝えられるのかを実証的に分析した村上明美は、興味深い発見をしています。村上によると、後進の助産師は「熟練開業助産師に惚れ込む」ことにより助産院の一員となります。彼女たちが学ぶものは、妊産婦に対峙する「真摯な姿勢や判断の見事さ」であり、「わざ」だけを切り取って"how to"として学んでいるわけではないというのです[注15]。

　要するに、全身全霊で文脈に投企し、場にどっぷり漬かり深く共有して初めて、「わざ」はその場の文脈を含めて全体として伝承されるのです。単なるノウハウとして「わざ」の部分だけを切り取り分離して伝承されるわけではないのです。「わざ」という暗黙的な動作、構え、姿勢は、分かちがたく文脈、場、そして身体と結びついています。

　ポイントは3点あります。

　第1に、助産院の現場に受け入れられて越境して参加する際には、師となる熟達の助産師を全人格的に師と仰ぎ、一挙手一投足のすべて

> **One Plus**
> **師資相承**
> 武芸、芸術、技芸、学問、宗教的秘儀などの教え、本質を師から直接にかつ全人格的に弟子へと継承し伝えること。

（注15）村上明美. 喜多里己. 開業助産師のわざ－どのように伝承してゆくべきか－. 第25回日本助産学会学術集会. 2011年3月6日, 名古屋.

を学ぶという姿勢があって初めて文脈、場を含めて全体的に学び取り解釈できるものです。

　第2に、卓越した「わざ」は、「産婦、胎児、出産に立ち会う家族をも包含した場において共同的に表出されていた」（傍点筆者）ということです。臨床に収斂する文脈、そしてそこに立ち会う幾多の人々が形作る場にどっぷりと浸り主客一体になる共同の境地をもって初めて「わざ」は全体として伝承されるのです。このように、暗黙知は文脈に、文脈は場に、そして場は身体に粘着するのです。だからこそ、越境して文脈や場に体ごと入り込むことが大切です。

　第3に文脈や場を共有、共同する学習スタイルの貴重さです。たとえば国家試験対策のようにインターネットや電子機器を用いれば効率的に進めることができる学習も存在します。他方、電子機器やインターネット、デジタル技術を媒介しないリアルかつアナログな意味に溢れた文脈と場から学ぶことの重要性、希少性は増すばかりでしょう。

　どのようなスタイルの学習でも自分を変えることにつながります。しかし、越境して異質の文脈、場、身体的な知に魂魄迫る思いで肉薄し、それらに埋め込まれた知恵を自家薬籠中の秘伝、口伝としてまるごと得る。このような学習は自分を変身させることに大いに資するでしょう。

Column

■身体化され文脈が駆動する空間が「場」になる

　人は情報代謝系の動物なので、複数の人がいる場にはおのずとさまざまなデータ、情報、知識などが生まれてきます。しかしながら、複数の人が1つの部屋で情報機器を操作するだけでは、いいアイデアが生まれる保証はありません。知恵や英知といった高次のアイデアが複数の人の相互作用によって生まれるためには、生き生きとして自由闊達な知的生産を促す「場」が必要です。

　文化人類学者のセタ・ロウは身体的な実践とそれが生成される所を「場」として捉えます。すなわち、身体化された空間（embodied spaces）としての「場」は、生物的、社会的な存在としてだけではなく、感覚的、情動的な経験を伴いながら、話をしたり、目先、口先、手先を動かして世界に働きかける場所として「場」を捉えました。

　当事者として状況にどっぷり浸かり、情動、感覚、そして問題、課題、出来事、を目先、口先、手先のこととして共有し、「今、ここ」感覚を瑞々しくシェアできてはじめて、文脈（context）は個人のもとから離脱・拡張する契機を得ます。文脈が個人のたもとから延長、拡大され、複数の人によって共同的に身体化される空間こそが場です。

　文脈が共同的に身体化されるというのは、言い方を代えれば、間主観性の生成です。主観と主観の隙間を埋め、それらを埋めるのみならず隙間を橋渡しするものが間主観性です。主観と主観の間に充填され、生来的に異なる主観の差異や相違を埋め合わせるものが共有化された文脈です。

　つまり、個人の身体（脳、意識を含む）が拡張されたものが文脈であり、そうした文脈が共有され

ることによって個人個人において異なる主観が、間主観性という位相に転換されることになります。こうして、人は、場において文脈を張り巡らせ、その結果、身体化され共有化される空間が「場」になります。データ、情報は、情報処理系のマシンがあれば生成されますが、知識、知恵、英知が生成されるためには、課題、問題、出来事つまりイシューを当事者としての文脈に絡めとり、共働的で高度な認知活動を組み入れる必要があります。共働的で高度な認知活動を可能たらしめるもの。それが、力動的に駆動し収斂する文脈、そして間主観的に身体化された空間、つまり場です。

　場とは関係性の束であり、そこに集う人々の、少なくとも知的生産をケアする働きがあります。このような意味合いでの高品位で力動的な「場」を持つことの重要性は増すばかりでしょう。

見直される越境の価値

　前の章では、長寿化に伴い多くの人々は必然的に生涯において越境する回数が増えることを指摘しました。さらに近年では、社会人の学習やキャリア開発という視点でも越境経験が重視されつつあります。

　筆者の論文「異界文脈越境による文脈価値転換メタモデル」について、日本の企業で5年間働いたことがあるという経営学のアメリカ人研究者から面白いコメントをもらいました。「シリコンバレーでは、とにかく転職でも研究でもヨコ方向に移動して文脈をつないで自分ならではの価値を創っていくのだけど、日本ではエリートほど同じ会社、同じ大学というようにタテ方向が中心だよね」。

　なるほどと思いました。この研究者はアメリカ人ながら日本の企業に勤務するという文脈転換の経験があったからこそ、比較する視点を持っていたのでしょう。

　ちなみに、同じことを日本語の論文にしても読者は日本人研究者ばかりなので、異質な感想や異質な意見はなかなか得ることができません。他者の論文をとことん読んで建設的に批判するということは、日本人は苦手とするのです。特に社会科学では、日本に特殊な社会的な事象を日本語で書いて日本人向けに発表するわけですから、日本的な世界の内側に閉じてしまい、ともすれば普遍性に欠く研究になりがちです。一般に科学や学問は普遍性を追求するものですが、日本の社会科学は普遍性を追求しない。日本に特殊な事象を追求する。そして閉じた言語、つまり日本語で内向きに発表する。これまた変な図です。

　そのような問題意識もあり、日本人社会科学者の端くれの筆者ですが、論文はなるべく英語で書いて世界中の研究者に読んでもらうよう

> **One Plus**
>
> **文脈価値（value-in-context）**
>
> 文脈によって決定される価値。たとえば、東京ではコップ一杯の水は無料に近いが、灼熱の砂漠では値段がつけられないほどに貴重なものとなる。このように文脈によって価値は変わる。財（商品）の価値は、生産に投入された労働量あるいは、労働時間の大きさで決まると説明する労働価値説に対抗する説。

にしています。そのような経緯で、得たコメントが上のコメントだったのでした。

「越境経験アプローチ」や越境学習

さて、興味深いことに前述した「異界を越境し橋渡しする」の「越境する」ということは近年、社会人の学習やキャリア開発という視点でも注目されています。たとえば「越境経験アプローチ」です。

越境経験は「越境経験アプローチ」として経験による内省という学習観に立ち職場を超越した学習活動全体にも目を向けて個人の熟達を促す経験に着目する立場です[注16]。簡単にいえば、職業生活の中で意図的に越境することは、学習を有意に促進する可能性を秘めているということです。

越境学習を垂直、水平という2軸で比較して論じる研究もあります。長岡によると専門性の獲得にマッチする「垂直学習」は3つのステップで成立します。①職場で協同的な実践に参加し、②実践のなかで修羅場をくぐる経験をし、③実践について他者との対話を通じて内省する[注17]。

水平学習とは垂直学習に対置される学習スタイルで、アンラーニング（学習棄却）に注目する学習です。「垂直学習」は3つのステップで成立するとされます。①越境して異質な価値観に出会うこと、②出会った異質に違和感を持つこと。③その違和感は自分に起因するかもしれない、とされています[注18]。

ここで注意を払いたいものが越境の前提になる「境」です。境の向こう側は、境のこちら側とは異質な世界、つまり異界です。

（注16）荒木淳子. 職場を越境する社会人学習のための理論的基盤の検討―ワークプレイスラーニング研究の類型化と再考―. 経営行動科学・第21 (2), 2008, 119-28.
http://www.jaas.jpn.org/doc/pdf/journal/21_2/21_2_12.pdf

（注17）長岡健. 専門性を高める学習だけでは足りない違和感を変革につなぐ、水平学習のすすめ. Works.Feb-Mar 2013, 13-5.

（注18）同上

One Plus
アンラーニング
(unlearning)
学習棄却。学んで自己の内面にまで落とし込んでしまったものを、いったん捨て去るという学習スタイル。

価値は場と文脈の相互作用によって内生される

ここでいささか余談に脱線します。経済学は近代資本主義を研究対象とする学問です。その経済学の中でも主流派を占めかつ影響力が大きな経済学では、「人の好みは生まれたときから決まっており、それ以外のどこからも発生するものではない」としています。

先に示した「異界文脈越境による文脈価値転換メタモデル」は、それとは真逆のことをいっているわけです。

第3章　イノベーションと越境型知性

■「選好」をめぐる伝統的経済学の見解

　伝統的で主流を占める経済学は、カール・メンガー、スタンレー・ジェボンズ、レオン・ワルラス、アルフレッド・マーシャル、さらには、シカゴ大学のミルトン・フリードマンに発展的に継承されている一大系譜です。この伝統的な経済学では、人の「選好」、つまり人は何により重い価値を置くのか、簡単にいえば好みは、生まれたときから決まっており、それ以外のどこからも発生するものではないという前提を置いてきました。

　いったん前提が置かれてしまい、それが主流のポジションを取ってしまうと、人はおいそれと疑問を抱いたり、反論を企てたりすることをしなくなるものです。これを宇沢弘文は「『真理』に対する形而上的な先入観」(注19)であるといっていますが、言い得て妙な表現です。

（注19）宇沢弘文. ヴェブレン. 東京, 岩波書店. 2015, 54.

　ところが実際には固定化された選好を持って生まれてきて、それが一生変わらない人間などいないのではないでしょうか。「選好」は後天的にその人が遭遇する場と文脈によってダイナミックに、つまり時間と場と文脈の相互作用によって形作られるものです。

　ここでよくよく考えなければいけないことは、「好みは生まれたときから決まっており、それ以外のどこからも発生するものではない」という「前提」は、実は「都合の良い思い込み」となんら違いのあるものではないということです。

　「都合の良い思い込み」を堅く確信し、さらに思いを強める内面的行為は実は宗教のそれと同型です。一見、科学の装いを身に纏う主流派経済学ですが、一皮むけば、宗教的な思い込みがその「前提」の中にそっと、隠微に埋め込まれていることに注意をしたいものです。

　いずれにせよ、だれもが受け入れている「前提」は、強固な内部モデルや世界観を形成して人の意識、時には無意識にまでも影響を与えます。大きな前提を疑い、異を唱えるにはアンラーニング（学習棄却）が必要です。学習棄却の重要さは次の節でも触れますが、サービス・デザインやイノベーションという主題にとっても重要なことです。

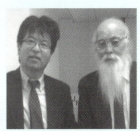

「社会的共通資本」を概念化した故宇沢弘文先生と筆者。社会的共通資本については第5章128ページ以降を参照のこと。

One Plus
内部モデル（internal model）

人の意識に埋め込まれている主観的認識を方向づけるもの。たとえば南氷洋における日本の捕鯨や鯨肉の摂取は、多くの日本人にとっては「伝統文化」の一つだが、グリーンピースにとっては「動物虐待」である。社会や組織の中で構成、参照され、意思決定や判断の基準となる。内部モデルの相違は葛藤、緊張、係争を惹きこすことがある。

■制度派経済学とは

　複雑な主体間の相互作用、そして進化や人間の行動の変化に注目する経済学の一派に制度学派があります。本書は医療看護イノベーションを主題にしますが、経済学におけるスタンスは、ソースティン・ヴェブレンの系譜にある制度学派です。その考え方を最も包括的かつ端

的に言い表したのがアーロン・ゴードンという経済学者です。

彼は制度派経済学の考え方を要約して、次のように言いました。すなわち「すべての経済行動は、その経済主体が置かれている制度的諸条件によって規定される。と同時に、どのような経済活動がとられたかによって、制度的諸条件もまた変化する。この、制度的諸条件と経済行動との間に存在する相互関係は、進化のプロセスである。環境の変化に伴って人々の行動が変化し、行動の変化はまた、制度から環境の変化を誘発することになり、経済学に対して進化論的アプローチが必要となってくる」[注20]と。

経済行動がとられる文脈が、制度的諸条件が集積する場に相互作用を及ぼして価値が生み出されるとする「異界文脈越境による文脈価値転換モデル」は経済学的には、ヴェブレン、ゴードン、そして宇沢の系譜に立つ制度派経済学、そして進化経済学の思潮に立っていることを付言しておきます。

(注20) 宇沢弘文. ヴェブレン. 東京, 岩波書店. 2015, 84.

越境型知性が求められる

現代は専門化の時代です。大学教育、大学院教育、専門職教育などは、おしなべて専門特化した分野を専門的に研究・教育する場となっています。その一方で、職業上直面する多くの問題は複雑化してきています。複雑なゆえに、単一のあるいは限られた領域の知識やスキルだけで問題解決できないような問題が増えています。

■「専門化」と「複雑化」の問題

たとえば、このような問題です。地域包括ケアシステム構築のために、地域内のすべての保健・医療・福祉にかかわる機関をカバーする診療記録を作りたい。臓器別でくくられてきたがん治療を抜本的に見直して精密医療の技術を導入したい。

これらは複雑な課題なので、単一の専門分野の専門家だけではもはや手に負えません。また、看護管理に関わる問題も多岐に及びます。たとえば、燃え尽き症候群に陥る入職5年未満の看護師をどのようにしてバーンアウトすることから防ぐのか。平均在院日数を現状より3日短縮させたい。100名を超える看護師の成果責任、業務活動、行動

特性を正確に評価して格づけするためにクリニカルラダーを策定し導入したい。地域包括ケアシステムの一翼を当該地域で十分担うために回復期リハビリテーション病棟を増床したい。

　この種のこじれた複雑な問題を一人で対応することは不可能です。関連する異なった分野の専門性を有するチームでの対応が要請されます。専門性を深めるほどすべてを一人でこなすことはできなくなり、異なる知識、スキルを持つ者同志の、知識やスキルの交換が必要になってきます。

▎「専門化」の深まりは、専門性の超越を必要とする

　このように職場が専門化すればするほど、実は専門性の活発な交換が必要になってくるのです。そしてこの専門の相互依存の程度が高まれば、専門性を越境する必要性も増えざるをえません。医療・保健・福祉サービスの専門職には、一般に強い専門性があり、その専門性を活かすためには、逆説的ですが専門性を超える必要となってくるのです。

　だから、欧米の大学やイノベーションに強い関心を示す日本の一部大学では、専門をつなぎ、橋渡しをし、あるいは複数の専門を持ち、専門を超越してゆこうという動きが目立っています。

　先の節で、境界を越えるということを議論しましたが、学問の世界にも専門という名前の非常に細かな境界があります。境界が強固で外界との空気の疎通がない状態は農場のサイロに似ています。小さな「サイロ」がたくさん立ち並びながらも、互いがなんの行き来もない、越境、交流のない状態のことを、半ば揶揄気味に「学問のサイロ化」といいます。

　したがって、越境する境目を専門分野と専門分野の間に横たわる空間と見立てれば、越境学習や越境研究の新しい可能性が見えてくるでしょう。まったく別の視点から、特定領域の課題にアプローチする。たとえば外科医のための歴史哲学。1つの知がレンズとして用いられ、他領域の知を新しい角度から学ぶことができる。これをクロスディシプリナリー（Cross-disciplinary）といいます。

▎チーム医療から統合的人間ケア学まで

　2つ以上の領域に橋をかけて、結び、統合して新しい知を生み出すことです。たとえば看護師、医師、薬剤師、管理栄養士が共同カンファレンスを持ち糖尿病ケアの方針を共有して新規性の強いケア手法を

> **One Plus**
> **専門性（specialization）**
> 特定の領域に関する高度な知識、スキル、経験。人間は万能にはなり得ないから、社会進化を進めるために専門性を分担するようになった、というような言われ方がされる。対概念として汎用性がある。

構想します。この行きかたをインターディシプリナリー（Inter-disciplinary）といいます。

　2つ以上の現存する知に言及、関係づけるふるまいも重要です。たとえば形成外科、老年看護、情報学のバックグラウンドを持つ者が知見を出し合いソリューションを構想します。それぞれの学問の知は個別のものですが、他の領域の知にとって応用が可能となります。いわゆるマルチディシプリナリー（Multi-disciplinary）です。

　さらには、現存する領域の知を超越あるいは拡張することも必要になってきます。たとえば、看護学、情報学、経営学、認知科学、分子生物学、生態学、歴史学、社会学を超越、糾合して、総合的人間ケア学へなどへの拡張をはかるといったアプローチです。これは超越や糾合の度合が強いのでトランスディシプリナリー（Trans-disciplinary）といってよいでしょう。

　これらは、こじれた複雑な問題に対処する越境型知性の試みです。ところが、クロス、インター、マルチ、トランスといった越境型知性は、越境して知の領空侵犯を果敢に実行して初めて可能となります。越境し超越する知が求められる所以です。

越境型知性とテクネ、エピステーメ、フローネシス

　クロス、インター、マルチ、トランスという行きかたは、それら自体に独自の方法論やテクニックが確立されている学問分野ではありません。むしろ専門分野に付随するテクニカルな方法論ではなく、個別専門の知識体系からは一定の距離を置くノンテクニカルな方法論ないしは知のあり方です。

　越境型知性にはおおむね3つほどの特徴があると見立てられます。

▎つなぐ知としての越境型知性

　第1の特徴は、先に議論したように専門分野を橋渡しして、つなぐ知であるということです。専門分化、専門特化した知識基盤を有する他者と十全なコミュニケーションを図り諸般の事項を共有するためには、何も相手の専門分野そのものに関する深い知識を同レベルに持つということは現実的ではありません。

確かに同じような専門を持つアクター同士はコミュニケーションを深めやすいものです。その意味で、医療界でノンテクニカルスキルと呼ばれるような知です。ノンテクニカルスキルとは、まずは分かりやすくするために「コミュニケーション、チームワーク、リーダーシップ、状況認識、意思決定などを包含する総称」[注21]という定義を暫定的に受け入れて議論したいと思います。

相手の得意分野に対するオープンな関心、興味、共通項を見つけ出して楽しもうという知的好奇心、共通の話題を見つけ出したら対話を通して深堀してゆく探求心が大切でしょう。いいかえれば周りを巻き込んで気づきを共有し異質なモノコトを結び付けるファシリテーションの力とでも言ってもよいでしょう。

賢慮の知としての越境型知性

越境型知性の第2の特質は、賢慮としての知です。古代ギリシャで倫理学を彫琢し確立したアリストテレスは、名著『ニコマコス倫理学』において技術知＝テクネ（Techne）、学問的知＝エピステーメ（Episteme）を峻別し、賢慮＝フローネシス（Phronesis）という知を立てて知のあり方を議論しました。

アリストテレスによれば、フローネシスとは中庸を行く特性であり、智恵や叡智を意味するソフィアとは別物であるとしました。さらにフローネシスとは技術的な専門知と学問的な知との間を行き来する、再帰的ないしは実践的な知であると議論します。

テクネはテクニック（Technique）という英単語の語源になっていることからも分かるように、目先、手先にある事象に介入する技術知です。看護に当てはめれば、臨床場面で活用される知の多くはテクネとなります。大学や学会などで共有される学問的知がエピステーメとなります。臨床看護あっての看護学、看護学あっての臨床看護なので、これら2つの知は分かちがたく相互に動的に影響しあうものです。

アクター（たとえば看護師）は場、つまり、文脈を他のアクター（たとえば患者や他職種）と共有することによってサービスを交換し価値を共創します。医療職は専門分野ごとの学会・職能団体・生涯教育などを通して、必要に応じて理論知（エピステーメ）を参照してアクセスすることができます。理論知を臨床現場で活用、実践することによってさらに技術知（テクネ）が開発されます。さらに、臨床現場のテクネは理論知の拡大に貢献します。

これらテクネつまり臨床現場の技術知とエピステーメつまり学問的

(注21) 大阪大学医学部附属病院中央クオリティマネジメント部
http://www.hosp.med.osaka-u.ac.jp/home/hp-cqm/ingai/instructionalprojects/teamperformance/

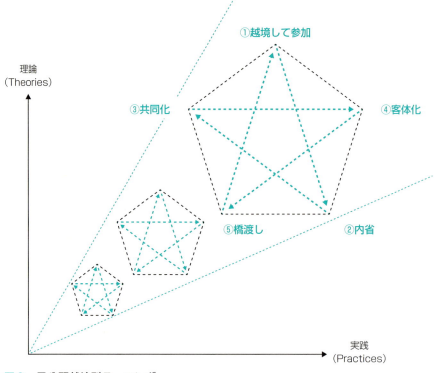

図6　異分野越境型ラーニング

知、理論知を還流させ、相互参照の契機となる知が両者を取り結ぶフロネシスです。理論と実践の間で再帰的に循環することによって、フロネシスが醸成される。フロネシスが回転・循環運動する位相が「場」です。フロネシスが回転・循環運動する場。これこそが、システムが創発する原初的な場です。フロネシスが再帰的に循環することにより、テクネ、エピステーメの両者が拡張されます（図6）。

さて、エピステーメは、学問的な知であり、個別の文脈の影響を強くは受けない、あるいは個別の事象や文脈からは独立した一般普遍の性質を持つ知です。この一般普遍の性質を持つ知を探求し理論として言語化し他者へ伝えることが学術であり学問の本質です。

個別の文脈を超越した一般普遍の原理、パターン、法則、学理といったものは言語化されて初めて他者と明示的に共有することが可能となります。いくぶん古典的な語法では、これらの学問的知をもっぱら扱う専門職のことを学者といいます。

学者と知識人とは同じではありませんが、学者の中にも知識人たる人はいると見立てられます。余談になりますが、サイードは、知識人とは公衆に向けて、あるいは公衆になりかわって、思想、姿勢、哲学、

意見を表象＝代弁し肉付けし明晰に言語化できる能力に恵まれた個人ということであると喝破しました^(注22)。

さて、フロネシス（賢慮）とは、普遍・汎用的なエピステーメと個別の文脈のなかで活用されるテクネを行ったり来たりして架橋する実践的な知です。言い換えれば賢慮とは、学問知を参照しながら、個々個別の異なった文脈のなかで使われる、技術知を有効たらしめる実践の場面で生きてくる知です。

フロネシスの１つの特性は、その都度の文脈で最適な判断・行為ができる実践的知恵を伴うものです。倫理は個別具体に文脈によって異なるべきものではありません。普遍的に尊重されるべき倫理の規準は、どちらかといえば、エピステーメに近いものでしょう。

しかしながら、実践されない倫理は形而上の存在でしかなく、実践と接合されて初めて倫理は意味のあるものとなります。要するに、「倫理の思慮分別」は自明です。むしろ含意されるべきは、ラテン語で「全体性、完全性、健全性」に由来する公正性（integrity）なのであり、フロネシスとはこれら全体性、完全性、健全性を担保する知恵として見立てるべきでしょう。

いずれにせよ、テクネつまり技術的な専門知と連携しつつ、普遍的なエピステーメを参照し、個々個別の文脈でのテクネの活用を有用たらしめるフロネシスは、テクネから独立しているという点でノンテクニカルであり、学問知＝エピステーメを実践の地平に引き下ろすという点ではプラクティカルな知なのです。

実践と理論を橋梁する知としての越境型知性

越境型知性の第３の特色は、実践と理論を架橋する知であるという点です。すなわち、看護理論は臨床実践に供せられて初めて生きてくるということを一瞥すれば納得できるでしょう。以上の議論を前述した文脈に対する介入という視点で整理すると図７のようになります。

その道のプロフェッショナルは、高度で複雑な事柄を個々個別の現場で実践するときには、その現場の状況のみならず、過去の教訓、失敗体験、成功体験、過去の学習から抽出された持論やパターンを参照します。さらには自分の限られた経験のみならず、学問的な手続きによって得られる一般的法則、モデル、理論なども参照します。

これら自分の経験の内外から得られ参照する対象をここでは便宜的に一言で理論と呼びます。つまり高度専門職アクターは、理論を実践の世界を行ったり来たりして学習をしていることになります。

(注22) エドワード・W・サイード. 知識人とは何か. 東京, 平凡社, 1998. 235p.
Edward W. Said. Representations of the Intellectual. Knopf Doubleday Publishing Group. 2012.

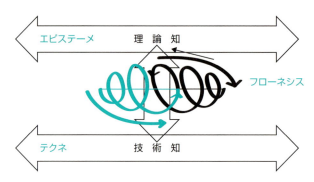

図7　エピステーメとテクネの連続線

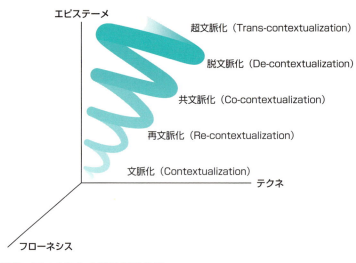

図8　三つの知と文脈の相互作用

　そして、文脈化、再文脈化、共文脈化、脱文脈化、超文脈化を繰り返すことによってフローネシス、テクネ、エピステーメは進化してゆきます。これこそが場と学習の本質です（図8）。

　良い理論とは実践的な理論です。このように、学問と実践の場が分かちがたく連動している再帰性が強い領域では、絶えず、理論と実践の相互参照、相互再帰が生じます。実践によって得られる新しい知見が理論の進化をもたらし、理論の進化が再帰的に実践の高度化をもたらすのです。これを知の進化、共進といってもよいでしょう。

　学習プロセス[注23]という視点から見れば、臨床現場での技術知を活用したアクション（行為）で完結させずに、学問知を参照してリフレクション（内省）し、新しいパターンを発見したり、新規性のあるモデルを構築したり、一定の理論上の貢献をエピステーメとして学会という場などでフィードバックしたりするスキルです。

One Plus

再帰性（recursivity）

個人がみずからの行為を、その行為の根拠について検討・評価し直すための材料として活用すること。

（注23）中原淳, 金井壽宏. リフレクティブ・マネジャー 一流はつねに内省する. 東京, 光文社新書. 2009, 352p.

第3章　イノベーションと越境型知性

　さらに学者と実践者あるいは臨床実践者同志のダイアローグ（対話）を通してさらなる認識を切り拓き、それらを踏まえて次の臨床現場でのアクションに資してゆくというサイクルが可能となります。このような実践と理論を絶えず循環させる力はたんなる専門的知識というよりは、専門的知識をテコにした動的な姿勢です。

知的享楽主義のすすめ

　越境型知性は、知的享楽主義の支えがあって活動の場が与えられます。知的享楽主義とは知的な遊びを存分に楽しみ、そこに悦楽の境地を発見しようとする構えを指します。

越境と収斂で新たな創発が生まれる

　詳しくは第5章で見るように医学、生物学、物理学、化学、工学、経営学、看護学、認知科学、コンピュータ科学、情報学、システム思考といった学問知を応用したイノベーションが創発されています。たとえば、系、臓器、組織、細胞、遺伝子というように階層的に見れば、これらのなかで、さまざまなイノベーションが生まれ、医学や医療の発展に大いに貢献しています。

　近年では、先端的な研究者は、ナノテクノロジー、バイオテクノロジー、情報技術、認知科学などが特定のニーズに対応する形で個別の学問領域を越境しています。

　さらに収斂して生まれる新たな技術群を創発させ、イノベーションが創発する場を形成しつつあります。このような動向を**コンバージング・テクノロジー（収斂技術）**といいます。

　オープンサイエンスというように、学問が領域毎に閉じるのではなく、門戸を開いたとしても、学問同士を結びつけて融合させるのは、知的な奇人変人の役割です。

　梅棹忠夫は、研究者、学者を含む知識愛好家には、知的禁欲主義者と知的享楽主義者の2種類がいると喝破しました[注24]。

　知的禁欲主義者とは他に面白い分野やテーマがあっても目もくれず狭い専門分野をとことん掘り下げるようなタイプです。逆に知的享楽主義者とは、知的探究心や興味の赴く場にどんどん首を突っ込んでゆ

One Plus
コンバージング・テクノロジー（converging technologies：収斂技術）
ある目的を達成するために2つ以上の異なる分野の科学的知見、技術を互いに接近させ融合させる技術。異分野の科学、技術を融合させる技術なので、メタ技術の性格が強い。

（注24）梅棹忠夫. 研究経営論. 東京, 岩波書店. 1989, 328p.

87

くようなタイプです。

それぞれには一長一短があるでしょうが、おそらくは、知的な奇人変人は、一定の確率で知的禁欲主義者と知的享楽主義者の双方に出現します。しかしながら、ここまで議論していたことを踏まえると、越境型知性や異界文脈越境や文脈価値転換という点では、知的享楽主義者に分があるというのが本書の見立てです。

知的享楽主義者にもタイプがある

知的享楽主義者にはいくつかのタイプがあります。

1つ目は、テクネつまり技術の世界の知的享楽主義者は、自分の専門をベースとしながらも、関連する技術を渡り歩くのが大好きです。目的を達成するためには、特定の技術の分野にこだわらず、あちこちに顔を出して跳梁跋扈（ちょうりょうばっこ）するのが好きです。

2つ目は、エピステーメつまり学問知の世界の知的享楽主義者です。学問知の知的享楽主義者は文字通り、自分の探究心を満たすために、探求する学問の分野にはさほど強いこだわりは見せません。むしろ、探求したい内容が初めにありきで、学問はその道具として使うような用具的思考（嗜好）の持ち主なのでしょう。

3つ目は、フローネシスの世界の知的享楽主義者です。彼ら彼女らは、ときに研究者、ときに起業家、ときに知的放浪者として、実践志向が強い人間です。それぞれの仕事の現場の技術知も渉猟（しょうりょう）し、かつ理論知（学問）も参照し、その道のプロフェッショナルとして生きています。ぐるぐるとフローネシスを回転させることに長けています。エピステーメとテクネの連続線を絶えず拡大する稀有な人材です。

知的享楽主義者を自認した梅棹忠夫は、数々の探検の現場に足跡を残し、フィールドワークや野外活動のわざを体現していた人物でした。一方学問的には、文化人類学に始まり、生態学、民族学、情報学、果ては未来学というように渉猟しつつ新しい地平を切り開いてきました。

さて、現代日本の大学特に大学院は、狭い専門で仕切られていることが圧倒的に多く、知的禁欲主義者の拡大再生産に熱心なあまり、知的享楽主義者にはあまり居心地がよいものではありません。

専門を重視するあまり、知的禁欲主義に走り、一つの専門分野である程度の業績を蓄積する頃には、知的に疲労してしまって知的享楽主義者になる余裕がなくなってしまうのかも知れません。この点アメリカの高等教育システムには一日の長があります。学部時代から主専攻、副専攻の2専攻を認めているし、学部と大学院は別の専攻をとるのが

当たり前です。

いずれにせよ、変化やイノベーションの創発に向いているのは遊び心に富んだ知的享楽主義者である、というのが本書の基本的な見方です。

> **Column**
>
> ■**遊びとイノベーション**
>
> 　人間は遊ぶ動物です。人は遊ぶことによって自分だけの、あるいは自分たちだけの超現実の世界を創り、そこに我を忘れて没頭します。それが無条件に楽しくてたまらないからです。
>
> 　遊びを求め、遊びに没頭することをよしとする自由闊達な心を遊び心といいます。遊び心が異界越境型知性を駆動するのです。「境界」は身の回りにたくさんあります。街の境目、国境、海、川、タブー、禁忌、常識、従来のやり方、固定観念、敵陣、新しいモノコトなど自分にとって未知の事柄、未知の世界など人それぞれでしょう。
>
> 　一人で「境界」を越えて異界におもむく。そこで仲間をつくる。奇怪、斬新、奇妙奇天烈な経験を積む。大いなるものと戦って辛くも勝つ。境界をまたいで元の居場所に帰還する。すると帰還した現実世界も見事に大きく変化している。こうして自分もイノベートされるし、世界も再帰的にイノベートされる。
>
> 　古今東西の少年を主人公とする冒険譚には、このような共通のパターンが存在します。日本の「スサノオ神話」、「ヤマトタケルの物語」、「桃太郎伝説」、ギリシャ神話の「オイディプス」、スウェーデンの「ニルスの不思議な冒険」、イギリスの「ジャックと豆の木」など枚挙にいとまないでしょう。
>
> 　このように遊びの原型とその効用が神話、説話、物語の中に埋め込まれています。翻って現代日本。役所、企業、病院を問わず、エスタブリッシュされた組織、そこで働く人々に「遊び心」が枯渇しているように思えてなりません。過剰な管理や度を越えたコンプライアンス圧力が「遊び心」を圧殺しているのかもしれません。
>
> 　遊びのない、遊びが少ない人や組織には発明やイノベーションや改善に契機は訪れません。働き方改革の、ひとつの重要な行き方は、「遊び心」の復活や鼓舞にあるのではないでしょうか。遊びがイノベーションの発火点だからです。

4種類のイノベータ

　決められた事柄を決められた通りにマジメに行う。どんなことがあっても手順や基準を遵守する。マニュアルを次々に更新して医療看護サービスの標準化に努める。どの医療機関でも繰り広げられている風景ですが、過剰管理に拍車がかかるとイノベータが輩出しなくなるので要注意です。

仕事について

仕事とはいったいなんでしょうか。実にさまざまな定義があります。どのような定義があるにせよ、仕事あるいは社会的な役割は、私たち一人ひとりと世界とがつながっていることを確認できるものであることに間違いはないでしょう。学校を卒業して本格的に仕事を始めるとき、人は仕事を通して社会と接し始めます。

「社会人」を「学生」と明確に区分して、仕事を持って社会と接し、社会の中で積極的な役割を取る人のことを社会の人、つまり社会人であると日本語では通称します。学生もまた社会の中の役割を負っているのにも関わらずです。それほどまでに、日本は社会との接点である仕事のあり方を重視する社会通念が幅を利かせています。

簡単にいえば、世界とつながり始める仕事が新卒の仕事、中堅になると職場を支えることによって世界を支える仕事になってきます。特定の専門分野を狭く深く掘り下げるのがスペシャリストの仕事です。他者を動かし成果を実現するのはマネージャ、管理職の仕事です。

さて前節で、変化やイノベーションの創発に向いているのは知的享楽主義者である旨の議論をしましたが、イノベーションを起こすことに長けている人々のことをイノベータと呼びます。

3類型プラス1のイノベータ

イノベータには3類型あります。

1つ目は、自らリスクを引き受け独立自尊の精神のもと既存の組織から独立してビジネスのオーナーになるアントレプレナーです。

2つ目は、組織内にあって変化、変革を推進するイントレプレナーです。アントレプレナーの「アン」を「イン」に代えてイントレプレナーとなるわけです。ちなみに企業内起業家はコーポレート・アントレプレナーシップとも呼ばれます。

3つ目は、たとえば保健、医療、福祉や、産、学、官といった異なる分野を跨り、境界を飛び越えて活動するイノベータであるトランスプレナーです。ちなみにトランスプレナーとは筆者の造語です。

近年では、これらの3類型に加えて、ソーシャル・アントレプレナー（社会起業家）と呼ばれる類型もあります。社会起業家を世界規模で支援しているアショカ財団は、社会起業家を、「ソーシャル・アントレプレナー（社会起業家）とは、既存の枠組みを超えたユニークな発想で、深刻かつ差し迫った社会問題の新たな解決方法を提示し、そ

れを実行している人々」であると定義し、「ソーシャル・アントレプレナーは、アイデアを自分の手柄のために使うのではなく、なるべく多くの人々にそのアイデアを模倣してもらい一緒に解決に向かうことを望んでいます」としています。

続けて、「つまり、結果的に彼・彼女らは、自分が影響を与えることによって他の**チェンジメーカー**の発掘にも携わることになります。周りに大きな影響を与えることにより、数多くのチェンジメーカーを生み出すのです」とその行動特性を規定しています[注25]。

ここで注意が必要なのは、「なるべく多くの人々にそのアイデアを模倣してもらい一緒に解決に向かうことを望んでいます」という点です。通常営利企業の起業家は、ビジネスの核心部分の技術を排他的な知的財産を権利として主張して自らの利益（自分の手柄）を極大化しようとします。社会起業家は、そのようにするのではなく、進んでアイデアを模倣してもらうというのです。

いずれにせよ、人は仕事を通して社会や世界と接するわけですが、広範囲なイノベーションを創発しようとすればするほど、アントレプレナーシップが強く求められることとなります。

> **One Plus**
> **チェンジメーカー（change maker）**
> 社会変革の担い手。社会的問題を事業により解決する人。ソーシャル・ベンチャーと呼ばれる新しいタイプの社会事業やNPO、NGOを立ち上げ運営し社会にインパクトをもたらす人々。

（注25）ASHOKA JAPAN 日本ホームページ
http://japan.ashoka.org/%E3%82%A2%E3%82%B7%E3%83%A7%E3%82%AB

Column
■イノベータの7つの黄金律

このコラムでは何人かのイノベーションを興しつつある人、イノベーションを興した人物を紹介してきました。そのような人々の共通点を探ることは、イノベーション教育にとって意味あることだと思われます。なぜなら、そのような傑出したイノベータの特徴や特性を「真似る」ことによって、我々凡人もちょっとはイノベータのようになれる可能性が高まるからです。「真似び」から出発する「学び」です。

①純度の高い自分ならではの特技、勝負技、専門性を持つ。
②自分の専門性の陣地、文脈、安全地帯からはみ出す遊び心、好奇心、冒険精神を持つ。
③はみ出して異界や異分野へ越境して分け入ってゆく。
④自分の陣地や専門分野以外でもいろいろな人々と豊かな人間関係を構築できる。しなやかなで自由闊達なコミュニケーション能力を持つ。
⑤新しい文脈の中で自分の居場所を創ることができ、その居場所を中心にして力強く文脈を収斂させる。
⑥新しい文脈、新しい仲間の中で自分を更新してゆく、自分の存在意義を見出してゆく。
⑦社会的にインパクトを及ぼす可能性を持つシステムを試行錯誤しながらデザインし創造する。

第4章

サービスをイノベートする

前章までを振り返ってみる

前章までに述べてきたように、現代人は伸長する長寿によって根本的に生き方の変革を迫られています。高齢化によって、長寿の恩恵を得る人々も増えますが、それと同時に長い年月を病気や障害とともに生きなければならない人々も増えています。

いつまでも健やかに溌剌と生きたい、過ごしたいと願う人は多いものです。おそらくその秘訣は多々あると思いますが、周りの人々との関係性、そして、そこから発生するコネクテッドネス（絆）、信頼、楽しさ、笑い、愛情といったものが、有酸素運動を中心とする適度な運動とともに、健康ひいては幸福度を増進するサービス的なファクターであるということに注目してきました。

健康な人、イノベーティブな人は、関係性の中で自由闊達に生きることが上手です。第3章では、学術的な知見に基づき、関係性スキルや越境型知性、さらにはそのような力を活用することによって異界や異なった文脈を越境することの意味を探りました。

高齢化時代、長寿時代を迎え、いくら知的な人でも生涯を通して一つの専門的スキルだけで職業生活を全うすることは無理でしょう。職業生活を通しても複数の専門を越境することが求められます。そして「引退」や「退職」といった言葉はおそらく近未来には死語となるくらい、長寿の時代には、生涯を通してライフスタイルに合わせて異なる分野で働くということが一般化するでしょう。すると、異界、異文脈を越境するスキルは生涯を通してますます求められることになります。

このような議論を下敷きにして、この章では「サービスをイノベートする」という主題に迫ります。

「サービス」と「イノベート」という言葉の使われ方

そもそもサービスとはいったい何なのか。日常用語としての「サービス」には、無料で自由に使えるようなものというほどの意味しかありません。またカタチあるものとしての「品物」や「製品」と比べて、サービスにはカタチがなく無形です。おそらくは、このような根深い含意あるいは先入観のゆえに、日本ではサービスのサービスたる本質に関する学問的な研究が遅れてきました。この章では、サービス研究の学術的な系譜を押さえることによって、まず「サービスをイノベー

One Plus

コネクテッドネス（connectedness：絆）

人と人とがつながっていること。断ち切れないような人と人との緊密な結び付き。

第4章 サービスをイノベートする

トする」の「サービス」の特徴を掴むことから始めます。

次に、「イノベートする」に着目します。いわゆるイノベーションも時にバズワード（もっともらしい専門用語）として、時にキーワードとして注目されることが増えていますが、これまた、煌びやかな語感や期待を醸し出す言葉として、ヘルスケアの世界ではやや無節操に使われる観も、なきにしもあらずです。

イノベーションという概念は、モノツクリ製造業の世界で発展してきた経緯もあり、サービスをイノベートするというサービス・イノベーションというコンセプトは後手後手に回ってきました。

以上のような背景があり、保健・医療・福祉サービスを含むヘルスケアサービスをイノベートするために、サービス・イノベーションという用語の背後に連綿と連なる学術的系譜をレビューします。そうすることによって、サービス・イノベーションをよりリアルに立体的に捉えることができるようになるでしょう。

サービス・ドミナント・ロジック

モノ中心の見方

古典派経済学の祖であるアダム・スミスに始まり現代の主流派の新古典派経済学や経営学、マーケティング理論などは、おしなべて工場で製造される製品を中心としたものの見方が中心を占めています。

製品やモノを中心とする見方は、医療にも根深い影響を与えています。たとえば社会保険医療において受給者に対して医療行為そのものを給付することが「現物給付」と通称されています。医療はサービスであるにも拘わらず、「現物」というモノとして捉えるのです。考えてみれば実に奇妙な語法です。

かたや英語圏の国々では、病院の診療科目別の医療サービスのことを製造ライン（product line）と呼びます。病院を、あたかも製造工場のように見立てて医療経営理論を発達させてきた1つの証拠です。製品や工場というモノは、それほどまで広く深く人々の意識に浸透しています。

さて、このようにモノや製品を中心にしてサービスの特徴を見た場

合、たとえばIHIP特性などが提唱されてきました。通常の有形製品と異なる特性として、サービスには、

①形がない（無形性：intangibility）
②品質を標準化することが難しい（異質性：heterogeneity）
③生産と消費が同時に発生する（同時性あるいは不可分性：inseparatability・simultaneity）
④保存ができない（消滅性：perishability）

といった特性があるとされます。

確かに通常の有形製品を中心に据えてサービスをみれば、以上のような特徴があることは自明です。しかし、これはあくまでも、モノ中心の見方であり、決してサービスの本質を一気通貫させる特性ではありません。

モノ中心の見方からの脱却

このような問題意識の中、世界中のサービス・サイエンスの学術研究に影響力を持つロジックとして、ラッシュとバーゴが提唱しているサービス・ドミナント・ロジックがあります。この言説は、先に述べた製品中心の見方に対するアンチ・テーゼとして提出されたものです。

ラッシュとバーゴは、「S-Dロジックは、理論ではなく、ものの見方であり、体系化されたフレームワークである。学問としてのマーケティングが、財からサービスにその焦点を転換していることを正確にマーケティング実務の世界に伝えるべきだとすると、必要なことは、サービスの視点から構築される基本理論である」と述べています[注1]。

本書は、保健・医療・福祉サービスのイノベーションを主題にしているので、この「サービスの視点から構築される基本理論」について念のため言及しておきます。バーゴらは、サービス・ドミナント・ロジックとして、公理と基本前提を定義しています（図1）。

序章で、本書が用いるレンズつまり基本的なものの見方を紹介しました。この章以降は、このサービス・ドミナント・ロジックについても少なくとも「公理」についてはレンズとして用いたいと思います。

価値の共創者としての患者

サービス・ドミナント・ロジックには、一大変革期の保健・医療・福祉サービスにとっても示唆深いものがあり、今までの常識に対して異なる視点に気付かせてくれます。

たとえば、病院が一方的に価値ある医療を提供し、顧客である患者

(注1) Vargo and Lusch, From Goods to Service (s) : Divergences and Convergences of Logics, Industrial Marketing Management. 37 (3), 2008, 254-9.

> 公理1（FP1）サービスが交換の基本的基盤である。
> FP2　間接的交換は交換の基本的基盤を見えなくしてしまう。
> FP3　グッズはサービス提供のための伝達手段である。
> FP4　オペラント資源が競争優位の基本的源泉である。
> FP5　すべての経済はサービス経済である。
> 公理2（FP6）　顧客は常に価値の共創者である。
> FP7　事業体は価値を提供することはできず、価値提案しかできない。
> FP8　サービス中心の考え方は、元来、顧客志向であり関係的である。
> 公理3（FP9）すべての経済的および社会的アクターが資源統合者である。
> 公理4（FP10）　価値は常に受益者によって独自にかつ現象学的に判断される。

図1　サービス・ドミナント・ロジック
出典　R.F. ラッシュ& S.L. バーゴ. サービス・ドミナント・ロジックの発想と応用. 井上崇通監訳. 東京, 同文舘出版. 2016, 61-2（文字強調は筆者による）

がその受け手あるいは消費者なのでしょうか。

サービス・ドミナント・ロジックではそのような見方を否定して、病院と患者は価値の共創者であるとみなします。すなわち、「**顧客は常に価値の共創者である。公理2（FP6）**」と規定します。

病院やその中の医療チームは、価値共創の支援者であり、促進者にすぎず、患者の参画があって初めて真のサービスが成立し、価値は両者の複雑な相互作用の中で生まれ出るとみなします。

価値は工場で労働によって作られる、あるいはバリューチェーンに沿って付加価値が与えられる、というのがモノを主要な分析対象とした伝統的な経済学や経営学の捉えですが、これらを否定して、価値は顧客と提供者とにより共創されるというのです。

つまり、顧客である患者は、常に価値の共創者ということになります。したがって、事業体である病院が価値を提供しているという見方は、提供者側の単なる都合のよい思いこみであり、実のところは価値を提供しているのではなく、価値を提案しているにすぎません。この点をサービス・ドミナント・ロジックは、「**事業体は価値を提供することはできず、価値提案しかできない。（FP7）**」としています。

では、だれが価値を決めるのかといえば、それは患者です。

診断を受けたときに動転したり、手術前のオリエンテーションでさまざまな不安を吐露したりする患者一人ひとりが、独自に価値を決めるというのです。「**価値は常に受益者によって独自にかつ現象学的に判断される。公理4（FP10）**」とありますが、「現象学的に」とは経験的にということを含意するもので、さらにいえば、個人的な経験に対する印象、評価、価値付けは、客観的ではなくむしろ個人的、主観的になされるものです。

One Plus
資源統合者
あらゆるアクターは衣、食、住、人、もの、金、技術、情報、時間、空間、サービスなどの資源を身の回りに編集、構造化、つまり統合して生きている。特に、管理者、経営者、イノベータなどには強い統合度が求められる。

One Plus
バリューチェーン（value chain）
一つの製品がユーザーに届くまでには、機能的に購買、製造、品質管理、物流、マーケティング、販売、アフターサービスなどの流れを経る。これらの流れのどの部分で価値が付加されているのかを分析するフレームワーク。製造業中心の考え方。

仮に手術が医学的な観点から良好な結果であっても、受益者である患者が、院内給食のまずさ冷たさ、主治医のぶっきらぼうな態度に大いに失望し、激怒するようなことがあれば、入院という経験の、その患者にとって個人的、主観的で「現象学的な判断」は、「この病院の食事とオレの主治医は最低だ。こんなことならこの病院に入院するのではなかった」となります。

　このような状況において、「サービス中心の考え方は、元来、顧客志向であり関係的である。(FP8)」は含意に富みます。医学的な診断の結果、安全を担保し標準手術、プロトコルに沿って厳格に実行された手術およびそのアウトカムは、医師、医療チームにとっては価値の一大源泉でしょう。

　しかし、医師や医療チームを中心に置くのではなく、患者＝顧客を中心に据えたアプローチこそが「サービス中心」です。サービス中心とはどこまでも患者中心であり、単に手術というエピソードだけではありません。入院前、入院前オリエンテーション、精密検査、手術前オリエンテーション、手術、療養生活、服薬指導、服薬、退院オリエンテーション、退院、在宅での生活……というサービスの流れ全体における当該病院での生活全体の中で繰り広げられる医療に関わる多様な専門職スタッフとの複雑な関係性の中で、患者が個人的、主観的に体感する「価値」が決められるというのです。

製品はサービスの伝達の手段にしか過ぎない

　さて、医療機器や薬品は製品なのでしょうか。

　工場で製造され、流通過程を経て、医療機関に納入される以上、新古典派経済学の言説に従えば、医療機器や薬品は製品以外の何者でもないはずです。ところがサービス・ドミナント・ロジックは、このような小学生にとっても自明すぎる常識的な見方をも大胆に否定します。製品は、それを開発、製造、販売する研究者、科学者、技術、知財担当者、マーケティング担当者、セールスエンジニアなどの知識やスキルが埋め込まれたものであり、医療機器や薬品は、機能や薬効といったサービスを伝達する手段なのです。つまり製品はサービス提供のための伝達手段にしか過ぎないというのです。

　サービス・ドミナント・ロジックによれば、農業経済、工業経済、知識経済、サービス経済というように経済を分類することさえも、ミスリーディングな所作で、「サービスが交換の基本的基盤である。公理1（FP1）」と喝破しています。つまり、狩猟採集、物々交換、農

業、工業という経済の特徴を問わず、人々は各経済の中で一貫してサービスを交換していると捉えるのです。

百家争鳴の創造性とイノベーションをめぐる議論

これから創造性やイノベーションについて、いろいろな角度、視点から議論してゆきます。ところが、創造性とイノベーションという用語の使い方、概念は実に多様です。

創造性にまつわる議論の諸相

創造性を個人に帰属する特徴として捉える研究者がいます。たとえば「自己実現」とともに、創造性にも多大な論説を残しているマズローは「自己実現者に見られる創造性は、むしろ歪んでいない健康な子どもの天真爛漫で普遍的な創造性と同類である」(注2)とみなし、過度に社会化されることによって、あるいは管理体制の中に過剰に組み込まれることによって創造性は失われていくことになると論じます。

一方、創造性を創造的活動のアウトプットとして捉える見方も影響力を持っています。シュタインは創造的な人が創りあげる成果に注目し、ごくシンプルに「活用できる斬新さ」を生み出すことが創造性であるとしました(注3)。

川喜田二郎は創造性と発明する能力を分けて「創造性とは発明発見の能力ではなく、問題解決能力のこと」であると捉え、「創造とは、問題解決の能力と言えるが、創造性は保守性と補完的関係にあり、かつ循環関係がある」としています(注4)。また川喜田は、創造的行為によって創造者である「主体」も創造されるのであり、一方向に「客体」を作り出すのみでは真の創造的行為ではないと断じ、「創造的であればあるほど、その主体である人間の脱皮変容には目を瞠るものがある」と指摘します(注5)。

現代社会では、創造的活動は市場で活動する企業等によって広範囲に行われています。そこで企業を主な観察対象とする野中は、M.ポランニーが深耕した暗黙知のアイデア、つまり「我々は語ることができるより多くのことを知ることができる」などの言説を下敷きにして、企業の力の源泉を「知識」であるとして企業活動の本質を「知識創造」

> **One Plus**
> **創造性**
> オリジナルなアイデアを考え出すこと、またはその能力。創造性の発生、発揮、発露、学習、教育に関する多様な研究が行われているが、いまだに明快な一般理論は共有されていない。

(注2) A.H. マズロー. 改訂新版 人間性の心理学―モチベーションとパーソナリティ. 東京, 産業能率大学出版部. 1987, 257-8.

(注3) Stein, M.I. Stimulating Creativity.Vol2, New York. Academic Press. 1975

(注4) 川喜田二郎. 創造性とは何か. 東京, 祥伝社. 2010, 45.

(注5) 川喜田二郎. 創造と伝統―人間の深奥と民主主義の根本を探る. 東京, 祥伝社, 1993, 86.

と捉えました[注6]。

野中らは、「SECIモデル」として知られる4つの知識変換ステージを提唱しました。すなわち、知識創造とは共同化（Socialization）、表出化（Externalization）、連結化（Combination）、内面化（Internalization）の循環サイクルであり、これらは個人、グループ（部門や課など）、企業全体などで循環するとされます。

この知識変換の循環を増幅し、知識創造の螺旋構造を生み出すメカニズムが、集合的な創造活動の源泉であるというのです。

収斂してきた創造性とイノベーション研究

現在、創造性とイノベーションに関する研究は収斂しています。個人や人間の集団が創造性を発揮するのは多くの場合、組織においてであり、個人の行動と組織の行動は切っても切れない関係にあるからです。その関係の本質は、個人、組織、社会の複雑な相互作用にあるといってもよいでしょう。

たとえばロジャーズは、イノベーションのプロセス、特に普及過程に精緻な事例分析を加えた結果、「普及とは、イノベーションが、あるコミュニケーション・チャネルを通じて、時間経過の中で社会システムの成員の間に伝達される過程のことである」[注7]としています。

イノベーションの普及に関わるそれぞれのプレーヤーの意思決定だけではなく、プレーヤー間のコミュニケーションという複雑な相互作用の結果、普及の程度が決まってくるというのです。現代のイノベーション研究は、ロジャーズが捉えた社会に対する普及（diffusion）プロセス、段階、さらに進んでスケールアウト、社会に及ぼすインパクトと捉えるのが主流です。

伊丹は「イノベーションは感動を呼び起こす現象である」として、イノベーション3つの段階からなるという見解を示しています。つまり、イノベーション・プロセスとは、①筋のいい技術を育てる、②市場への出口をつくる、③社会を動かす、の3つの段階です[注8]。

イノベーションの過去を振り返る

未来に起こるイノベーションを予測することは非常に難しい反面、過去を振り返り、成功や失敗のパターンを分析することは可能です。かつて「科学立国」として世界を牽引した日本の科学ですが、特にハイテク産業の凋落は著しいものがあります。このように日本においてイノベーション活動が衰退している状況を分析する研究もあります。

（注6）野中郁次郎. 知識創造の経営―日本企業のエピステモロジー. 東京, 日本経済新聞社. 1990. 278p

（注7）エベレット・ロジャーズ. イノベーションの普及. 東京, 翔泳社. 2007, 15.

（注8）伊丹敬之. イノベーションを起こす. 東京, 日本経済新聞社. 2009, 9.

第 4 章　サービスをイノベートする

　山口によると、アメリカは 80 年代以降、SBIR（Small Business Innovation Research）と呼ばれるイノベーション支援制度を政策として展開しました。SBIR は、大学の博士課程修了程度の若者がベンチャー企業を立ち上げやすいように、国が支援する制度です。アメリカでは、この政策が功を奏して、多数のベンチャー企業が生まれ、IT や生命科学では世界をリードするに至りました。日本でも、これを真似た制度を作り実行しましたが、完全に失敗したとしています[注9]。

　かねてから東電福島第一原発事故と JR 福知山線事故の、二つの巨大事故の原因追究と対策提言に執念を燃やしてきた山口は、これらの甚大な事故の根本的な原因は、イノベーションを疎外する寡占・独占企業の組織体質にまで遡ることができるといいます。また山口は、科学技術以上に、哲学、心理学、経済学などの人文社会科学を含む「コア学問」や「基礎科学」の研究力が、実は科学技術以上にイノベーションの推進力であると指摘します[注10]。いずれも精緻な分析に基づく洞察に富んだ卓見です。

　日本は個々の要素技術では優れたものを有しながらもイノベーションで後手後手とならざるを得なかった理由を、ビジネスモデリングの稚拙さに求める論者は多いものです。たとえば、主としてハイテク製造業を分析対象とする妹尾は、普及のためには、三位一体のビジネスモデルと標準化を含めた知財マネジメントが必要だと論じます[注11]。

　妹尾によると三位一体のビジネスモデルとは、①圧倒的な差別化が利いたコア技術の開発（例：インテル）、②「市場拡大」と「収益確保」を同時に達成する市場と直結した商業化戦略、③技術の権利化・秘匿化、標準化とオープン化、条件付ライセンス供与等の巧みな知財マネジメントです。

　現在、イノベーションに関する議論は、なかば禅問答のような様相を呈しています。前述した野中は、「自らの生き方を確立した人間こそがイノベーションを起こしうる」とまで言っています。「自らの生き方を確立した人間」とはどのような人間なのでしょうか。確立途上の人間にはイノベーションは起こせないのでしょうか。

　そうは思いません。そのような考え方はむしろ創造やイノベーションの機会を逃してしまいます。自らの生き方を確立した人間とはほど遠い、ベータ版つまり成長途上で成長や改善の余地が多い人ほど、実は創造やイノベーションに取り組むべきです。常にベータ版というのは、常に成長するということです。自らの生き方を確立した後では遅すぎるのです。

[注9] 山口栄一. イノベーションはなぜ途絶えたか：科学立国日本の危機. 東京, 筑摩書房. 2016, 228p.

[注10] 同上

[注11] 妹尾 堅一郎. 技術力で勝る日本が、なぜ事業で負けるのか―画期的な新製品が惨敗する理由. 東京, ダイヤモンド社. 2009. 397p.

創造的破壊

医療、看護の世界は変化の大波に洗われています。少子高齢化、疾病構造の変化、情報通信環境の変化、医療技術の変化は、複合してより大きな影響を医療、看護の現場に及ぼしつつあります。これらの変化に対応するために要求される知識、スキル、技術も変化しています。

生み出されるさまざまなサービス

さまざまなサービスが医療や看護の領域で生み出されています。それとともに、陳腐化したサービスは次々と消え去ってゆきます。

サービスのあり方は実に多様です。個別の診断、診療、看護というサービスもあれば、個々の医療機関でのインフォームド・コンセントの徹底、待ち時間の短縮もサービスです。ホスピタリティの創意工夫もサービスです。

本書の主題であるサービス・イノベーションとは、斬新なアイデアを元にして新たな価値を創造し、新しいサービスシステムを社会に普及させ、社会的インパクトをもたらす変化を指します。

医療界はさまざまなサービス・イノベーションが創発し相互に影響を与え合っています。たとえば、次の章で紹介する米国国立がん研究所(NCI：National Cancer Institute)の小林久隆・主任研究員が開発した「近赤外光線免疫治療法」(P156)などが挙げられます。

ビッグバンとしての創造的破壊

シュンペーターはイノベーションを体現する当事者を企業家(起業家)=アントレプレナーと命名し、イノベーションによってもたらされる現象を「創造的破壊」であるとしました。イノベーションにともなう創造的破壊が起こると、世の中の仕組み、経済社会のあり方、人々の意識、生活様式など非常に広い範囲に甚大な影響を与えることになります。たとえば、設置型の旧式電話と携帯電話、そしてスマートフォンによってもたらされた大きな変化を顧みれば、変化の甚大さは自明でしょう。

いったん破壊的なイノベーションが出現し始めると、その周辺には莫大な投資機会も生まれるので、起業家や投資家が多数現れ、新産業が勃興することになります。もちろん、その陰では、旧態依然とした

One Plus

アントレプレナーシップ
(entrepreneurship)

経済学者シュンペーターによるとイノベーションを遂行する当事者。コントロール可能な資源を超越して機会を追求すること。みずからリスクを取って新規性が強いビジネスモデルをデザインして事業を起こす人。企業家。起業家。しばしばイノベーション創発の当事者となる。

古いやり方を墨守(ぼくしゅ)してきた個人、企業や産業は一気に陳腐化するので、破壊されることになるのです。

イノベーションにともなう創造的破壊を分かり易くビックバンといってよいでしょう。ビックバンが広がると、他の分野の技術も進歩し、通信の方法が変わり、人の生活、住み方が変わり、労働のあり方が変わるといったことが次々に起こります[注12]。

(注12) 黒川清. イノベーション思考法. 東京, PHP研究所. 2008. 232p.

技術革新という誤訳

残念なことにイノベーションという用語は、1958年の『経済白書』において「技術革新」と訳されて一般的なものとなってしまいました。しかし、イノベーションの本質は「技術革新」のみではありません。確かに技術は重要な一部ですが、技術を顧客起点の発想で製品やサービスづくりに活用して、技術の壁、市場の壁を越えて広く社会に普及させる、というプロセスとしてイノベーションを見るべきです[注13]。

ちなみに中国語ではイノベーションを「創新」と訳しています。漢字を使ったイノベーション概念の表現としては、「技術革新」より「創新」のほうが、その本質を正しく表現しています。

先端医療では強烈なモノ＝加工物の進化が進んでいます。さまざまな医療組織が患者に対して医療サービスを提供しています。そこでは、人工物、ヒューマン・サービス、知識といった多様なものがやりとりされますが、医療サービスのイノベーションをリードするものとして、人工的な加工物のプロダクト・イノベーションは今後とも大きな位置を占めるでしょう。

(注13) イノベーション＝「技術革新」誤訳論は、皮肉にも技術を有力なテコにして経営を展開し、もってイノベーションを体現してゆこうとする「技術経営」分野で盛んである。たとえば以下のサイトなどで同様の主張がなされている。
http://www.jcer.or.jp/column/kojima/index628.html
http://www.waseda.jp/scoe/kenkyusya11.pdf

One Plus

技術経営（management of technology）
技術を市場化、商業化することによってイノベーションを起こすこととそれに伴うリスクマネジメントに力点を置いた経営の方法論、経営学。

医薬品とイノベーション

現代の医療サービスは高度な人工物の基盤の上に成り立っています。人工物の代表格として医薬品があります。医療において薬品が占める位置は非常に大きく、医薬品の歴史を紐解けば、過去幾多の医薬品のイノベーションが医療のイノベーションを起こしてきたことが一目瞭然です。

医薬品の歴史は悠久の長きに及びます。古代メソポタミア文明（BC4000年頃～）では、僧侶である魔術師が、占星術や悪霊を追い

払う儀式とともに「薬」を使い治療に当たっていました。古代ローマ帝国（BC753年～AD1453年）では、薬物療法が盛んに行われており、漢時代（前漢BC202年～後漢AD220年）には、中国古代医学の薬物学・薬物療法が発達し、中国医学の基礎的なものが登場しました。

　その後の時代は割愛しますが、過去30年位に限定すれば、薬剤は、天然物から発見されたものから、人体への機能や疾患の病因・病態の解明とともに開発された生理活性物質や分子標的薬へと変化を遂げつつあります。

　薬物の応答性の個体差要因が遺伝子レベルで解明されつつあります。1980年代に、薬物の体内の動態を引き起こす薬物代謝酵素などの機能分子が次々と同定されるようになりました。そして1990年代には、薬物の標的分子である受容体や酵素などの遺伝多型による応答性の個人差も解明されるようになりました。そして、ゲノム薬理学からもたらされる情報を活用して薬物投与の種別と量は個別化・個人化されるようになってきています。このような状況のもと、画期的な創薬や早期診断、低侵襲治療、再生医療などを実現するための加工物のインベンションとイノベーションが進みつつあります。

技術革新はイノベーションのほんの一部

　創造的破壊（creative destruction）。このいささかキャッチーな言葉はともすれば、構造改革、成長戦略といったような紋切り型の文字列に挿入されると、矮小化された意味に閉じ込められてしまいます。

▎シュンペーターのイノベーション

　前述したように創造的破壊とは、経済学者ヨーゼフ・シュンペーターが構成した概念です。シュンペーターによると創造的破壊とは「不断に古きものを破壊し新しいものを創造して、絶えず内部から経済構造を革新化する産業上の突然変異」[注14]です。

　新しい製品や新しいやり方の連続的な出現が、「資本主義のエンジンを始動させ、動かし続ける根本的な衝動なのである」[注15]と意味深長なことを書いています。

　この資本主義を本質的に進展させる創造的破壊をもたらすものがイ

（注14）Josef A.Shumpeter. Capitalism,Socialism and Democracy.George Allen & Unwin Ltd.1976,63

（注15）前掲書 104-6

> - シュンペーター初期の著書「経済発展の理論」でイノベーションの源泉を新結合と定義した。
> - イノベーションとは、経済活動において新方式を導入すること。シュンペーターはイノベーションとして5類型を提示した。
>   新しい財貨の生産
>   新しい生産方法の導入
>   新しい販売先の開拓
>   新しい仕入先の獲得
>   新しい組織の実現（独占の形成やその打破）
> - イノベーションの実行者を企業家・起業家（アントレプレナー：entrepreneur）と呼ぶ。
> - 新機軸
> - 新結合
> - 革新
> - 技術革新はイノベーションの重要な一部ではあるがすべてではない。
> - ラテン語の"innovare"（新たにする）が語源。in（内部へ）＋ novare（変化させる）

図2　イノベーション

ノベーションです。シュンペーターによると、イノベーションとは5つに分類されます。

① 消費者の間でまだ知られていない新しい財貨（モノ・サービス）の生産
② 新しい生産方式の導入
③ 新しい販路の開拓
④ 原料あるいは半製品の新しい供給源の獲得
⑤ 新しい組織の実現

　すなわち、変革を実現するための「新結合」であり、「新機軸」であり、それぞれが既存のものであっても、それらの組み合わせや結合に新規性があれば、新結合への契機と成り得て、イノベーションの萌芽を内包します（図2）。

Innovation という用語

　彼が生きたのは、知識人たるものラテン語に通暁すべしとの中世的な伝統がしだいに消失しつつあった時代でした。それにも拘わらず、ラテン語の素養があったシュンペーターは、Innovationを発想するうえで、ラテン語の単語で「新たにする、新しくする」の意味を持つ"novare"に注目しました。

　ちなみにnovareは、現代英語のnovel（新規な、今までにない）の語源であることにも注意したいものです。そして印欧語一般に共有

(注16) J・A・シュンペーター．経済分析の歴史．東京，岩波書店．2005
Josef A.Shumpeter.History of Economic Analysis.Oxford University Press.1954

(注17) J・A・シュムペーター．資本主義・社会主義・民主主義．東京，東洋経済新報社．1995．689p
Josef A.Shumpeter. Capitalism,Socialism and Democracy.George Allen & Unwin Ltd.1976
彼はイノベーションを「創造的破壊」と呼び、「この過程こそが、資本主義の本質的事実である」と規定した。

> **One Plus**
> 技術（art, technique, technology）
> 技（わざ）は、モノコトを行うときの一連の動作、能力、技法。術（すべ）は目的を遂げるための手段、方法。技術とは「技」と「術」が複合した体系であり、人が多様なモノコトに介入し、操作する時の一大原動力。

されている「内部へ、そのもののなかに」の意味を持つ"in"と「新結合」して当時としては画期的な、まったく新しい概念つまりInnovation という用語が発明されたのです(注16)。

シュンペーターは、イノベーションの主要な担い手が起業家（伝統的に企業家という訳語が使われました）、アントレプレナーであるとし、たゆまぬ新結合あるいはイノベーションこそが近代資本主義を推進する一大原動力であると洞察したのです(注17)。

▍技術革新の訳語はイノベーティブではない

前述したようにイノベーションに対する「技術革新」という訳語は、イノベーションに最も必要な自由闊達なイマジネーション、技術以外の多種多様にわたる要素を暗黙的に排除してしまったという意味において、まったくイノベーティブではなかったのです。

イノベーションは、技術に直結するという含意が一般的なものになりすぎたがゆえに、それが保健・医療・福祉の世界にも悪い影響を与えていると筆者は見立てます。たとえばこのような思いを抱いている読書はいないでしょうか。「看護技術と関連するものでなければイノベーションとはいえない」「医療を支える技術とは無関係の臨床現場にいる自分にとって、イノベーションなんか起こせるはずがない」「看護師は医学分野の技術革新に浴することがもっぱらで、イノベーションの当事者なんかにはなれないし、なる必要もない」。

これらはすべて正しい認識とはいえません。技術革新は、確かにイノベーションの重要な一部ですが、決してすべてではありません。新しいことを想像して創造することは誰にでもできるのです。

改善とイノベーションの起点は同根

以上、学説を引いてイノベーションという学術用語の背景を掘り下げてみました。

おおむね、日常用語としての「イノベーション」とは、現状にとどまることをよしとせず、新しいアイデアややり方を取り入れ、社会に役立つより大きな価値を創りだす程度の含意で使われることが多いのではないでしょうか。

第4章　サービスをイノベートする

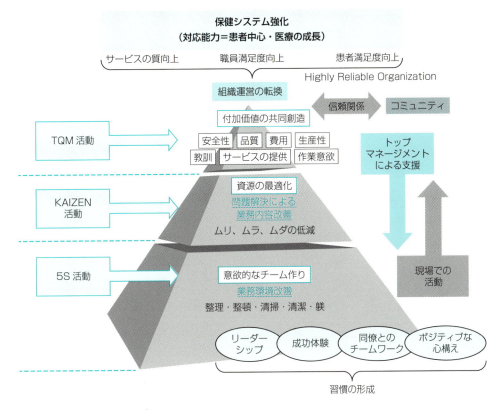

図3　5S-KAIZEN-TQM アプローチ
出典：病院カイゼン「5S-KAIZEN-TQM による保健医療サービスの質向上」
5S-KAIZEN-TQM とは　https://www.jica.go.jp/ac<vi<es/issues/health/5S-KAIZEN-TQM-02/about.html

現状にとどまらないという共通項

次に改善について考えてみましょう。改善とは、現状にとどまることをよしとせず、新しいアイデアややり方を取り入れ、身の回りに役立つより大きな価値を創り出すことです。

「身の回り」を小さくて手の届く範囲の社会であると捉え直せば、「身の回り」も立派な「社会」ということになります。要するに、イノベーションも改善も、社会を変えていこうという点には変わりありません。

しかしながら、医療界でもなじみのある「改善」は派手さに欠け、インパクトも小さいと受け止められているようです。

現に、「経営改善」というよりは、「経営イノベーション」とぶち上げるセミナーのほうが集客にはよいでしょうし、「看護サービスの改善」と謳うよりは「看護サービス・イノベーション」と掲げる方が、なんとなく華やかで煌びやかな余韻が残るものです(注18)。

しかしながら、これらは正しい認識ではありません。

> **One Plus**
> **改善（improvement）**
> 目的をよりよく達成する手段を選び、方法を創意工夫して漸進的に改良すること。日本では、しばしば5S（整理、整頓、清掃、清潔、躾）と対をなして導入、実行される。

（注18）しかしながら看護研究の領域では学術的にイノベーションにアプローチする動きが見られる。2016年には本看護研究学会が「先端科学と看護イノベーション」というテーマで学術集会を開催した。http://jsnr.jp/meeting/

107

注意すべき4点を挙げます。
① 改善とイノベーションは、先に示したように異なるものとして語られることが多いのだが、「変えてみる」というアイデアを起点として人が組織的に問題解決に取り組むという点では本質は同じである。
② 事後的に見れば、社会的にインパクトを及ぼす範囲やインパクト効果という点ではイノベーションは改善より影響力がある。イノベーションは事後的に振り返って認識できる現象であり、未来のイノベーションを予見するのは多くの困難が伴う。
③ 改善は全員参加のもとで医療の質、医療安全を着実に高めるうえで効果的である。
④ 改善は、改善運動として地域全体や国レベル、そして国を超えて伝搬、普及しているので、その国際社会に対するインパクトは大きく、イノベーションの性格を持っている。

筆者は日本国内の主要製造業、医療機関はもとより、政府の要請を受けてスリランカやコンゴ民主共和国で「5S-改善-総合的品質管理」の指導、アドバイザリー業務にあたったことがあります。

5Sとは、いうまでもなく整理・整頓・清掃・清潔・躾のことです。5Sを基礎とした改善、TQM（総合的品質管理）が、アフリカの保健医療界を中心として浸透しつつあります（図3）。このムーブメントは日本ではあまり知られてはいませんが、アフリカの46カ国のうち、3分の1を占める15カ国、全アフリカの8.2億人の約半分の4.2億人の命のエリアに直接、間接的にインパクトを及ぼしています[注19]。

（注19）「5S-KAIZEN-TQM3段階戦略による病院経営変革」. 2013年. 国際協力機構. 英語版は、"Change Management for Hospitals: Three Step-wise Approach, 5S-KAIZEN-TQM". 2013. JICA. として出版されている。

創意工夫する本能は人類普遍

看護を含む医療の世界には、ムリ・ムダ・ムラが山積していて、生産性も低くさまざまな問題が山積しています。このような状況の中、QCサークルは、現場で働くスタッフが、継続的に業務改善、患者サービス、医療安全などの医療の質に関わる改善を行う活動として効果を上げています。

One Plus
QCサークル（quality control circle）
職場内で品質管理を行う小グループ。全社的品質管理の一環として自己啓発、相互啓発を行い、改善を継続的に全員参加で行う活動。

QCサークルの自発性について

QCサークルの運営は自主的なものとし、創造性を発揮し、自己啓

発や相互啓発を進めながら活動を展開してゆくとされます。職員の能力向上や研究テーマの発見とあいまって、自由闊達な職場風土を醸成して、個人個人が職業人として成長できる職場を作り、これらが患者満足へと収斂（しゅうれん）してゆくことを目指します。

もちろん、これは表向きのQCサークルの説明です。実のところ、強制的、半強制的、上からの指示で動いたり、いやいや行ったりしているケースもなくはありません。日本人の組織は、往々にして同調圧力が隠微に働いており、周りがやっているから、しょうがないので合わせてやっているというようなQCサークルもあります。

硬直的、上から言われるままの「やらされ改善」では息がつまります。まったく創造性が発揮されていないのです。改善活動を自主的なQCサークルとして行わせ、結果として労働強化になってしまい労使紛争のテーマが「改善」になってしまったのでは本末転倒です。

改善やイノベーションをもっと大きな枠組みで捉えてみましょう。

> **One Plus**
> 同調圧力
> （peer pressure）
> 仲間集団や共同体において意志決定や合意形成を行う際に、暗黙的に多数派の意見や権力構造に同調させる圧力。

人間の普遍的な性質としてのイノベーション

改善や、改善の幸運な結果としてのイノベーションは人間の普遍の性質です。なぜなら、イノベーションによって人類の社会的な営みは進化してきたからです。人は、同じ行動をずっと繰り返していると、飽きてしまう動物です。

ちょっとやり方を変えてみる。前例や形式を否定して新しいやり方を試してみる。楽をする。不便を便利にする。遊びの要素を加えてみる。綺麗にする。美しくする。面白くする。性能を上げる。素早くやってみる。効率を上げる。効果を上げる。生産性を上げる。創意工夫をする。動機はさまざまですが、これらの人間の本性を一言で言い表してみると、それは創造性ということになるでしょう。

制度経済学、進化経済学の系譜に先鞭をつけた経済学者のヴェブレンは、これらの性質を「製作者本能」、「職人気質」と呼びました。創意工夫して何かを創り上げる、拵（こしら）えるというのは、人間にとって本来的な性向であり、生きることとほとんど同義だと論じています[注20]。

（注20）Thorstein Veblen. The instinct of workmanship : and the state of industrial arts. New York, B. W. Huebsch.1918.

発端はアイデア

創造性を一切封印して生きることは、生来創造的な人間からみれば苦痛以外の何ものでもありません。つまり、人はそれぞれの力量、能力、環境にもよって、それぞれが十全に創造性を発揮しつつ生きてゆくことが自然です。

インベンション (invention)	イノベーション (Innovation)
個人が中心になることが多い	複数の人々によるコラボレーション
瞬時に発生することあり	多大なる時間を要する
想定外、予定外の創発あり	管理されたプロセスによって創発
必ずしも普及するとは限らない	普及してイノベーションと認知される

図4　インベンションとイノベーション
出典：Richard B.Dasher の中部大学でのプレゼンテーション資料（2014）を
　　　もとに筆者作成

　改善やイノベーションの素は何なのか。改善やイノベーションが萌芽するのは何なのか。あるいは、改善やイノベーションが初めに宿るのはどこなのか。それは人間の意識の中のアイデアの閃きです。
　発明も改善もイノベーションも、ことの発端は、新たなアイデアから始まります。発明とは、自然法則を利用した技術的思想の創作における高度なアイデアです。

インベンションとイノベーションは異なる

　インベンション（発明）は、個人プレーが中心となります。ところが、イノベーションは、組織による対応が必要となります（図4）。

イノベーションの過程はシステム

　発明は、個人の力量や着想が起点になることが多いのです。想定外や予想外の発見も数知れず、運や偶然が介在する余地も多いものです。しかしながら、イノベーションは、複数の人々や組織による長時間にわたるコミュニケーションを要し、世の中に普及・伝搬してイノベーションとして認知されるまでには多大なプロセスが介在します。
　ロジャーズは、今から半世紀も前に、普及とは「イノベーションが、コミュニケーション・チャネルを通して、社会システムの成員間において、時間的経過の中でコミュニケートされる過程である」[注21]と述べています。
　この指摘でも明らかなように、イノベーションとその前提となる社

One Plus

普及（diffusion）

モノコトが社会全般に広がり使われるようになること。転じてイノベーションが社会システムの構成員の間に時間をかけて特定のチャネルを介して伝達されるプロセス。

（注21）エベレット・ロジャーズ．イノベーションの普及．東京，翔泳社．2007．528p
Everett M.Rogers.Diffusion of Innovations,5th Edition.Free Press,2003

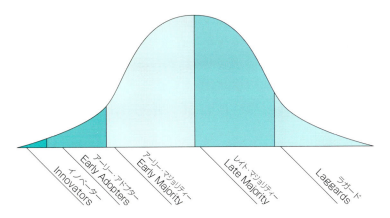

図5　テクノロジー・ライフサイクル
出典：ジェフリー・ムーア．キャズム．東京，翔泳社．2002．15図1．

会への普及は偶発的なものではなく、人と組織の成せる成果なのです。この本質を押えると、イノベーションの過程はある種のシステムであり、そのシステムをマネジメントすることが重要となります。

　ムーアによると、消費者の商品購入に対する態度を新しい商品に対する購入の早い順から分類すると、①イノベーター＝革新的採用者、②アーリー・アダプター＝初期採用者、③アーリー・マジョリティ＝初期多数採用者、④レイト・マジョリティ＝後期多数採用者、⑤ラガード＝採用遅滞者の5つのタイプとなります[注22]。

　これら5つのタイプの割合は、ベル状のカーブで表されます（図5）。後にムーアは、このベルカーブを普及の累積度数分布曲線であるS字カーブと比較し、イノベーターとアーリー・アダプター（オピニオンリーダー）は、アーリー・マジョリティやレイト・マジョリティを牽引するオピニオンリーダーの役割を果たす）の割合を足した16％のラインが、S字カーブが急激に上昇するラインとほぼ一致することから、オピニオンリーダーを確実に取り込むことが、当該ソリューションの普及のポイントであると主張しました。

オピニオンリーダーへの普及が鍵

　社会一般に広く普及して社会に対して一定のインパクトを及ぼすようになるためには、まずはオピニオンリーダーへの普及が鍵を握ります。出現したばかりの製品やサービスを最初に購入するのは、おおむね新しいモノ好きの革新的採用者です。

　しかし、革新的採用者が着目するのは製品の目新しさそのもののこ

（注22）ジェフリー・ムーア．キャズム．東京，翔泳社．2014．256p
Geoffrey Moore.Crossing the Chasm: Marketing and Selling High-Tech Products to Mainstream Customers.Harper Business,2006

とが多く、多くの人が価値を見出す一般的な性質にはあまり着目しないものです。一方、革新的採用者に続くオピニオンリーダーは、単なる目新しさだけでなく、これまでのソリューションにはない新しい効果や便益そのものに着目する傾向があります。

世に出て間もないモノコトほど、実際の開発者が当初考えていた利用法以外の用い方をされるものです。また、オピニオンをリードする人々が中心となって口コミのネットワークが形成され、普及にはずみがついたりもします。これはなにも、社会全体といった広い範囲にのみに当てはまるというわけではありません。職場という狭い範囲の中でなにか新しいことを行う時、前例に捉われない斬新な手法を行う時などにも示唆的でしょう。

インベンションの定義について

定義のしやすさを比べれば、イノベーションよりインベンションに軍配が上がります。イノベーションは、法的に何も定義されていませんが、インベンション＝発明は、法的に定義されているからです。

すなわち発明とは、従来存在しなかった新規なものや方法を作りだすことであり、特許法では、発明は「自然法則を利用した技術的思想の創作のうち高度のもの」と定義されています。発明については、特許出願（特許法36条）に基づき、特許庁が登録要件を満たすか否かを審査して特許査定（特許法51条、164条）に通れば設定の登録（特許法66条）により独占排他権たる特許権が発生する（特許法68条）とされています。

サービスの価値共創性とは何か

　サービスのあり方を考える際には、人間の欲求をモデル化したものが参考になります。その代表としてマズローが仮説的に説いた、いわゆる欲求階層説を用いて考えてみましょう。

欲求階層説で医療・看護サービスを考えてみる

　人間の欲求は、階層のような構造を持っていて、通常下部の欲求が満たされると上部に移行してゆくとマズローは仮説的に考えました。その後、この仮説について多くの反証、検証や拡張が加えられてきています。その妥当性を厳密に議論することはさておき、医療・看護サービスをこのモデルを下敷きにして考えてみましょう。

　生理的欲求（空腹、疲労などが癒されることを求める肉体的な欲求）→安全的欲求（物的・精神的障害から保護と安全性を求める欲求）→社会的欲求（仲間意識、所属感、友情や愛情などを求める欲求）→自尊的欲求（他者からの尊敬、地位、自律的な行動機会などを求める欲求）→自己実現欲求（自己の成長や潜在能力を生かすことを求める欲求）、というように人の欲求は高次元化するというのです。

　医療・看護サービスの受け手である患者にとってみれば、自身の健康、生命が直接関わるわけですから、生理的欲求、安全的欲求を満たそうとすることは誰しも認めるところでしょう。

　それらに加え、病院、病室という小さな社会に受け入れられたいという社会的な欲求もあることでしょう。また、敬意をもって接遇され、一人の人間として人格を尊重されたいといった欲求もあれば、病気を克服して社会や家庭に復帰するといった欲求を自己実現欲求として捉えることもできるでしょう。

　また、インフォームド・コンセントの手続きに患者や家族が期待するものは、単に経過やリスク要因の説明のみならず、患者や家族としての立場をそれぞれの文脈の中で尊重してほしいとする自尊的欲求も関係するでしょう。

　効果的なインフォームド・コンセントは、決して医療者から一方的に提供されるものではありません。むしろ不安、焦燥感、不信感を抱きがちな患者や家族から発せられる質問や、質問という明確な形になる以前の疑問感、不確実感といった感情的な要素にいかに対応できる

(注23) 松下博宣. サービス・イノベーションの経営学2：サービスの特質とアメリカの医療. 看護管理20（2）. 東京, 医学書院. 2010, 148-53.
一般的な製品や商品と性格を異にするサービス、特に看護サービスの特性については同論文を参照のこと。

のかが重要です。患者やその家族が、インフォームド・コンセントの場に参加して初めてインフォームド・コンセントは成立するわけです。

その意味でインフォームド・コンセントは、医療サービス提供サイドと患者サイドが、一緒になって作り上げるという性格を持つわけです。同様に苦情処理、情報開示など、患者とのやりとりにはすべてサービスの共創性という性格がついて回ります[注23]。

パーソナル・エコシステム・マッピング

▍進化し続けるサービス・エコシステム

サービス・エコシステムは、いつも動いていて停止することはありません。医療サービスを提供している病院では3交代や変則2交代などの勤務体制で24時間看護体制が稼働しています。いろいろな問題を含みながらも、街の病院も当番制を敷き、地域としてサービスになるべく漏れがないように運営されています。

そうした医療機関の従業員は、公共交通網のサービスを利用したり、コンビニでモノを買ったり、さまざまなサービスを使ったりします。

医療機関の従業員は、各種研修サービスを頻繁に利用するし、学会が提供する学術集会など教育や研究をサポートするサービスも使います。また病院は、たとえば生体検査サービス、遺伝子解析サービス、給食サービス、データベース管理サービス、医事会計サービス、安全管理サービスなど多様なサービスを外部のアクター（企業、業者など）から導入して展開しています。

地域の訪問看護ステーションや地域包括支援センターなどと連携して、退院後の患者のサポートサービスを展開もします。さらに在宅でも介護・リハビリテーションサービス、福祉・生活支援サービス、住まいと住まい方のサービスなどさまざまなサービスがあります。

このようにサービス・エコシステムは、一時として休むことなく各種のアクターが多様な文脈の中で複雑に相互に作用しながら動き、変化し、進化しています。

第4章 サービスをイノベートする

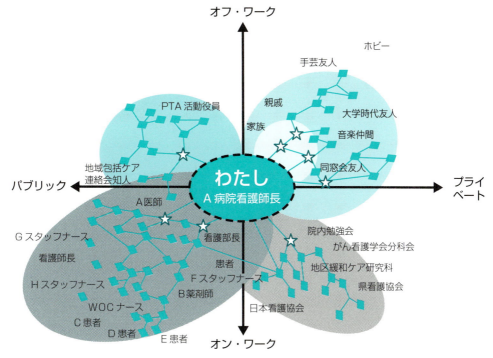

図6　パーソナル・エコシステム・マッピング

自分の周りのエコシステム

　ちなみに、サービス・エコシステム創造をテーマにした研修会では、頭を柔軟にするために「自分」の周りにはどのようなエコシステムがあるのかを考えてもらい視覚化してもらいます。図6はその一例です。縦軸にオフ・ワーク、オン・ワーク、横軸にパブリックとプライベートを配置し、身の回りにいてインタラクションの頻度の高い主要人物との関係性をネットワーク図として表現します。星印（☆）は毎日やりとりをしていて、自分にとって大切なアクター（主要人物、深く強い関係がある人）を表します。

　日本では地域包括ケアシステムという理念型があたかも金科玉条のように喧伝されていますが、地域包括ケアシステムは、実はケアのサービス・エコシステムのことだと理解すれば、すっと腹に落ちるのではないでしょうか。

　私たち一人ひとりは、サービス・エコシステムの中に居場所を得て住んでいます。保健・医療・福祉サービスのプロフェッショナルの読者の周りには、なにがしかのイノベーションのネタ、萌芽、源泉のようなものがあるはずです。

115

あるいは現職として役割を帯びて、保健・医療・福祉サービスのエコシステムの中で役割を持っているアクターは、自らの仕事を振り返れば、なにがしかのイノベーションの成果をすでに活用しているか、あるいはイノベーションの萌芽を仕事の中で扱っていることでしょう。あなたも、ぜひパーソナル・エコシステム・マッピングを描いてみてはいかがでしょうか。

イノベーションの種は、サービス・エコシステムの中に

近年、先進国では、サービス・エコシステムをさらに進化させるために、国がイノベーションを政策として後押しすることが一般的になってきました。国際経済・社会はますますオープン化、グローバル化、サービス化しています。このような中、各国は、自国を取り巻く課題を認識した上でイノベーション政策を展開するようになっています。

■ イノベーション政策の共通点

先進国のイノベーション政策にもいくつかの共通点があります。

第1に、産学官が総力を結集しイノベーション競争を推進すべしという方向です。

第2に、取り組むべき課題や競争優位性は各国固有のものであり、各国はそれらに応じた政策を展開しているということです。

第3に、どの国もヘルスケアに対する注目度は大きく、イノベーション政策の中にヘルスケアが入っていない国は皆無です。

第4に、ビッグデータ、IoT、人工知能など従来の「情報」の次をゆく高度先進的な基盤について言及しないことはありません。日本では、「超スマート社会 society5.0」と命名されています（図7）。

大学、病院、職能団体、政府、政府関連機関を中心に、製薬系や医療機器系の大企業、バイオを中心としたベンチャー企業、研究所、地方自治体、目利き人材、研究者、アントレプレナー、イントレプレナー、トランスプレナー、投資銀行、ベンチャーキャピタルなどを巻き込んで、プレーヤーが相互に密接に複雑に関係し合って、アウトプットとしてのイノベーションを創造・創発していこうというのです。

多くの場合、経済産業省など、イノベーションに直接的な利害関係

> **One Plus**
> イノベーション政策
> （innovation policy）
> イノベーション促進のための産業政策、科学技術政策。主軸には、産業クラスター政策、研究開発投資に対する直接補助、起業促進政策などがある。

第4章 サービスをイノベートする

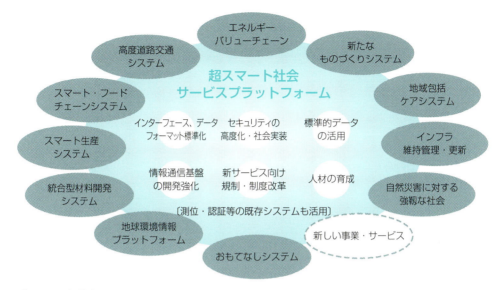

図7 超スマート社会 society5.0
出典：内閣府作成資料「超スマート社会」を構成する11分野のシステム

---

1. 長期的視点での研究開発に取り組めるが、自前・フルセット主義に陥りがち
2. 技術シーズの蓄積が豊富だが、知の交流が少なく非連続イノベーションにつながりにくい
3. 激しい国内競争で鍛えられているが、横並び主義による分散・重複・過小投資
4. 世界的に強い競争力を保持しているが、利益の少ないエレメント産業
5. 高品質・高機能だが、国際展開の遅れる日本企業の製品・サービス
6. 多能工のチームワークはすりあわせに強いが、モジュールに弱い
7. "匠の技"を磨くのは得意だが、ソフトウェアによる価値獲得が不得意
8. 師弟的教育に支えられたい強い"現場力"を有するが、その喪失の危機
9. 産・学・官とも総"自前主義"で組織間に壁が存在
10. 少ない事業化へのトライ・アンド・エラー
11. リスクマネー供給量の少なさ
12. ビジネスクリエイターの欠乏
13. 官の制度・規制対応能力の過小さ
14. 将来的な研究開発リソースへの懸念

図8 日本のイノベーションシステムの特徴
出典：日本のイノベーションエコシステムの現状と課題. 経済産業省
http://www.meti.go.jp/policy/economy/gijutsu_kakushin/kenkyu_kaihatu/20fy-pj/kyouka2.pdf

と関心を持つ省庁が識者を組織し日本のイノベーション・システムにはどのような強み、弱みがあるのかといった分析がなされます。

　その一例が図8です。難しい言葉が並んでいますが、5項目以上にピンときたらイノベーションに関する関心はまずまず高いと思ってよいでしょう。

順位▲		名称	単位：指数	前年比		地域
1位		スイス	5.808	→	−	ヨーロッパ
2位		シンガポール	5.717	→	−	アジア
3位		アメリカ	5.697	→	−	北米
4位		オランダ	5.568	↑	+1	ヨーロッパ
5位		ドイツ	5.568	↓	−1	ヨーロッパ
6位		スウェーデン	5.530	↑	+3	ヨーロッパ
7位		イギリス	5.490	↑	+3	ヨーロッパ
8位		日本	5.481	↓	−2	アジア
9位		香港	5.476	↓	−2	アジア
10位		フィンランド	5.444	↓	−2	ヨーロッパ
11位		ノルウェー	5.443	→	−	ヨーロッパ
12位		デンマーク	5.348	→	−	ヨーロッパ
13位		ニュージーランド	5.307	↑	+3	オセアニア
14位		台湾	5.279	↑	+1	アジア
15位		カナダ	5.274	↓	−2	北米
16位		アラブ首長国連邦	5.263	↑	+1	中東
17位		ベルギー	5.252	↑	+2	ヨーロッパ
18位		カタール	5.231	↓	−4	中東
19位		オーストリア	5.221	↑	+4	ヨーロッパ
20位		ルクセンブルク	5.204	→	−	ヨーロッパ

図9　国際競争力ランキング
出　典：The Global Competitiveness Report 2016-2017　http://reports.weforum.org/global-competitiveness-index/

日本は第8位

　国を1つのイノベーション・システムと見立て、どのくらいの国際競争力＝「国家の生産力レベル」を有しているかとの見方ができます。インフラ・教育・労働市場・金融サービス・ビジネスの洗練度などの項目を計量的に評価して、ランキングするものです。ちなみに対象138か国のうち、日本は第8位にランキングされています（図9）。

イノベーション・システムを実感するために

　このようにイノベーション・システムを眺めたりすると、何か他人

事のような気もしなくはありません。無理もありません。誰もイノベーション・システムの現実の全体像をリアルに見た人はいないのです。

サービス・エコシステムの中のイノベーション・システムは絶えず変化しています。しかし、それはイマジネーションを働かせないと認知することはできません。

ここで発想を転換してみましょう。大切な3つの問いがあります。

①**自分は何を変えてきたのか**
②**自分は何を変え得るのか？**
③**サービス・エコシステムのどこが自分の居場所なのか？**

社会的インパクトを持てば、改善もイノベーションになる

5Sや改善に取り組んだことのある読者は多いと思います。あるいは現在それらに取り組んでいる読者もいるのかもしれません。そういう方々には、5Sや改善には空間と産業を越えるグローバルな普遍性があるということを知ってほしいものです。

アフリカにおける5Sと改善

アフリカには「5S-KAIZEN音頭・踊り」もあるくらい、この技法、変革体系は、一国の大臣から現場に至るまで熱狂的な支持を得ています。そこには3つの理由があります。

①真の参加

従来のアフリカの健康・医療サービスの現場では、言われたことしかやらない、言われてもやらない、現場の物品を盗むことなどが多発していました。ところが、この手法には受動から能動へ、心のベクトルを変える作用があります。特に、整理・整頓・清掃はだれにでもできて、成果を体感することができます。

② 5S-KAIZENで内発的報酬系を刺激

旧植民地であったアフリカ諸国で、今も幅を利かせるマネジメント手法は、欧米系が中心です。そこでは個人や組織の実現すべき成果を事前に予定し、実現された際には個人や組織に対して金銭、助成金などのインセンティブ、つまり外発的報酬を与えようとします。そういうやり方に辟易としている人々にとって、充実感、達成感、やりがい

など内側から湧き上がる情動、実感は真に欲してやまない報酬です。
③ワクワクする楽しさのサイクル

　個人、職場、地域などの「場」を取り結び、包み込むものが場に埋め込まれた意識です。問題だらけの個人、職場、地域に働きかけ、その結果を五感で受けとめ、さらに改善を加えてゆくというポジティブなサイクルの中に心身を置くと、気持ちよくなり楽しくなります。

　システム思考という点でも、このようなアプローチはソフトシステム思考のアクション・リサーチ手法として注目を浴びつつあります。やらされ感に苛まれ、瑞々しい参加感覚が欠乏し、歪んだ成果主義によって外発的報酬がいびつに刺激されるあまり内発的報酬が枯渇し、仕事が手段化し仕事そのものの中の楽しみが消え失せている職場にとって、アジア・アフリカというグローバル社会の隣人を鏡として映し出す 5S-KAIZEN-TQM は示唆に富みます。

　職場の身の回りから始まる改善であっても、インパクトの範囲がスケールアウトして院外に伝搬したり、地域に浸透したり、国を超えて普及するのならば、イノベーションです。このように社会的インパクトを持てば、改善もイノベーションとなることがあります。

> **One Plus**
> アクション・リサーチ
> （action research）
> 研究によって得られた知見を、社会の特定の場に直接フィードバックして現状を変化させることを目的とする実践的研究手法。

> **One Plus**
> 社会的インパクト
> （social impact）
> 短期・長期の変化を含め、事業や活動の結果として生じた社会的・環境的な変化、便益、学習などの効果。これらを定量的・定性的に把握し、事業や活動について価値判断を加えることが社会的インパクト評価。

まずは改善から始める

　改善を積み上げて、一国のある特定の看護分野において大きな社会的インパクトを及ぼし、結果的にイノベーションとなることがあります。今では当たり前のように使っている褥瘡ケアにおけるリスクアセスメントツールも、改善の成果がイノベーションになった事例です。

　詳細は後の章で紹介しますが、ポイントは、どのようなイノベーションも、事後的に振り返ってみてイノベーションだったことがわかることが圧倒的に多いということです。すなわち、改善を行っている当事者は、その改善がよもや未来にイノベーションになるとは往々にして予想もつかないことの方が多いのです。大上段にイノベーションを企図することも大切ですが、着実に新規性のある改善、周囲がなるほどと思えるような改善に取り組む方が堅実でしょう。

第4章　サービスをイノベートする

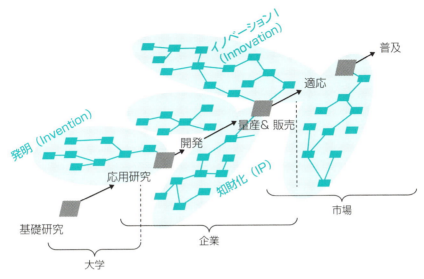

図10　ものつくり企業のイノベーション・システム

オープン・イノベーション

イノベーション研究の1つの潮流として、企業とそれを取り巻く環境の相互作用に注目してモデル化する方向性があります。

組織内で利益の最大化をねらうクローズド・イノベーション

そのような流れの中で、クローズド・イノベーションとは、1つの企業内部において新しいアイデアから基礎研究を経て新技術を発見し、新製品開発へとつなげ、市場で販売することによって利益を獲得し、さらに次の研究開発投資へとつなげるという自己完結的に内側に閉じたイノベーション・スタイルです。

市場の中で競争に打ち勝つには発明、機能、設計方式を特許などにより、排他的に占有することが自社の利益を最大化することにつながります。ヘルスケアの分野では、多くのものつくり系の企業すなわち製薬や医療機器メーカー、そしてソフトウエア提供会社がこの種のクローズド・イノベーションの担い手でした（図10）。

組織を越えるオープン・イノベーション

このような伝統的なイノベーション・スタイルに対してチェスブロ

> **One Plus**
> 研究開発投資（research and development investment）
> 企業がイノベーションを起こすために行なう支出。その支出の大部分は現時点での効果よりも長期的な効果が期待されるので、支出よりも投資としての性質が強い。

121

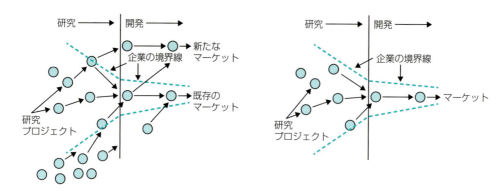

図11　オープン・イノベーション（左）とクローズド・イノベーション（右）
出典：ヘンリー・チェスブロウ．オープンイノベーション　組織を越えたネットワークが成長を加速する．東京，英治出版．2008, 19. の図をもとに筆者改変

ウは、過去提出されたイノベーション理論・手法の限界を整理した上で、知識のやりとりに注目しました。そして代替的なオープン・イノベーションというスタイルを提唱しています[注24]。チェスブロウはまた、オープン・イノベーションとクローズド・イノベーションを模式的に比較しています（図11）。

内向きの占有体質からの脱却

　オープン・イノベーションを促進する要因、疎外する要因は一様ではなく、したがってオープン・イノベーション展開の具体論に欠けるのはいたしかたありません。多くの日本企業や中央研究所が、オープン・イノベーションに注目しているのは、むしろ長年にわたり内向きの占有体質に対する自虐や自責の心象の裏返しと見るべきでしょう。

　前章では「越境」について論じました。多くの内向き占有体質の企業や病院とその環境との間には、アイデア創発上の厚い壁があります。この目に見えない牢固としたメンタルな壁が、越境型知性の自由闊達な交流を妨げている一つの理由であることには間違いないでしょう。

　さらにその背後にあるものは、高度成長期を通して運用されてきた終身雇用制度や年功序列といった人事・雇用制度の存在です。一生懸命に仕事をしても、そのワークスタイルは暗黙的な「一社懸命」であり、人材は労働市場を通してさほど流動化していなかったのです。

　ただし、今日終身雇用制度や年功序列といったパッケージが適応される人材は急減しており、また、それらに囲われることをよしとしない人々も急増しています。つまり終身雇用や年功序列といった制度は有効性を失いつつある、あるいは形骸化の途上にあります。

（注24）ヘンリー チェスブロウら．オープンイノベーション 組織を越えたネットワークが成長を加速する．東京，英治出版．2008．400p.
Henry Chesbrough. Open Services Innovation: Rethinking Your Business to Grow and Compete in a New Era .Jossey-Bass.2011.

保健・医療・福祉サービスに適合するオープン・イノベーション

　前節で、医療サービスは社会的共通資本の基盤の上に展開される、いわば社会的共通サービスであることに触れました。広くあまねく万人が共通してアクセスすることができて、優れたサービスを享受するためには、サービスそのものが利益追求の手段であってはなりません。

　また、ヘルスケア領域、特に医療機関に雇用される医師、看護師、薬剤師などの専門職種は企業セクターに比べれば、専門職資格によって一定の専門的能力を担保されていることもあり、元来、人材流動の余地は広いものです。同時に、一大変動期のただ中にあるヘルスケア領域では、学会、職能団体、地域包括ケアシステム関係の集まりなどを介した研究、学習の機会を活用している人は多数存在します。

　つまり、ヘルスケア・セクターの人材は越境の機会と機会活用の可能性は高く、越境型知性を開発する潜在的な機会は多いと思われます。

　その意味で、オープン・イノベーションというスタイルは、社会的共通サービスの特性が強い保健・医療・福祉サービスに適合するイノベーション・スタイルです。

日本はオープン・イノベーション後進国

　現在、オープン・イノベーションの必要性を、医療機関のみならず、政府、大企業、ベンチャー企業、大学、研究機関を問わず、さまざまな社会のアクターの識者が声高に叫んでいます。そのために、それぞれの垣根や壁を低くして相互に交流を図るべしといった牧歌的な主張もあります。また、産学官コーディネーターを育成しようという主張、官制のベンチャー投資ファンドの規模を拡大しようといった意見や政策はまさに玉石混交の状態です。

　オープン・イノベーションの必要性は、いささかオープンさやアイデアの自由闊達な躍動に欠けると自嘲する日本の大企業を中心として、産学官でさかんに議論されました。

日本企業が乗り遅れた理由

　日本企業は、高度経済成長期を通して、欧米で成功が確認された先行ビジネスモデルを調べ上げて、日本に適合させつつも基本は追随してきました。しかしながら、生産と効率の飽くなき向上、品質では改善運動と全社的品質管理、人的資源管理では年功序列や終身雇用、ファイナンスではメインバンク制度を基軸にした間接金融、経営主義では自前主義・秘密主義といった「日本的経営」パッケージで他の先進国を追い抜くという手法で、1980年代には世界の製造業をリードする立場にありました。

　そのような日本の「成功」を傍観し日本的成功パターンを分析、描写した『ジャパン・アズ・ナンバーワン』という本も書かれたくらいでした。しかし、出し抜いた勢いでめでたくフロントランナーとなり、模倣すべき先進国モデルがなくなってしまったのです。あるいは、視野狭窄に陥り、1980年代から胎動していた欧州、北米のイノベーションの萌芽が見えなくなってしまったのです。

　そうこうしているうちに、1990年代頃より、情報通信技術、インターネット、バイオテクノロジーなどの分野で活躍する企業は、アメリカ等に牛耳られる形となってしまいました。その1つの理由が、日本の産学官にわたるシステムがオープン・イノベーション型になっていないからだという主張には根強いものがあります。

ナショナル・イノベーション・システム

　フリーマン、ネルソンらは「新しい技術の開発、導入、普及に関連する私的・公的セクターのネットワーク」のことをナショナル・イノベーション・システムと呼んでいます[注25]。

　それぞれの国には独自の制度、政策、歴史的背景、変革に対する独自の姿勢、得意分野、資源、人材、言語、進取の精神など個別の諸条件があります。前述した進化経済学の考え方を取り入れて、イノベーションのスタイルは、このような国レベルのネットワークの性質に左右されることが圧倒的に多いので、ナショナル・イノベーション・システムが存在するという主張です。

　確かに、強烈なインパクトを持つイノベーションには、「ナショナル」レベルを一気に越えて各国に普及するというグローバル性があります。

　しかし、グローバルなイノベーションを生み出す素地、制度、文化

> **One Plus**
> ビジネスモデル（business model）
> 儲けるための仕組み、利益創造のためにシステム、戦略の設計図、事業成長のストーリー、エコシステムが含意されるが、サービス・ビジネスモデル自体もイノベーションの只中にある。

（注25）クリストファー・フリーマン. 技術政策と経済パフォーマンス―日本の教訓. 京都, 晃洋書房. 1989. 176p.
Christopher Freeman. Technology Policy and Economic performance: lessons from Japan. Pinter Publishers. 1987

といった体質には、ナショナルな差異があります。オープン・イノベーションの低い浸透度、そして、おそらくはオープン・イノベーションを可能たらしめる越境型知性の枯渇、社会的に越境型知性を尊重、涵養しない体質といったものも無縁ではないでしょう。

第5章

ヘルスケアサービス・イノベーションを俯瞰する

公益的な性格を有するヘルスケア

　前章では、サービス・イノベーションについて多角的に深掘りしました。この章は、「サービス・イノベーション」に「ヘルスケア」を冠して「ヘルスケアサービス・イノベーション」を俯瞰します。

　ヘルスケアサービスもイノベーションも複雑な現象です。さらにこれら2つが掛け合わさったヘルスケアサービス・イノベーションはさらに複雑な現象となります。

　序章でも述べましたが、本書の1つのレンズとして複雑な現象を俯瞰するときには「階層性」のレンズを用います。この章では、そのレンズとして、筆者独自の階層モデルを下敷きにしてヘルスケアサービス・イノベーションの実像に迫ります。

　ヘルスケアサービスは、無批判的に過度の競争的市場原理や私有原理の圧力に晒してはなりません。なぜなら、ヘルスケアサービスは社会を社会として成り立たせる最も基本的な公益的な性格を有するからです。これは本書の主張の大切な1つです。このような視点に立ち、この章では経済学者の宇沢弘文が概念化した「社会的共通資本」、そしてその理論的基礎の上に立って筆者が独自に提唱する社会的共通健康サービスについて述べます。社会は他の社会と比較してはじめてその輪郭がはっきり見えてきます。よって、国際的な医療統計等を見比べることによって、日本の医療サービスの問題点などを整理することができます。

　ヘルスケアサービスを俯瞰するために、本書では独自の階層性モデルを提案します。すなわち、ヘルスケアサービスを成り立たせるものは、地球生態系層、健康基盤層、プラットホーム層、医療組織層、人間層です。この章では、これらに沿ってヘルスケアサービス・イノベーションの実相を描写します。

エコシステム・サービスにも視野を広げる

　ヘルスケアサービスの源泉は、地球生態系によって生み出されるエコシステム・サービスです。さらにその上に健康基盤があり、プラットホームがあり、さまざまなサービスを提供する組織があり、人はそれらのサービスを享受します。

　新鮮な空気、安全な水、食料。ともすれば、当たり前のものとして忘れがちですが、人間社会が生み出したテクノロジーは地球生態系さ

One Plus

地球生態系（global ecology systems）
地球全体に生息する多様な生物種間やそれらを取り巻く環境との相互関係、循環関係によって成り立つ生態システム。

第5章　ヘルスケアサービス・イノベーションを俯瞰する

えも収奪し破壊しつつあり、それらが人間の健康を阻害することにもなっています。

　この点において、水俣病や川崎病を含む公害、公害病、近いところでは、福島第一原子力発電所事故を経験してきた日本は、皮肉にも地球生態系破壊先進国です。そして現在、遅れて工業化した中国などの新興国では工場から排出された有害物質が深刻な大気汚染、河川汚染、海洋汚染などを引き起こし人々の健康を阻害しています。本書の主張として、ケアを人間や人間社会にのみ向けるのではなく、地球生態系にも向けるべきだということを強調したいと思います。

ケアはどのようなシステムに介入するのか

　そもそもシステムとは非常に広範な概念です。なぜならばシステムというレンズを当てはめて観察したり介入したりする対象そのものが、非常に幅広いモノコトだからです。

　このように極めて幅広いシステムのうち、医療や看護はどのようなシステムに介入するのでしょうか。まずは生命体である人間という生物システムをケアの対象にすることは誰しもが連想することでしょう。

人間という生物システム

　人間の生命を維持する、たとえば、呼吸システム、循環システム、摂食システム、排出システムなどのサブシステムも当然含まれます。

　さらに細かに見れば、生命現象の根底を成す遺伝システムそのものに介入する出生前診断システム、その出生前診断システムをいかに倫理的に活用してゆくのかということに注目すれば生命倫理システムといったものを数えることができるでしょう。

人間活動システムとプラットホーム

　現代の看護は、多種多様な組織というシステム、そして、さまざまな看護サービスシステムを通して、また、関連する保健・医療・福祉・介護サービスシステムなどと連携して、患者というアクターに対して提供されます。それらは一括りで言うと人間活動システムです。

　さらに、それらの膨大かつ多岐にわたる人間活動システムを支える

> **One Plus**
> **介入 (intervention)**
> 人の健康に関するさまざまな事象に影響を与える要因を当事者以外のアクターが制御する行為。たとえば、健康の継持増進につながる行動支援、傷病の予防、診断や治療のための投薬、検査、療養上の世話など。

> **One Plus**
> **人間活動システム (human activity system)**
> 人間の活動に関連するシステム。自然システム、社会システム、人工システムなど、他のシステム系からの影響、制約を受け、同時に他のシステム系にも影響を与える。

129

プラットホーム・システムが存在します。電子カルテや看護支援システム、あるいは遠隔看護システムのようなプラットホームが存在します。人間活動システムは多くの場合、知的な活動であり、高度職業的な人間活動システムを支える学術コミュニティとして学会もプラットホームに数えることができるでしょう。さらにこれらのプラットホームを支える健康基盤が横たわっています。

自然システムと人工システム

さらにその奥底には地球生態系システムが存在します。また、人間が活動することによって発展、維持、衰退する産業・経済・社会活動という人工的な人間活動システムが存在します。

自然システムと人工システムは互いが独立したものではありません。産業システムによって排出される二酸化炭素ガスなどが大気の温暖化を招き、自然システムに影響を及ぼしていることを顧みれば、それは明らかでしょう。また大気中にばらまかれる有害物質が人間の健康にも悪影響を及ぼしていることなどを一瞥（いちべつ）するだけで、人工システムと自然システムは独立のものではなく、相互に影響を与え合い深い関係にあることがわかります。

社会的共通資本とは

医療サービスは、他の市場メカニズムを介して私的に売買されるサービスとは根本的に性格を異にします。それは、医療サービスを生み出す社会的な基礎条件が他の市場で取引されるサービス財と根本的に異なるからです。

新古典派経済学とそれを論理的基盤にする市場原理主義に一貫して異を唱え、先鋭的な批判を加えてきた宇沢弘文は「ゆたかな経済生活を営み、すぐれた文化を展開し、人間的に魅力ある社会を持続的、安定的に維持することを可能にするような自然環境や社会的装置」を社会的共通資本であると規定しました。社会的共通資本の具体的形態としては、(1) 自然環境：山、森林、川、湖沼、湿地帯、海洋、水、土壌、大気、(2) 社会的インフラストラクチャー：道路、橋、鉄道、上・下水道、電力・ガス、(3) 制度資本：教育、医療、金融、司法、

One Plus

市場原理主義（market fundamentalism）

小さな政府をよしとして、低社会保障サービス、低国民負担、自己責任を基本とし、政府が市場に介入せずに自由放任とすることにより国民に繁栄がもたらされるとする立場。

各年 10 月 1 日現在

	施設数		対前年		構成割合 (%)	
	平成27年 (2015)	平成26年 (2014)	増減数	増減率 (%)	平成27年 (2015)	平成26年 (2014)
病院	8480	8493	△13	△0.2	100.0	100.0
国	329	329	−	−	3.9	3.9
公的医療機関	1227	1231	△4	△0.3	14.5	14.5
社会保険関係団体	55	57	△2	△3.5	0.6	0.7
医療法人	5737	5721	16	△0.3	67.7	67.4
個人	266	289	△23	△8.0	3.1	3.4
その他	866	866	−	−	10.2	10.2
一般診療所	100995	100461	534	0.5	100.0	100.0
国	541	532	9	1.7	0.5	0.5
公的医療機関	3583	3593	△10	△0.3	3.5	3.6
社会保険関係団体	497	513	△16	△3.1	0.5	0.5
医療法人	40220	39455	765	1.9	39.8	39.3
個人	43324	43863	△539	△1.2	42.9	43.7
その他	12830	12505	325	2.6	12.7	12.4
歯科診療所	68737	68592	145	0.2	100.0	100.0
国	5	4	1	25.0	0.0	0.0
公的医療機関	274	273	1	0.4	0.4	0.4
社会保険関係団体	7	7	−	−	0.0	0.0
医療法人	12880	12393	487	3.9	18.7	18.1
個人	55244	55583	△344	△0.6	80.4	81.0
その他	327	327	−	−	0.5	0.5

図 1　開設者別の医療施設数
出典：厚生労働省 平成 27 年（2015）医療施設（動態）調査・病院報告の概況

文化が含まれます[注1]。

医療サービスを概観する

医療サービスは、各種の医療機関という「社会的装置」によって患者に提供され、医療政策、社会保険制度や診療報酬制度を通して医療費が発生します。設置主体は多様ですが、日本に存在する病院の施設数で 67%、病床数で 55% は私的な性格を持つ医療法人によって占められます（図 1・図 2）。

医療サービスを供給する「社会的装置」を支えるシステムとしては、制度資本としての医療保険制度があります。国民医療費として約 40 兆円が計上されますが、その負担構造は、被保険者と事業主が負担する保険料が 48.6%、公費が 38.4%、受診時に窓口で支払う患者負担が 12.3% となっています（図 3・図 4・図 5）。

公定価格としての性格を持つ医療費

社会保険医療の適用を受ける限り、全国一律に診療報酬制度の出来

[注1] 宇沢弘文. 宇沢弘文傑作論文全ファイル. 東京, 東洋経済新報社. 2016, 326.

	施設数		対前年		構成割合（%）		1施設当たり病床数
	平成27年(2015)	平成26年(2014)	増減数	増減率(%)	平成27年(2015)	平成26年(2014)	
病院	1565968	1568261	△2293	△0.1	100.0	100.0	184.7
国	129981	130508	△527	△0.4	8.3	8.3	395.1
公的医療機関	320843	322090	△1247	△0.4	20.5	20.5	261.5
社会保険関係団体	16503	16824	△321	△1.9	1.1	1.1	300.1
医療法人	860184	857053	3131	0.4	54.9	54.6	149.9
個人	26075	28783	△2708	△9.4	1.7	1.8	98.0
その他	212382	213003	△621	△0.3	13.6	13.6	245.2
一般診療所	107626	112364	△4738	△4.2	100.0	100.0	13.5
国	2232	2261	△29	△1.3	2.1	2.0	10.2
公的医療機関	2602	2683	△81	△3.0	2.4	2.4	13.5
社会保険関係団体	9	12	△3	△25.0	0.0	0.0	9.0
医療法人	77783	79931	△2148	△2.7	72.3	71.1	14.3
個人	23735	26133	△2398	△9.2	22.1	23.3	11.7
その他	1265	1344	△79	△5.9	1.2	1.2	13.6

各年10月1日現在

図2　開設者別の病床数
注：1）一般診療所の「1施設当たり病床数」は、有床診療所に対する数値である。
出典：厚生労働省 平成27年（2015）医療施設（動態）調査・病院報告の概況

高払い制度で個別の薬品、技術、サービスごとに価格が決められます。また医療機関から政府へ提出される診療報酬明細書やそれに付属する情報を活用することで診断群別に事前に価格が決められています。

　医療費の単価は、直接的に市場的メカニズムで決定されるものではなく、公定価格として決定される性格を持つことに留意しましょう。宇沢はこう指摘します。「医療を社会的共通資本と考えるとき、市民は保健・医療に関わる基本的なサービスの供与を享受できるという基本的権利をもち、『政府』は、このようなサービスを提供する責務を負うことになる。しかし、このことは必ずしも、各人が、自由に、対価を支払うことなく、医療に関わる基本的なサービスの供与を受けることを意味しないことは留意しておく必要があろう。また医療サービスを供給する医療機関が、『政府』によって建設され、あるいは運営されることを意味しない。これらの医療機関は、原則として私的な性格を持つものが医学的、社会的、文化的観点から望ましい。『政府』の役割はあくまでも、これらの医療機関が供給するサービスが、医学的な観点から最適なものであり、かつ社会的な観点から公正なものであり、さらに経済的な観点から効率的となるような制度、財政の措置を講ずることであって、医療の実質的内容に関わって、介入ないしは管理をおこなってはならない」[注2]。

　宇沢が指摘するように、医療に関わる諸制度や財政的措置が「医療機関が供給するサービスが、医学的な観点から最適なものであり、か

（注2）宇沢弘文. 宇沢弘文傑作論文全ファイル. 東京, 東洋経済新報社. 2016, 259.

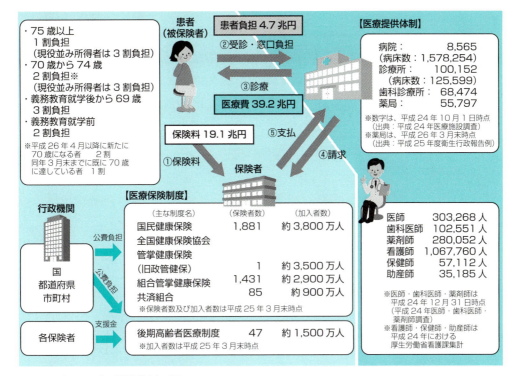

図3　医療サービス供給体制の概要
出典：厚生労働省　我が国の医療保険について　http://www.mhlw.go.jp/stf/seisakunitsuite/bunya/kenkou_iryou/iryouhoken/iryouhoken01/

つ社会的な観点から公正なものであり、さらに経済的な観点から効率的」か否か、その程度を絶えずチェックしなければいけません。

市場メカニズム志向が強いアメリカの医療

　アメリカの社会保険制度については、年金分野においては広く国民一般をカバーする社会保障年金制度が存在します。ところが、医療分野においては国民一般をカバーする国民皆保険制度は存在しません。

　公的な医療保障の対象は高齢者、障害者、低所得者等に限定されてきました。いわゆるメディケア（高齢者向け公的医療保険）とメディケイド（低所得者向けの公的医療扶助）がそれらの中心です。

　現役世代の多くは、雇用主を通じて市場メカニズムのアクター＝民間営利企業が提供する医療保険に加入しています。ところが、いかなる医療保険の適用も受けていない無保険の国民および在住者が約5,067万人（2009年）（アメリカ人口の16.7％）に達し、深刻な問題となってきました。このような問題を解決しようとしてオバマ前合衆国大統領によって牽引された「オバマケア」は、頓挫してしまいました。

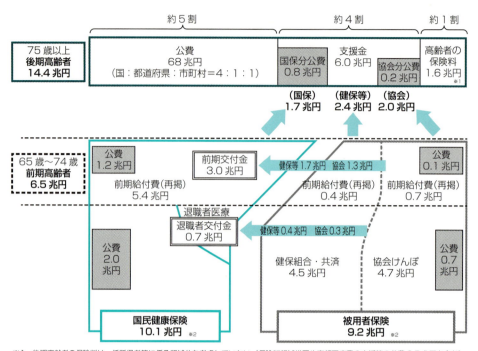

図4　医療保険制度の財源構成
出典：厚生労働省　我が国の医療保険について　http://www.mhlw.go.jp/stf/seisakunitsuite/bunya/kenkou_iryou/iryouhoken/iryouhoken01/

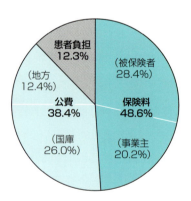

図5　国民医療費の負担構造
出典：厚生労働省　我が国の医療保険について　http://www.mhlw.go.jp/stf/seisakunitsuite/bunya/kenkou_iryou/iryouhoken/iryouhoken01/

　アメリカの医療は、「儲けを基準にする市場メカニズム」志向が強く医療サービスは公共サービスではなく市場を通した私有サービスとする特徴が全面に出ています。

官僚統治志向を強めている日本の医療

その反面、日本の医療は、市場メカニズムではなく官僚統治、つまり国家官僚が主導する統治の一環という特徴が歴然かつ隠微に存在することに留意する必要があります。

宇沢はこう指摘します。「社会的共通資本としての医療制度は、社会的基準にもとづいて運営されなければならないということを強調してきた。この社会的基準は決して国家官僚によって、国家の統治機構の一環としてつくられ、管理されるものであってはならないし、また儲けを基準とする市場的メカニズムに任せるものであってもならない」(注3)。

日米双方を2極とする「市場メカニズム」対「官僚統制」というような牧歌的、単純な図式に当てはめて議論をしても有益ではありません。むしろ「社会的基準」とは思想的構え、システム観、サービス観、公共観、市場観を問うものであり、利害関係者による社会的な合意形成というプロセスの透明性、公正性こそが重要です。

(注3) 宇沢弘文. 宇沢弘文傑作論文全ファイル. 東京, 東洋経済新報社. 2016, 260.

保険診療システム

私たちに身近な健康保険料がどのようにして医療費になるのか、その流れを追ってみましょう。

健康保険は、国民皆保険制度の定めにより全国民が加入して所定の保険料を払うことになっています。その一方、民間の医療保険は任意加入で、加入に際して審査があります。ところが近年、さまざまな理由で保険料を払えない、払わない人々が増えてきており、厳密にいうと「国民皆保険」でなくなってきています。

健康保険の流れ

はじめに、いわゆるサラリーマンは、協会けんぽや健康保険組合(保険者)などに加入して保険料を保険者に納めます。給与所得がある読者は、給与明細書に「天引き」として処理されているので、手元の給与明細書を確認してみてください。

加入者本人(被保険者)やその家族(被扶養者)が病気やケガをす

ると、病院(保険医療機関)に行って医療サービスを受けることができます。健康保険では、病気やケガの治療のために病院で保険証を提示すると、原則としてかかった費用の3割を自己負担することで診察、および治療を受けることができます。

　自己負担分は上昇し続けています。また、高額療養費制度があり、一定額を超える医療費になった場合、超えた部分が還付されます。

　さて、医療サービスに伴う医療費は、月単位で診療報酬明細書(レセプト)に記載されて病院から支払基金に請求されます。

　ただし、医療機関によっては過剰請求、水増し請求、架空請求を含む不正請求が行われることがあるので、支払基金の中に設置される審査委員会が、その医療費が公正妥当なものかどうかを、薬局を含む保険医療機関からの診療に係る医療費の請求が正しいか審査します。審査の対象は、①記載事項つまり記載漏れや保険者番号等の内容不備に関する確認、②診療行為つまり診療行為の名称、点数、回数、医学的な適否、算定要件等に関する確認、③医薬品つまり医薬品の名称、価格、適応、用法、用量、医学的な適否などに関する確認、④医療材料つまり医療材料の名称、価格、用法、使用量、医学的な適否などに関する確認などに及びます。

　このような手順を踏んでから、支払基金は、健康保険組合(保険者)などへチェック後の公正妥当とされる医療費を請求し、健康保険組合から支払基金へ支払われた医療費を保険医療機関へ支払います。

　個別の保健医療機関は、還付された医療費を入院診療収益や外来診療収益などとして計上し、医療機関としての業務活動、財務活動、投資活動、つまり経営活動を展開します(図6)。

　このような流れに沿って、被保険者が保険者に支払う保険料は、審査支払基金へ払い込まれます。さらに、ここの医療機関から提出される診療報酬請求を先に述べたようにチェックして支払基金は個別の医療機関に診療報酬額を支払います。このようにして保険料が診療報酬額に充当されることになります。そして、被保険者とその家族は3割の一部負担金を窓口で納めることにより「社会的装置」である医療機関から医療サービスを享受することができるということになります。

　厚生労働省によると、平成27年度の国民医療費総額は、41.5兆円、人口1人当たり国民医療費は32万7千円です。

　さて、保険料は形を変えて診療報酬として医療機関に還付されていますが、財源別で見ると保険料だけでは十分でなく、国民医療費の約半分を占めるにとどまっています。国庫、地方を含めいわゆる公費が

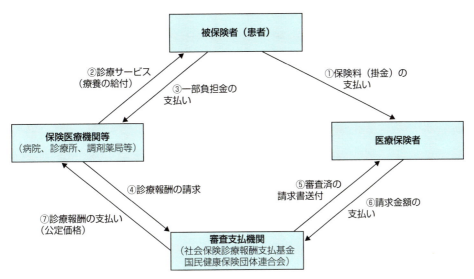

図6　保険診療システム
出典：厚生労働省　我が国の医療保険について
http://www.mhlw.go.jp/stf/seisakunitsuite/bunya/kenkou_iryou/iryouhoken/iryouhoken01/

投入され4割弱を占めています。年齢別に見ると、75歳以上の人口が国民医療費の35％を使い、65歳以上の人口が59％を使っています。

診療報酬は、どのように決まるのか

　誰がどのように診療報酬制度の中身、つまり、個々個別の医療サービスの細目やそれらの値段を決めているのでしょうか。診療報酬の内容は、大きく技術・サービスの評価とものの価格評価に区分されます。そのうち、医薬品については薬価基準で価格が定められます。

　一般に私有財としてのサービスの価格は市場によって決定されます。多くの人が買いたいと思う製品があまり市場に出回らなければ価格は上がり、多くの人が買いたがらない製品が数多く市場に出回れば価格は下がります。いわゆる需要曲線と供給曲線が交わり均衡するところで価格が自由に決まるとされています。

　医療サービスの価格が他の私有財としてのサービスの価格と決定的に異なるのは、価格が市場メカニズムを通して決められずに、政府が関与して決められるということです。

　その非常に詳細に渡る公定価格の一覧表である診療報酬点数表は、個々の技術、サービスを点数化（1点10円）して告示に記載され、もって公定価格が周知徹底されるということになります[注4]。

（注4）2年に一度行われる診療報酬制度点数改定は、非常に多岐、詳細に渡り、専門的かつ分かりやすい解説がないと、医療機関の管理者といえども理解が難しい。その解説としてたとえば、『超実践 看護師長のための診療報酬解説BOOK』（ナーシングビジネス2016年秋季増刊）メディカ出版.2016を参照のこと。

◧ 社会的共通サービスとしての医療サービス

　以上をまとめると、社会的共通資本の具体的な展開としての「社会的装置」としての医療機関が、社会保険制度や診療報酬制度をもとに患者に提供する医療サービスは社会的共通サービスの性格を持ちます。

　社会的共通サービスである医療サービスを享受することによって、病気や障害を克服し、あるいはそれらを共存しながら、人は、「ゆたかな経済生活を営み、すぐれた文化を展開し、人間的に魅力ある社会を持続的、安定的に維持する」ことができるわけです。

　すなわち、社会的共通資本としての医療の基盤に立って発生し、共創されるものが医療サービスであり、これらの特性を持つ医療サービスは、社会的共通サービスです。

社会的共通健康サービスとは

　前述したように「社会的共通資本」の重要な一部である医療機関は「社会的装置」です。社会的装置である医療機関によって提供されるサービスが通称医療サービスといわれるものです。すなわち宇沢の「社会的共通資本」概念を敷衍すると、社会的共通資本の担い手である医療機関、医療チームが提供するサービスを社会的共通健康サービスとして規定することができます。

　社会的共通資本の基盤の上に社会的共通健康サービスが成立し、これらはどちらも人間および人間社会が持続可能性を担保する上で必要不可欠なものです（図7）。ここにおいて社会的共通健康サービスとは、健康増進、疾病予防、治療に関わるすべてのサービスを意味します。

◧ 階層構造の中の社会的装置

　次に、社会的装置である医療機関を医療組織という階層として捉えます（図8）。医療組織は下部構造に、それ自体が社会的共通資本の特徴を濃厚に持つ健康基盤というレイヤー（層）を持ちます。健康基盤には、①ハードとしての社会的インフラストラクチャー、②社会間係資本、②ソフトとしての社会保障制度があります。そしてさらにそ

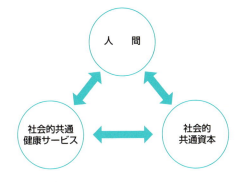

図7　相互連関

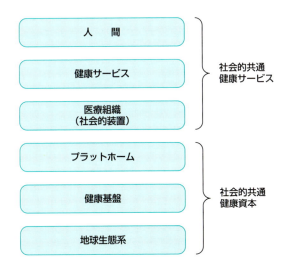

図8　ヘルスケア・システムの階層構造

れらを支えるものとして地球生態系が存在します。宇沢が概念化した「社会的共通資本」の重要な一部である、各種の医療機関およびそれらと関連する保健・福祉組織という「社会的装置」から発生するサービスを社会的共通健康サービスと捉えることができます。

すると、ミクロ、メゾ、マクロというように適応範囲を拡張させてゆくと、図9のように社会的共通健康サービスを、**①ミクロ的な診断・治療・疾病予防・健康増進サービス、②メゾ的な地域包括ケアによるケア・キュアサービス、③マクロ的な社会保険医療サービス・公的介護サービス**、というように階層的に捉えることができます。

以上を念頭に置きつつ、ヘルスケア・システムの階層構造（図8）を下から上へと順を追って考えていきましょう。

	ミクロ	メゾ	マクロ
社会的装置	医療機関等	地域包括ケアシステム	社会保障制度 国民皆保険制度
社会的共通サービス	診断・治療 疾病予防・健康増進サービス	地域包括ケアによる ケア・キュアサービス	社会保険医療サービス・ 公的介護サービス
範囲	コミュニティ	リージョナル	ナショナル
特徴	臨床	尊厳ある生活が継続できるよう生活支援	明示的な近代国民国家としての国民生活保障

図9　社会的共通健康サービスの類型
（Classification of Social Common Health Services）

地球生態系層

　生命の誕生以来、生物は40億年の歴史を経てさまざまな環境に適応して進化してきました。その結果である今日、地球上には多様な生物が棲息しています。これらの生物間、およびこれを取り巻く大気、水、土壌等の環境との複雑な相互作用によって多様な生態系が形成されています。

人類への究極のサービス

　人間の生活、制度、文化、文明、そして健康は、**生物多様性**を基盤とする生態系、つまり生物多様性がもたらす恵みによって支えられてきました。サービス思考を用いると、複雑な相互作用を伴う生物多様性は、人類に対して究極のサービスを共有する存在として位置付けることができます。

　生物多様性は、たとえば自然環境と人間が共存する里山など、地域における固有の財産として地域独自の文化の多様性をも支えています。

　また、アマゾン川流域の村々では、どのような生物からとることができる物質がどのような病の治療に効果的なのかに関する膨大な知恵を伝承するメディスンマンが活動しています。そのメディスンマン達の知恵を製薬企業が収集して新薬開発に利用しています。

　人類の暮らしと健康は、人類が地上に登場して以来、食料、水、空気の供給、気候の安定など、自然（生物多様性）が創発するサービスによって支えられてきました。このような捉え方を、エコシステム・

One Plus
生物多様性
（biodiversity）
地球上の生きものは40億年の歴史の中で、多様な環境に適応、進化し約3,000万種の生きものが生まれてきた。生物多様性とは、生きものたちの多様な個性と多様な繋がりのこと。

サービス（生態系サービス）といいます。

　生態系は全体として複雑な相互作用を創発させている存在で、まだまだ未解明の部分がありますが、便宜上、森林生態系、農地生態系、都市生態系、陸水生態系、沿岸・海洋生態系、島嶼生態系というように分類されます。

4つの生態系サービス

　生態系サービスには以下の4つがあります[注5]。

①供給サービス

　食料、燃料、木材、繊維、薬品、水等、農林水産業等を通じてもたらされている人間の生活に重要な資源を供給するサービス。

②調整サービス

　森林によって気候が緩和されたり、洪水を防止したり、水を浄化するなどの環境を制御するサービス。

③文化的サービス

　精神的充足、美的な楽しみ、宗教・社会制度の基盤、レクリエーションの機会等を与えるサービス。

④基盤サービス

　上記①〜③を支えるサービスであり、植物の光合成による炭素隔離、土壌形成、栄養循環、水循環等のサービス。

　人の健康を捉える時、その最も深遠・深部に横たわりながらも実は人に最も近い位相に存在するものが地球生態系です。健康に関わるサービスの根幹にあるのは地球生態系であり、生態系が創発させるサービスに人の健康、医療組織、プラットホーム、健康基盤はことごとく依存しています。

　また、人類の歴史は地球生態系に依存すると同時に、地球生態系の破壊、毀損とともにあったという側面が濃厚です。逆に地球生態系をケアするという行き方・生き方もあります。これについては別の章で扱うことにします。

（注5）生物多様性及び生態系サービスの総合評価報告書．環境省 生物多様性及び生態系サービスの総合評価に関する検討会．平成28年3月
http://www.env.go.jp/nature/biodic/jbo2/pamph01_full.pdf

健康基盤層

3つの要素で健康基盤層をみる

3つの要素とは、前述したインフラストラクチャー、社会間係資本、社会保障制度です。

(1) インフラストラクチャー

インフラストラクチャーとは、国民福祉と国民経済の発展に必要な医療システムの基盤となるようなものです。学校、道路、港湾、工業用地、公営住宅、橋梁、鉄道路線、バス路線、上水道、下水道、電気、ガス、情報通信ネットワーク、大容量データ・ストーレージ・センターなども、健康を支えるインフラストラクチャーです。

(2) 社会間係資本（ソーシャル・キャピタル）

ソーシャル・キャピタルも健康基盤の1つです。ソーシャル・キャピタルとは、人々の協力関係を育み、社会のはたらきをより円滑にする信頼、互酬、互恵、繋がり合い、といった諸要素が複合したものです。経済協力開発機構（OECD）はソーシャル・キャピタルを、「グループ内部またはグループ間での協力を容易にする共通の規範や価値観、理解を伴ったネットワーク」と定義しています。また、市民同士のコミュニケーションの新密度、緊密度や、市民と行政の協働関係が活発であるほど、豊かなコミュニティになるともいわれます。

(3) 社会保障制度

社会保障制度は、主として社会保険、公的扶助、社会福祉、公衆衛生および医療、老人保健の5部門に分かれています。社会保険制度（医療保険、年金保険、労災保険、雇用保険、介護保険）のもとで、各自が保険料を払い、各種リスクの保障をするというシステムです。原則として強制加入の相互扶助制度です。

このうち、公的扶助制度の一つである生活保護制度は、国が生活に困窮する者の最低限の生活の保障し自立を助ける制度です。社会福祉制度は、老人福祉、障害者福祉、児童福祉、母子福祉など社会生活をするうえでハンディキャップを持っている者を援助する制度です。公衆衛生制度は、感染症対策、食品衛生、水道、廃棄物処理など、国民が健康に生活できるように、外因病や生活習慣病の予防などを狙った制度が含まれます。

One Plus

互酬（reciprocity）

贈与と返礼からなる贈答システムで人間関係をより緊密化、相互依存的にしたり、社会を統合したりする働きを持つ。

One Plus

経済開発協力機構
(Organization for Economic Co-operation and Development)

ヨーロッパ先進諸国に日本を加え、35か国の先進国が加盟する国際的機構。経済成長、貿易自由化、途上国支援などを目的にしている。

Column

■制度イノベーションとしての公的介護保険制度

　ここでは公的介護保険の制度イノベーションとして側面を描写したいと思います。

　2000年4月に施行された公的介護保険は、従来の老人福祉・老人医療制度の深刻な制度疲労や限界を発展的に解消してゆこうというものでした。

　従来の老人福祉（特別養護老人ホーム、ホームヘルプサービス、デイサービス等）は、市町村がサービスの種類、提供機関を決めるため、利用者がサービスの選択をすることができませんでした。また、市町村が直接あるいは委託により提供するサービスが中心であることにより、競争原理が効果的に発動されることはなく、サービス内容に創意工夫が少なく、硬直的で画一的となる傾向がありました。また、本人と扶養義務者の収入に応じた利用者負担（応能負担）となるため、中高所得層にとって重い負担となることも問題視されていました。

　従来の老人医療（老人保健施設、療養型病床群、一般病院等 、訪問看護、デイケア等）は、中高所得者層にとって利用者負担が福祉サービスより低く、また、福祉サービスの基盤整備が不十分であったため、介護を理由とする一般病院への長期入院の問題が発生しました。いわゆる「社会的入院」と呼ばれる問題の温床となったわけです。

　老人が一般病院に社会的入院をすると、特別養護老人ホームや老人保健施設に比べてコストが割高で、医療費が増加してしまいました。すると、治療を目的とする病院では、スタッフ配置や環境の面で、介護を要する者が長期に療養する場としての体制が不十分となりました。そして、病床あたりの医師や看護師の配置が不十分となり、疎診疎看（筆者の造語）、医療サービス、看護サービスの質の慢性的な低空飛行の問題の一大温床となったのです。

　以上のような老人福祉、老人医療が重篤な制度疲労を起こしていたことに加え、高齢化の進展に伴い、要介護高齢者の増加、介護期間の長期化など、介護ニーズはますます増大してきました。また、核家族化の進行、介護する家族の高齢化など、要介護高齢者を支えてきた家族だけではケアが困難で、ケアそのものを家庭の枠を超えて社会全体で行っていかなければいけない状況になってきたのです。

　公的介護保険制度は3つの柱をもって制度的にデザインされました。

(1) **自立支援**：単に介護を要する高齢者の身の回りの世話をするということを超えて、高齢者の自立を支援すること。
(2) **利用者本位**：利用者の選択により、多様なサービス提供者から保健医療サービス、福祉サービスを総合的に利用できること。
(3) **社会保険方式**：サービス給付と負担関係が明確な社会保険方式を採用すること。

　先進国共通の問題として多くの国家、それも福祉国家を自認している国々が公的福祉サービスを削減していく中で、日本の公的介護保険の登場は異例中の異例でした。

　日本の公的介護保険制度は、適用範囲が広範なものです。たとえば受給資格の算定方式が類似しているドイツと比べてみましょう。日本では、65歳以上の約17%が受給資格を認定されていますがドイツでは10%です。

　日本の介護制度の特徴として、①所得審査がない、②対象が高齢者に限られる（全年齢の介護必要者・障害者としている国も多い）、③介護支給が現金でなくサービスそのもの（古い言い方では「現物」）があります。

　公的介護保険制度の、制度イノベーションである理由をいくつか挙げてみましょう。

(1) 当時存在した老人福祉と老人医療を、いささか急激ではあったが、一気に発展的に解消し、法的に公的・民間介護制度を導入した。

(2) 健康基盤をなす制度の変更は、全国をカバーすることになり、公的介護、民間介護を促進する法的基盤が一気に普及した。
(3) この制度を拠り所とした新しく多様性のある介護システム、介護サービスが次々と創発する一大契機となった。つまり、サービス・イノベーションの基盤となり得た。
(4) そのため、地方自治体がサービスを一律に決めるのでなく、受益者自身が自分に合ったサービス事業所を選べるようになった。

　もちろん、公的介護保険制度は、公的医療保険制度との連携や相互補完等においてさまざまな問題を内包していて、2018年度には抜本的な改定あるいは官僚主導の壮大なパッチワークがなされることでしょう。

　ものは言いようですが、パッチワークではなく制度としてシステミックに進化させ、サービス・イノベーションの基盤となり得るためには、①審議、②政策立案、③政策実施、④政策の効果評価、⑤政策の改善といったすべてのフェーズについて根拠（evidence）を基礎にしたものとすることが求められます。そのために、トランスレーショナル・リサーチ（政策への橋渡し研究）を根拠のある政策プロセスに統合してゆくことが必要でしょう（図10）。

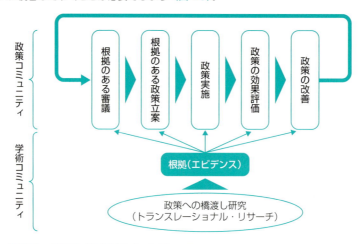

図10　根拠のある政策プロセス
出典：松下博宣．看護師長のための診療報酬解説 BOOK．メディカ出版．2016, 17.

プラットホーム層

　プラットホームとは「土台」です。ユーザー（患者、人）と医療組織の両方にとって魅力的な価値を提供して、双方にとっての価値が増大するような好循環を創造する土台＝仕組みのことをいいます。次の4条件を満たすことが優れたプラットホームの条件となります。

（1）ユーザー（患者、人）と医療組織の双方から見て利便性が劇的に上がること
（2）ユーザー（患者、人）と医療組織の双方から見てコストが劇的に下がること
（3）プラットホームに乗る良質なサービスが増えること
（4）多数の医療組織が連携してサービスを活用することができる

さまざまな開発者から多様なプラットホームが生まれている

　企業が私有財としてプラットホームを開発して市場空間に普及させる場合や政府機関、NGO、NPOが（準）公共財として開発して（準）公共空間で普及させる場合があります。現在、プラットホームの様相は日進月歩の進化を遂げつつあり、かつ多様性を帯びており、さまざまなプラットホーム、あるいはプラットホームの役割を担おうと企図されるものが現れつつあります。

　限定的に言及すれば、電子カルテ、クリニカルパス、DRG（Diagnosis Related Group：疾患別関連群）、**DPC（Diagnosis Procedure Combination：診断群分類）**、CTスキャンやMRI放射線画像の管理・相互連携システム、電子レセプト、レセプト（診療報酬明細書）オンライン請求システム、各種遠隔治療・遠隔監視システムなどをあげることができるでしょう。

　プラットホーム層で優位な立場を形成すると影響力が圧倒的なものとなるため、市場空間で営利事業を営む事業者は、プラットホーム構築に余念がありません。プラットホーム構築、運営のためには、特定の医療サービスについての調査、分析・可視化、モデリング、システム最適化、実装、セキュリティ、データ・ストーレージなどの高度な技術の組み合わせが要求されます。

　これらは、サービス・オン・サービスの仕組み作りともいえます。情報技術の影響、利用、応用、デザインなどを学際的に扱う分野としての情報学がプラットホーム構築、運営のために必要となります。

> **One Plus**
> **DPC/PDPS制度（Diagnosis Procedure Combination/Per-Diem Payment System）**
> DPC制度（DPC/PDPS）は、閣議決定に基づき平成15年度より特定機能病院を対象にして導入された急性期入院医療に適用される診断群分類に基づく1日当たり包括払い制度。

Column

■バーチャルナースで看護業務効率化

看護師は、膨大な情報を扱って看護記録を作成します。その看護記録の作成と情報の活用に着目するとイノベーションの機会がみえてきます。

そのような機会に着目したサンフランシスコの医療ベンチャー企業のSense.lyはバーチャルナースを開発しています。

ユーザーは、スマートフォンに表示されるSense.lyのナースアバターが行う5分間の「チェックイン」を通して、症状に合わせて毎日もしくは2、3日に1回、自分の健康状態をスマートフォンに記録するようになっています。

記録といっても手作業で入力する必要はなく、自動音声のナースの質問に声で答えるだけです。そしてそのデータは、医療機関の担当者のみが閲覧できる電子カルテに自動的に転送されて記録化されるという仕組みです。

患者が日常的に利用する他のウェアラブルデバイス、その他のインターネットに接続された医療機器からSense.lyが吸い上げるデータも含まれます。つまり、Sense.lyは退院後の患者の病状を確認し、病院、診療所、ナーシングホームなどを顧客とする情報プラットホームの構築を狙っているわけです（図11）。

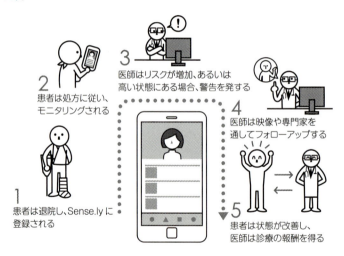

図11　Sense.lyのバーチャルナース

このシステムを通して、人工知能が患者の動きや声の抑揚などの感情を分析。抑鬱状態や日常行動の変化を察知して、医療機関にその状況を知らせることができます。

CEO兼ファウンダーのオディスキー氏は、「膨大な数の患者に電話をかけて、データを分析するというのは人間にはできないことです。Sense.lyはむしろ、医療従事者が効率的に業務を行うサポートをしており、彼らの生活を脅かすようなものではありません」と言っています[注6]。

Sense.lyはバーチャルナースのようなIoT、ビッグデータ、人工知能を組み合わせたサービスをイギリスのナショナル・ヘルス・サービスや、アメリカにある大手病院、診療所にも提供しています。投資家の厳しい審査に見事に耐えて、2017年初頭にはメイヨー・クリニックを含めて、9億円もの大規模な投資を受けています。

参考までに、人工知能の歴史を掲載します（図12）。

第 5 章　ヘルスケアサービス・イノベーションを俯瞰する

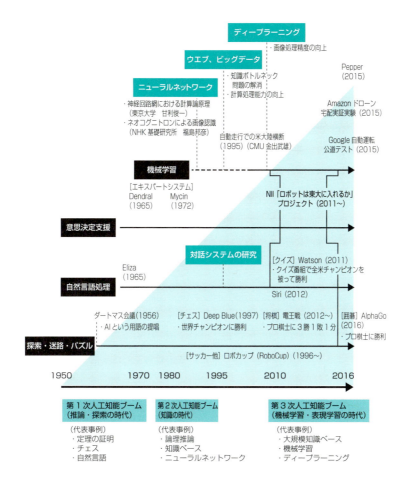

図 12　人工知能の歴史
出典：超スマート社会の実現に向けた我が国の取組（Society 5.0）の方向性
　　　http://www.mext.go.jp/component/b_menu/other/__icsFiles/afield
　　　file/2016/05/19/1371168_007.pdf

（注6）バーチャルナースが退院後の患者の病状を確認―、Sense.ly が 800 万ドルを調達。.
http://jp.techcrunch.com/2017/02/16/20170214virtual-nurse-app-sense-ly-raises-8-million-from-investors-including-the-mayo-clinic/

医療組織層

　そもそも日本は、病院のベッド数が多く介護施設のベッドが少ないのが特徴です（図 13）。そして人口 1,000 人当たりの医師数も国際的に比較すると少ないのです（図 14）。

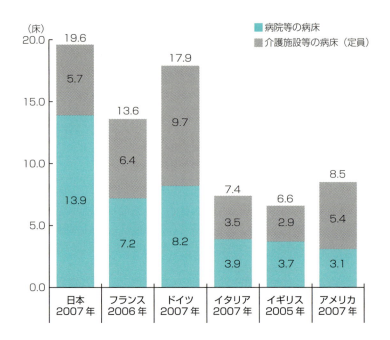

図 13　人口 1,000 人当たりの病床数と介護施設の病床数

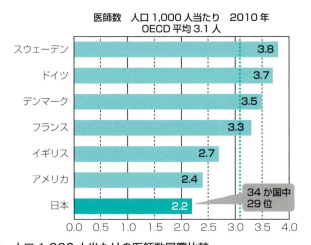

図 14　人口 1,000 人当たりの医師数国際比較
出典：図 13・14 OECD 発表データ等をもとに筆者作成

　人口 1,000 人当たりの看護師数を比較すると、34 か国中 11 位という位置づけです（図 15）。しかしながら OECD 加盟国の平均より高い数値に決して楽観してはいけません。65 歳以上人口が 7％から 14％まで倍加する年数が、デンマークは 53 年、ドイツは 46 年、アメリカは 72 年、スウェーデンは 85 年です。これらに対して日本はわずか 24 年です。

第 5 章　ヘルスケアサービス・イノベーションを俯瞰する

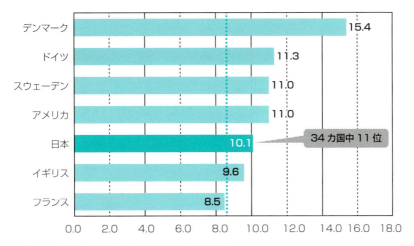

図 15　人口 1,000 人当たりの看護師数国際比較

　一般に人口が高齢化するに従い、看護サービスのニーズは高まります。長い年数をかけて人口が高齢化した国々は、長い年数を掛けて高まる看護サービスへのニーズに適応してきましたが、日本は急激に高齢化しているため、これらのゆっくりと長い時間をかけて成熟した先進国と一概に比較することはできません。

　いずれにせよ、国際比較をしてみると、日本は役割分担が非常に曖昧ながらも従来型の病院の多さ、そして、他の先進国に比べて少ない医師と看護師による「疎医疎看」体質がみてとれます。

「ケアシフト」への要請

　従来型ヘルスケア・システムは疲労してきていて、システム的にも対応できません。そこで、「疎診疎看」を是正し、代替的なキュア＆ケアシステムへの転換、つまり、「ケアシフト」が要請されています。

　以前の日本の医療というのは施設中心のキュア、治療に力点があったのですが、今やだんだんとキュアというよりもケアの方にシフトしていって、かつ施設中心だったものがだんだんと在宅の方に変容しています。これは、ヘルスケアサービスを提供する側のシステム的な構造の大きな変化です。

　また、従来の病院は患者の入院生活を日常生活から隔離、分断して成立してきました。ケアシフトには、この隔離された患者の生活を元に戻すという性格があります。医療が患者の生活を分断していたから、再びつなげなければならないのです[注7]

　役割分担が曖昧なまま、病院数やベッド数は多いのに関わらず、医

(注7) 櫃本真聿. 生活を分断しない医療―医療に「依存」する時代から医療を生活支援として「活用」する時代へ. 東京, ライフ出版社. 2013. 249p.

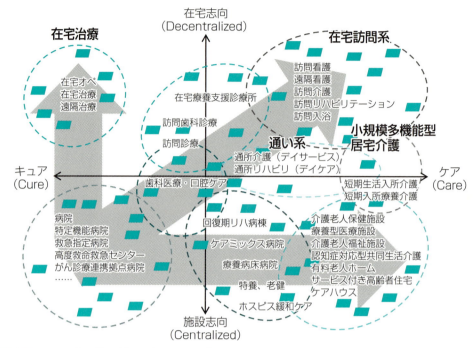

図16　ヘルスケアサービス・システムのケアシフト

師、看護師は非常に少ない、かつ主要都市部に偏在することが根本的な問題です。よって「疎医疎看」の状態は少なくとも2つの現象に結び付きます。「疎医疎看」は、医師、看護師に過重な労働をもたらします。「疎医疎看」は、サービスレベルを低い状態にとどめます。

医師、歯科医師、保健師、助産師、看護師、準看護師、診療放射線技師、臨床検査技師、衛生検査技師、理学療法士、作業療法士、言語聴覚士、視能訓練士、臨床工学技士、義肢装具士、歯科衛生士、歯科技工士、救急救命士、言語聴覚士、栄養士、管理栄養士、薬剤師、保育士、社会福祉士、介護福祉士、精神保健福祉士、医療ソーシャルワーカーなどの資格を持つ専門的な人的資源によって組成されるチームのことを医療チームと言います。チーム医療とは、医師、薬剤師、看護師等の各医療職が専門性を最大限に発揮し、かつ、連携・協働して提供する医療のことです。

さて、今日の保健・医療・福祉を含むヘルスケアサービスシステムは一大変革期を迎えています。その動きは2つの思考軸を用いることで捉えることができます。こうしたなか、キュアからケアへ、そして施設中心から在宅へという動きが顕在化しています。筆者はその動向をケアシフトと呼んでいます（図16）。

第 5 章　ヘルスケアサービス・イノベーションを俯瞰する

Column

■オープン・サービス・イノベーションとしての「がん哲学外来」

　今日、2 人に 1 人の日本人が生涯のうち一回はでがんを発症します。ところが多くの医療機関では、患者の病状や治療の説明、そして治療そのもの提供するばかりで、がん患者やその家族のスピリチュアルペインには全く対応できていません。樋野興夫医師（病理学が専門）は、そうした既存の医療サービス体制の隙間、医療チームと患者との間の隙間を埋めるために「がん哲学外来＆メディカルカフェ」(注8)を展開しています。

　傾聴でもなく、話合いでもなく、議論でもなく、「対話」によって、がん患者のやるせなさ、不安、苦しみ、焦燥感に寄り添うことでケアしようというものです。ただし、カフェを訪れる人の問題を「解決」するのではなく、あくまで「対話」によって「解消」することを目的としています。

　言葉としてではなく、言霊という時、言語に含意される得るものの一つの本質は、呪鎮であり、鎮魂です。「対話」によって、そのような魂の深奥に触れ得る言霊が触発されるとき、ケアは呪鎮や鎮魂という姿を得るのかもしれません。その意味で、「対話」とは、魂のケアを触発する共創的な営みです。

　樋野医師は「まだまだがん哲学外来の拠点は増えてゆくと思いますよ。人口 1 万 5000 人あたりひとつの、つまり全国で 7000 か所のがん哲学外来が必要なのです。病院や施設の中、古民家などなんでもありです。非営利活動なので、A4 の紙一枚申し込んでもらえれば、すぐに開設できますよ」と静かに微笑みながら朴訥な口調で語ります。

　「体力的にきついと思うことがあっても、患者と対話する時間が苦痛だと思ったことはありません。自分が癒されているようにも思えました」(注9)（下線は筆者による）と言う樋野医師ですが、これはまさに、サービスの共創性がその場に発現している証左でしょう。

　樋野医師は病理学者の吉田富三の言葉を引用します。「電子計算機時代だ、宇宙時代だと言ってみても、人間の身体の出来と、その心情の動きは、昔も今も変わってはいないのである。超近代的で合理的と言われている人間でも、病気になって、自分の死を考えさせられる時になると、太古の人間に還る。その医師に訴え、医師を見つめる目つきは、超近代的でも合理的でもなくなる。静かで、淋しく、哀れな、昔ながらの一個の人間に還るのである。その時の救いは、頼りなる良医が側にいてくれることである」

　樋野医師が最初に「がん哲学」を提唱したのは 2001 年で、その 7 年後に順天堂大学病院「がん哲学外来」を開設しました。その後、この樋野氏の運動は全国にスケールアウトして 2017 年現在、130 か所にさまざまなタイプの「カフェ」が運営され、それぞれで心に染み入り、いろいろな気づきのきっかけとなる「対話」が織りなされ、薬品や検査ではない「言葉の処方箋」が共有されています。しかも無料です。

　現在の医療システム、その中核に位置している病院は、あくまでサイエンスとしての医学を医療として患者に適用することが中心です。病院という場では、効果、効率、根拠、論理といったものが重視されますが、一個の人間として患者をケアする場ではありません。そこには、人間が人間をケアするという根本的なヒューマニティが欠落しているのかもしれません。だから、そのような「医療の隙間」を「人間的であること」によって埋めるという「がん哲学外来＆メディカルカフェ」が受け入れられているのでしょう。

　個別特殊なそれぞれの患者や家族の思いに耳を傾け、それぞれの物語や意味を分かち合い、様々な情緒、情念に寄り添うというのは科学としての医療、医学を超越すると同時に補完もします。

非営利活動にして自律分散型の社会イノベーションとしてのこの運動には次のような特徴があります。
①高額な医療機器や薬品などとは無縁で、金銭を媒介としない対話という魂に触れうる人間的なサービスが中心です。その意味でサービス・イノベーションです。
②「がん哲学外来」は、金銭の負担が一切なく、出入り自由で誰でもアクセスできます。オープンな対話を通して、「言葉の処方箋」をシェアできます。その意味でオープン・イノベーションです。
③やる気さえあれば、「がん哲学外来＆メディカルカフェ」の看板をだれでも掲げることができます。そして樋野氏が代表をつとめる一般社団法人がん哲学外来というプラットフォームから支援を受けることができます。その意味でプラットフォーム・イノベーションです。

（注8）一般社団法人がん哲学外来のホームページ　http://www.gantetsugaku.org/
（注9）樋野興夫．がん哲学外来へようこそ．東京，新潮社．2016，124．

サービス層

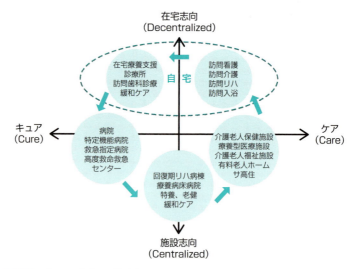

図17　キュア＆ケアサイクル

　医療サービスのやりとりは、医療組織や医療チームというアクターと患者アクターとの間で行われます。これらの相互作用そのものがヘルスケアサービスであり、各種アクターの間で価値が共創されることになります。

価値共創のやりとりは、健康増進、ないしは予防、アセスメント、診断（看護においては看護診断）、計画、治療、ケア、慢性期支援というように一連の流れの中で連鎖します。比較的ミクロ的な流れを、ミクロ・ペーシェント・ジャーニー（P251参照）と呼びます。

また、前述したようにキュアからケアへ施設から在宅へと連鎖してゆきます。さらには、患者というアクターは生涯を通して、多様なサービスを利用することになります（図17）。このような比較的マクロな患者ないしは利用者の動きを「旅」になぞらえてマクロ・ペーシェント・ジャーニー（P249参照）と呼びます。

ミクロとマクロのペーシェント・ジャーニーをいかにデザインするのかは、本書においても重要なテーマです。第8章で扱うペーシェント・ジャーニー・デザインで改めて方法論を紹介します。

さて、医薬品や医療機器などの人工物を利用するサービスでは、技術の進展と応用によって医薬品や医療機器はアクター化しつつあり、一言でサービスといっても複雑化しつつあります。

また、各種の専門職が直接患者とフェース・ツー・フェイスの関係性の中で行うヒューマン・サービスもあります。上述したように、医療組織層の大変化とサービス層の大変化は相互に影響を与え合います。

人工物・医薬品を利用するサービス

▍人工物を利用するサービス

医療サービスにかかわるやりとり＝インタラクションのうち薬品や医療機器など人工的に加工されたものが介在して行われるものです。技術イノベーションにより、薬品や医療機器、ロボットは、それを用いる医師のエージェントとなりアクター化しつつあります。

分子標的薬は、特定の分子をターゲットにして特定の関係性を生み出し、薬効をターゲットに対して機能させるという点でアクターです。また、生体のあらゆる部位にセンサーを埋め込んだり着けたりしてセンサーから医療者へと届けられるデータ、情報の量が飛躍的に増大しています。特定の目的に向かって作用するセンサーにも、アクターの性質があります。

医薬品を利用するサービス

医薬品とは、薬事法第2条では「人又は動物の疾病の診断、治療又は予防に使用されることが目的とされている物であって、機械器具、歯科材料、医療用品及び衛生用品でないもの（医薬部外品及び化粧品を除く。）」とされています。

国内で医薬品として譲渡を含め流通させるには、厚生労働大臣による製造販売承認が必要となります。体外診断用医薬品とは人体の外部において疾病の診断に用いられる医薬品。GOT、GPT検査試薬、生体の酵素等の測定、一般感染症、生体機能の測定試薬などです。

Column
■ プレシジョン医療

精密医療はPrecision Medicineの翻訳ですが、プレシジョン医療とも呼ばれることがあります。プレシジョン医療は、進化した新しいがん治療のスタイルです。患者個人の遺伝子異常に合わせたオーダーメイド治療と言ってもよいでしょう（図18）。

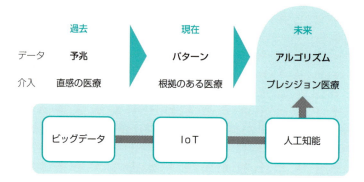

図18　プレシジョン医療

個人の遺伝子情報、遺伝子の個人的な特徴などを含む個別情報をもとに「より精密な医療」ということです。予防や先制医療を含む個別化医療、そしてゲノム医療の発展形の医療技術ということもできます。

プレシジョン医療の診療方法の画期的な部分は、①患者から採取したがん細胞の遺伝子情報を解析し、②患者のがんの原因となる遺伝子の異常を発見・特定し、③患者個人のがんに適応する薬を投与する、ということです。

もともと正常だった遺伝子になんらかの要因で傷ができると遺伝子変異が起きます。たとえば現在、肺がんの場合は「EGFR」「ALK」「ROS1」「MET」と呼ばれる遺伝子に遺伝子変異が起きることがわかっています。

遺伝子解析によってそれぞれタイプの異なる肺がんのタイプを見極め、それぞれにマッチした分子標的薬を投与することによって、その肺がん患者の遺伝子異常に最適な治療を実現しようとするものです。

第 5 章　ヘルスケアサービス・イノベーションを俯瞰する

　外科手術、放射線療法、化学療法を中心に標準化されているがん治療は、「臓器ごと」に粗く区分され、治療されてきました。ところが、プレシジョン医療は、遺伝子解析を行い、遺伝子異常に合わせて薬効を持つ分子標的薬を選び治療を提供するということです。

　たとえば、肺がんを発症している患者のがん細胞を調べてみた結果、甲状腺がんと同じタイプのがん細胞だったため、甲状腺がんのために開発された分子標的薬を肺がんに投与し奏功するというような、およそ従来の臓器別のアプローチではありえなかった治療ができるようになったのです。

アメリカで進むプレシジョン医療

　2015 年アメリカではオバマ前大統領が、プレシジョン医療をがん治療の担い手としてとして、今後の医療の柱として積極的に普及させてゆくがん治療イノベーション政策を発表しました。がん専門の遺伝子解析センターがビッグデータ・テクノロジーを活用して、2 万人を超えるがん患者のがん遺伝子を診断。この大規模なデータベースから新しいがんの遺伝子異常も次々と発見され、遺伝子異常と分子標的薬の新しい組合わせが蓄積されつつあります。

　さらにアメリカでは、人工知能（AI）をフル活用する AI 統合型精密メディシンも始まっています。人工知能は、それ自体は意思や意識を持ちませんが、特定の分野では人間の能力を遥かに超えた認知作業を効率よくこなします。

　ノースカロライナ大学のウイリアム・キム博士は「人工知能を使って人間が見つけることができなかった膨大な遺伝子の組み合わせと同じく膨大な約 2,300 万件の論文から異常のある遺伝子を特定できた」と指摘しています[注10]。

　遺伝子異常と分子標的薬の組み合わせは膨大で、とても人間が手作業で効率よくマッチングできるような代物ではありません。ところが、元来マッチングはコンピュータが得意とする作業です。

　さらに人工知能とアルゴリズムを賢く使うことによって、ビッグデータ化された遺伝子異常、分子標的薬の効き目といった非常に複雑なデータベースから、遺伝子異常と分子標的薬の最適な組み合わせを特定させることが可能になってきました。

　ビッグデータ化されたデータベースから遺伝子異常と分子標的薬の最適な組み合わせを推奨するシステムは、多くの病院、がん専門医が参照することになる、ある種のプラットホームになることでしょう。ただし、「遺伝子異常と分子標的薬の最適な組み合わせ」に関する情報は、だれが知的財産権を持つべきなのかという課題は残ります。

　もちろん、現段階ではすべての遺伝子異常、すべてのがんにプレシジョン医療が有効というわけではありませんが、今後のこの分野のさらなるイノベーションに期待が寄せられています。

（注 10）Kim, William, Yee Man（PI）. The Therapeutic Potential of Targeting MYC Activity in Renal Tumorigenesis.
https://uncch.pure.elsevier.com/en/projects/the-therapeutic-potential-of-targeting-myc-activity-in-renal-tumo

医療機器を利用するサービス

特定保守管理医療機器と特定保険医療材料

　薬事法で「特定保守管理医療機器」とは、医療機器のうち、保守点検、修理その他の管理に専門的な知識および技能を必要とすることからその適正な管理が行われなければ疾病の診断、治療または予防に重大な影響を与えるおそれがあるものとして、厚生労働大臣が薬事・食品衛生審議会の答申を受けて指定するものです。

　人工呼吸器、透析装置、ペースメーカーなど管理において専門的な知識・技能を必要とする機器も含まれます。副作用または機能の障害が生じた場合において人の生命および健康に影響を与えるおそれがあることから、その適切な管理が必要なものとして、厚生労働大臣が薬事・食品衛生審議会の意見を聴いて指定するものです。MRI、電子式血圧計、消化器用カテーテルなども含まれます。

　「特定保険医療材料」とは、保険医療機関および保険薬局における医療材料の支給に要する平均的な費用の額が、技術料などの診療報酬とは別に定められている医療材料です。生物由来製品とは、人もしくは植物を除く生物に由来するものを原料として製造される医薬品・医療機器のうち、保健衛生上特別の注意を要するものとして、厚生労働大臣が薬事・食品衛生審議会の意見を聴いて指定するものです。

Column
■「近赤外光線免疫治療法」の衝撃

　近い将来、がん治療分野の破壊的イノベーションになる可能性が高い新しい治療方法として「近赤外光線免疫治療法」があります。前述したように現在主流の治療法には、外科手術、放射線療法、抗がん剤を中心とした化学療法の3つがあります。周知のとおり、侵襲を伴う外科手術は患者の身体への負担が大きく、他の2つには重い副作用があります。

　小林久隆米国国立がん研究所（NCI）主任研究員が開発している光免疫療法は、伝統的ながんの治療方法を覆すほどのインパクトを持っています。

　近赤外光線免疫治療法は、がん細胞だけに結合する抗体をアクターとして利用します。その抗体に、近赤外線を照射することによって化学反応を起こすIR700という物質を付着させ、静脈注射でがん患者の体内に入れます。抗体はがん細胞に届いてからがん細胞だけに結合します。

　そこに近赤外線の光を照射すると、IR700ががん細胞の膜にある抗体の結合したたんぱく質を変性させてがん細胞の細胞膜の機能を失わせるのです。がん細胞の細胞膜の機能が失われた結果、1〜

2分という短時間でがん細胞だけを破壊して死滅させることが可能となりました（図19）。

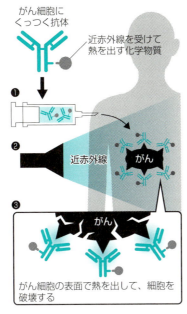

図19　がん治療のイノベーション：光免疫療法

　この療法の特徴は、現在主流の治療法と比べて、副作用もほとんどみられず、安全性が確認されつつあります。
　「がん以外の正常細胞には抗体が結合しないので、近赤外光線が当たっても害はありません。また抗体が結合したがん細胞でも、この特殊な近赤外光線が当たらなければ破壊されません。つまり抗体が結合して、かつ光が当たったがん細胞だけを破壊するという高い選択性を持つ治療法なのです。これほど選択性が高いがんの治療法は過去にありませんでした」と小林医師は言います。「皮膚がんのような身体の表面に近いものだけでなく、食道がん、膀胱がん、大腸がん、肝臓がん、すい臓がん、腎臓がんなど、全身のがんの8～9割はこの治療法でカバーできると思います」

越境型知性が生んだ近赤外光線免疫治療法

　「近赤外光線免疫治療法」を支える技術は、既存の近赤外線、IR700、市販の抗体というように、いずれも身近にある技術を使って治療できる点です。まさに既存のモノコトの新しい組み合わせで「近赤外光線免疫治療法」が可能となり、現在主流の治療法と比べてもさほど費用がかからないことも画期的です。
　「がん細胞が死ぬ現象は生物学ですが、そこへ至る過程はすべて物理学と化学です。こういう融合領域では通常は競争的な研究資金は取ることが難しい」と言う小林医師の発言は意味深長です。生物学、物理学、化学という境界を越境して研究成果を生み出しつつある小林医師は越境型知性の持ち主です。
　ちなみに、オバマ前大統領が2012年2月の一般教書演説で米国の偉大な研究成果として「近赤外光線免疫治療法」の革新性を称賛したのも頷けるというものです。
　筆者が「近赤外光線免疫治療法」に注目する理由はいくつかあります。

（1）破壊的イノベーションの[注11]萌芽

　文字通り、狙ったがん細胞だけを特異的に破壊し、かつ、それが重篤な副作用や安全面での問題が、外科手術、放射線療法、抗がん剤を中心とした化学療法と比べ、相当に小さいということです。

（2）既存技術の新結合

　この療法で用いる技術は、抗体、IR700、近赤外光線など既存技術の組み合わせが中心なので、低価格でこの画期的な治療方法を実現、普及できる可能性が高いということです。

（3）越境型知性

　小林医師は、研究の初期段階から、生物学、物理学、化学の境界を融通無碍に越境して「近赤外光線免疫治療法」の研究を続けてきました。日本の研究体制は、通常タテ割りなので、小林医師のように異分野をまたいで行う研究者にとってよい環境とはいえません。

　この点、米国の研究環境は日本に比べれば分野をまたぐ学際的研究に対する親和性は高いのです。卓越した越境型知性にとって、越境的研究環境がなければその研究を推し進めることはできません。

（4）既存の利益構造の破壊

　この治療方法の安全性、有効性に関するエビデンスがさらに蓄積され、正式に認可され一般患者に適応されるとなると、従来主流を占めてきた手術、放射線、抗がん剤による治療を一気に陳腐化させてゆく可能性があります。

　外科手術、放射線療法、抗がん剤を中心とする化学療法の周辺に構造化され、それらから莫大な利益を得てきた製薬会社、保険会社、学会、病院というアクターの集団、つまり利益共同体の「利益」が相当程度「破壊」される可能性もあります。「近赤外光線免疫治療法」は、社会に普及すればがん患者にとっては福音ですが、伝統的がん治療を推進してきた利害関係者の既得権益という構造にとっては破壊的イノベーションになるかもしれません。

（注11）圧倒的に有効な問題解決で既成の製品、サービスを一気に陳腐化させてしまうほどのパワーを持つイノベーション現象。既存の市場環境に激変をもたらすようなシステミックな大変化。

感情労働

　ヘルスケアに関わる専門職は、喜怒哀楽など多様な感情の波濤（はとう）の中で揺れ動く患者と接することになります。また、それらの感情の波濤はヒューマン・サービス専門職の内面にも不可避的に生じます。また身体活動、技術、スキル、知識だけでなくこのような内面の感情を役務へ移入、投入せざるをえない局面もあります。このような点を捉えて、ホックシールドはこうした感情マネジメントを役務の中で課せられる労働の形態を感情労働と呼んでいます[注12]。

　患者に代表されるアクターと医療組織は、健康増進ないしは予防、アセスメント、診断、計画、治療・ケア・介入、慢性期支援……というような流れのそれぞれの局面で、ヒューマン・サービス（役務）や人工物を介しながら間断なくやりとりをしています。

　それらのインタラクション（相互作用）を成り立たせているもの、そして間断のないやりとりから、データ、情報、知識が生み出されます。

> **One Plus**
>
> **感情労働**
> **（emotional labour）**
>
> 顧客に特定の精神状態を創り出すために、自分の感情を誘発したり、逆に抑圧したりすることを職務にする、精神と感情の協調作業を求められる労働。

（注12）A.R. ホックシールド. 管理される心　感情が商品になる時. 京都, 世界思想社. 2000, 323p
The managed heart : commercialization of human feeling. Arlie Russell Hochschild. University of California Press, 1983

データ、情報、形式知は、主として人工物の中でも情報通信系デバイスによって担当されることが中心なので、意味付け、編集、普遍化という振る舞いは、どちらかというと人間側で行われます。

人間層

　人間は各人が動機、感情そして自由意思を持ちます。それぞれ尊厳を持ち、自立した魂のもと、**市民的自由**を享受する存在です。生老病死の人生のプロセスで多様なヘルスケアサービスを受けながら、あるいはヘルスケアサービスの共創に関与しつつ生きる存在が人間です。

■「スピリチュアル」について

　「患者」という言葉は、文字通り「患っている者」です。患者の「患」の文字は「心」に「串」が突き刺さったような痛みや懊悩を感じる存在です。この患者に対して医療を提供するという図には、心に突き刺さった苦痛を抜き、より楽な状態にする（仏教では「抜苦与楽」といいます）という意味では本質を言い表す言葉です。

　WHOの「健康とは」という定義提案に、「スピリチュアル」という言葉が使われて久しくなりました。以前は「霊的」と訳されて、関係者の中でずいぶん議論を呼びました。近年はスピリチュアルというカタカナ英語が普及しているので、関係者もこの言葉を使うようになってきました。このような観点で、健康とは「単に病的あるいは虚弱が存在しないことではない」とされています。

　一部の人文系を除き、自然科学や社会科学では「スピリチュアル」や「霊」については積極的には議論がなされてきませんでした。「あの世」や「霊魂」が反証不可能命題、つまり実証的に証明もできなければ反証もできないと受けとめられてきたからです。しかしながら、絶対的に「あの世」や「霊魂」が存在するのか、あるいは人間がそういったものを構成するのか、いずれの立場をとろうとも、「あの世」や「霊魂」を前提にして「サービス」が成立していれば、1つのサービスの位相として本書では視野に納めます。第6章で一瞥したいと思います。

> **One Plus**
> **市民的自由（civil liberty）**
> 近代市民社会における個人、市民としての自由。財産利用の自由、身体の自由、職業選択の自由、信教の自由、表現の自由、移動の自由等が含まれる。これらの自由は専制的な政治体制との闘争を経て、近代市民が獲得してきたもの。

Column

■再生医療のインパクト

再生医療の分野では画期的なイノベーションの萌芽が次々と現れつつあります。

指の再生

たとえば、豚の膀胱から抽出した細胞外マトリックス、つまり、細胞の外の微小環境に存在する超分子構造体に特殊な加工を施して粉末にしたものを通称「妖精の粉」といいます。生物由来製品である「妖精の粉」を切断された指の創傷に付着させると、切断された先の指が再生して爪まで生えてきます。この魔法のような粉を傷口に付着させると患者の体内にある幹細胞を引き寄せて、失われた組織を再生させると見立てられています。この新手法は米軍が兵士の治療目的で研究しているといわれています。

移植医療をめぐる動向

臓器不全の患者に対して行われる移植医療が進歩していますが、臓器不足や臓器売買が問題となっています。自治医科大学臓器開発センターでは、人間の幹細胞を用いて豚の体内で人間の肝臓を人工的に製造する研究に取り組んでいます。

この研究の一部では、ラットにホタルの発光する機能を持つ遺伝子を組み込んだ「蛍ラット」が使われています。「蛍ラット」の肝細胞を普通のラットの肝臓を約1/2切除してからそこに移植すると、肝臓の活動を、光を観察することによってモニターできるようになります。この実験によると、半分だった肝臓は24時間後には再生をはじめ、5日後には元の大きさに戻ったと報告されています。

救世主兄弟

臓器再生技術を活用して治療するために必要な幹細胞を得るために、選別された卵子に父親の精子を受精させて新たに子供を作った場合、その兄弟は「救世主兄弟」と呼ばれます。そこで、臓器移植のためドナーとなることを目的として誕生した子供は、まるで治療される兄や姉のスペアのような人生を送らざるをえなくなることが懸念されています。

すなわち、「救世主兄弟」を人工的に作って再生医療に活用することは、深刻な生命倫理の問題をはらんでいるのです。イギリスでは法律によって血液の移植だけに限定されていますが、アメリカでは患者サイドの自己決定権尊重のもと自主規制に委ねられています。

進化する早期診断技術

早期診断技術によって、生体内の分子レベルでの機能変化を捉えることができるようになり、疾病の早期発見、早期診断が可能となりつつあります。たとえば、悪性腫瘍等治療支援分子イメージング機器などがあります。

低侵襲治療技術、効果的な医療サービスにも期待が掛けられています。深部治療に対応した次世代ドラッグ・デリバリー・システム型治療（体内の薬物分布をコントロールする薬物伝達システム）システムなどが有望視されています。

患者のQOLと倫理

医療スタッフにとっても使い易いインテリジェント手術機器が実現されれば、患者のQOLは高まるでしょう。再生医療技術については前述しましたが、失われた組織や臓器の再生効果、安全性を評価するための再生評価技術を体現した医療機器開発のニーズを喚起することになります。また個別臓器ごとに、たとえば、心筋再生治療をサポートするような特殊なカテーテル系の医療機器の開発ニーズは大きくなるでしょう。

このように再生医療がインパクトを及ぼす範囲は広いものの、倫理と抵触する機微な問題も非常に多くなりつつあります。

看護サービス・イノベーションは情報から

　看護という仕事は情報と表裏一体の関係にあり、もはや情報なくして看護は成立しません。それと同時に看護の仕事のプロセス、構造、成果それぞれも情報と切っても切り離せない関係にあります。

チーム医療や患者とのインタラクションも情報から

　近年、チーム医療や保健・医療・福祉の垣根を超えた情報共有が叫ばれていますが、看護情報は看護だけで占有すべきものではありません。隣接する多領域で看護に関わる情報がシェアされることによって最終的には患者や家族にとっても多くのメリットが生じるのです。

　健康増進、予防、アセスメント、看護診断、計画、看護介入、慢性期支援というように一連の流れに看護は関与します。一連の流れとは、看護サービスを提供する看護師とクライエントとの間のインタラクション（相互作用）のことです。この相互作用を成り立たせているもの、間断のないやりとりから生み出されるものが情報です。医療の現場には膨大なデータが存在します。そのデータに意味が加わり、情報となります。意味を加える作業あるいは認知活動を解釈とも呼びます。

　そしてひとまとまりの情報の集まりは、編集という作業を経て知識へと転換されます。編集とは換言すれば情報を構造化する営みのことです。このようにして成り立った知識が、時間や空間の拘束を超えて有用性を獲得すると時として知恵や英知という位相へと昇華されてゆきます（図20）。

患者の意思・自己決定を支援するための情報

　インフォームド・コンセントとは、患者がよりよい意思決定をするために必要な情報を医療者サイドが患者に提供することから始まります。そのためには医療チーム、看護師は根拠に基づいた情報や知識を取捨選択して参照できる状態を保っていることが必要です。

　近年、疾病予防法や治療・ケアの選択肢が急激に拡がりつつあります。そのような状況の中で、各選択の効果やそれに付随するリスクを正しく知り、患者サイドがよりよい意思決定・自己決定を行うことを支援するのも看護師の役割の一つです。意思決定・自己決定をサポートする情報のあり方が決定的に重要になってきています。

One Plus

インフォームド・コンセント（informed consent）

①医療チームからの十分な説明と②患者側の理解、納得、同意、選択という二つのフェーズからなる。インフォームド・コンセントは、単に医療従事者が形式的な説明をすることでもなければ、患者のサインを求めるものでもなく合意形成が求められる。

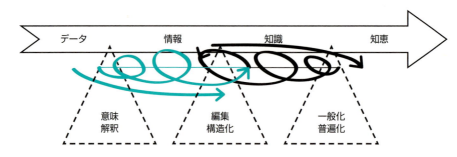

図20 データ、情報、知識、知恵

「患者中心のケア」という用語が独り歩きしている感なきにしもあらずの昨今ですが、そもそも「患者中心」とは、患者の選好（好み）、ニーズ、価値を重視した意思決定のための情報提供、支援、保証を指します。ここにおいても情報が大きな鍵となります。

さて、ここで注意したいのが、医療サービスのひとつの特性です。看護を含む医療サービスのひとつの特質は、サービスの提供者サイドにデータ、情報、知識が著しく偏って集積、活用されるということです。これを情報の非対称性といいます。

患者を含むサービスの利用者には、専門的な情報や知識は乏しく、それらにアクセスすることにも制限があります。一方、サービス提供者はサービスに関するデータ、情報、知識を集約して保有することができます。そして保有された情報や知識を活用して提供するサービスの内容に関するさまざまな意思決定をすることができます。

「知ろしめす」という言葉の警鐘

ことの本質は、「知ろしめす」という日本の古語に端的にあらわれています。「知ろしめす」は、「知る」の尊敬語です。知るということは統治するということと同義であり、情報や知識を集権的に集約し、優位な立場を確立することによって為政者の存在を「知ろしめし」、もって効果的な統治を確立するのです。

知らせない、知るべきことを制限する、知るべきことを誘導する、知らせることをねつ造する……。これらの手法を使えば、医療サービスにおいてサービス提供者の立場は、サービス利用者（患者）よりも断然強いものとなり、比較優位の立場を維持することもできます。

旧来の日本の医療に牢固として瀰漫していたこの種の悪弊、弊害、慣習、文化に対する反抗ないしは反省が、インフォームド・コンセントであり、患者自己決定であり、患者中心のケアなのでしょう。ここ

においても、また、情報のあり方が大きな鍵となります。

意思決定に必要な情報の形

　意思決定とは、特定の目的を達成するために、複数の代替手段の中か1つの選択をすることによって行動を決定することです。患者の立場に立ってみれば、複数の代替手段には、医療機関、医師、治療方法、手術の術式、薬品、延命するかしないか、など実に多種多様な選択肢が存在し、その選択肢は複雑化の一途をたどっています。

　これらいくつかの選択肢は、情報化されてはじめて選択肢となり得ます。また、看護の立場に立っても、職場には、看護業務を遂行するうえで、意思決定支援ツールが多数あります。

　たとえば、褥瘡ケアにおける褥瘡発症リスクアセスメントツールも近年多くの医療機関で多用されている意思決定支援ツールです。褥瘡が発症するリスクをアセスメントすることによって、非常に見えづらいリスクを「見える化」して適切な対応行動のための意思決定をサポートするものです。ここにおいても、情報が鍵となります。

Column

■遠隔看護のイノベーション

遠隔看護（テレナーシング）は、在宅にいながらにしてタイムリーに看護サービスを提供するために1980年代から先進国を中心として普及しはじめた看護情報サービスシステムです。入院というイベントが患者の生活を分断してしまうのに対して、在宅看護はあくまで患者の在宅での生活を基本にして、在宅の環境で看護サービスを提供するものです。

遠隔看護システムは、①自宅で療養する患者さんの健康管理・維持のために必要な生活上の課題となる情報を医療者と共有する。②患者の日々の健康管理を、先端的な情報通信技術を用いて行う。③それらにより継続的な看護、治療を実施することをサポートします（図21）。

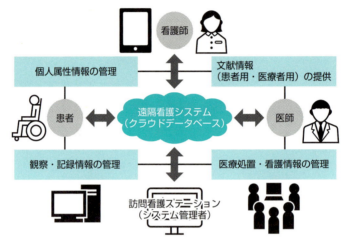

図21　クラウド環境における医療情報の共有
出典：川口 孝泰．在宅医療における看護師の新たな挑戦〜次世代の医療を支える「遠隔看護」とは〜．東京情報大学看護学部設置記念シンポジウム発表資料．2016年10月29日．

このように遠隔看護システムの鍵となるものは、情報と情報を可視化して共有する情報通信技術です。用いる情報通信技術については、電話、テレビ電話、電子メール、SNS（ソーシャル・ネットワーク・サービス）、日々の体温や血圧、脈拍、血糖値などのデータベースを保管するストレージするなど多岐に渡ります。

近年は、さらにIoT（モノのインターネット）、ビッグデータ、人工知能の技術進歩によって遠隔看護システムは様変わりの様相を呈しています。

センサーからの情報を蓄積し解析し、サービスに繋げる

まず、バイタルデータを取得するためにウェアラブル・センサーを患者に着けてもらいます。ウェアラブル・センサーは近年小型化、ストレスフリー化、センシングデータなど多様化しており、腕時計型、腕輪型、足環型、体表に貼るパッチ型などが登場しています。

ウェアラブル・センサー以外では寝室や居宅を歩き回るロボットが数メートル先で生活する患者のバイタルデータ、挙動などをウオッチしつつ、「服薬指導」もロボットが行うというような研究も進んでいます。

いずれにせよ、ブルートゥースに対応したウェアラブルあるいはロボットに搭載されたリモートセンサーから患者のバイタルデータを、インターネットを経由させてクラウド環境にあるセンサー・データ処理サーバに蓄積してゆきます。24時間365日間絶え間なくデータが蓄積されビッグデータ化

されます。これらを人工知能が解析して、病変パターン、そして増悪や急変を予測するアルゴリズムを自動生成します。

処理されたデータは、同じくクラウド環境の中でセンサー系データベースサーバに蓄積されます。その予兆を検出した場合、ユーザーである介護・看護事業者および親族のスマートフォンアプリに対して、状態変化の旨をアラートとしてプッシュ通知し、対応を促します。

センサーの進歩とアクセスの容易さ

センサー技術は日進月歩です。センサー本体に、バイタルデータに加え、気圧、加速度、気温を検知するセンサー機能を埋め込めば、転倒や転落を検知したり、熱ストレスを推定したりすることができるので、熱中症のリスクも通知することができます。

看護介入の計画と実施事項なども、データベースに蓄積されます。地域連携クリニカルパスが適用される場合は、バリアンスもデータとして保管されます。ユーザー管理データベースには患者の個人情報、病歴、投薬履歴、手術履歴、予後履歴などが保管されます。

これらセンサーデータベース、遠隔看護介入データベース、ユーザー管理データベースに対して、看護師や医師はiPadやパソコンからアクセスしマネジメントします。患者や家族はスマートフォン、iPad、iPodtouchなどの端末からアクセスします（図22）。

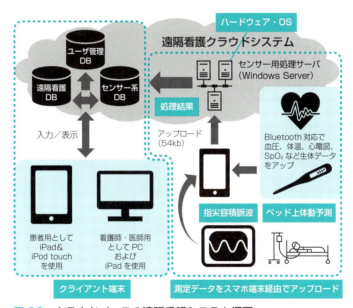

図22　クラウドベースの遠隔看護システム概要
出典：川口 孝泰．在宅医療における看護師の新たな挑戦〜次世代の医療を支える「遠隔看護」とは〜．東京情報大学看護学部設置記念シンポジウム発表資料．2016年10月29日．

ブラックボックスを可視化する遠隔看護システム

在宅医療はブラックボックスであると言われています。そこには三つの理由があります。①患者と家族にとって、患者に何が起きているのか見えない、わからない。②24時間365日対応しなければならない在宅現場で看護・介護スタッフに過重な対応を迫りがち。③在宅看護の現場では、勘や経験に依存しがちである。

遠隔看護システムは、とかくブラックボックス化しやすい在宅看護の現場を、多様な情報を可視化することによって実現するサービス・イノベーションです。

①看護・介護スタッフに加え、家族は 24 時間 365 日、患者の状態をどこにいても得ることができる。② 24 時間 365 日センサーが看護スタッフに代わってウオッチすることで、在宅看護の現場の労働環境を改善することができる。③臨床の勘・経験に加え、データによる根拠のある看護を実現できるといった効果が挙げられます。また、遠隔看護システムにより、訪問看護ステーションの運営スタイルも大いに変わることが予想できます（図 23）。

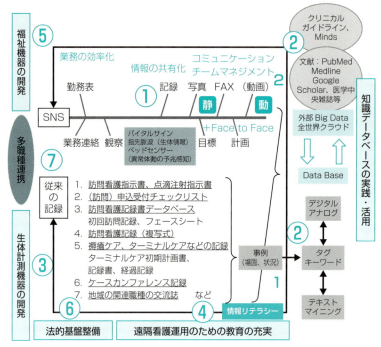

図 23　次世代訪問看護ステーションにおける「遠隔看護」の未来
出典：川口 孝泰．在宅医療における看護師の新たな挑戦〜次世代の医療を支える「遠隔看護」とは〜．東京情報大学看護学部設置記念シンポジウム発表資料．2016 年 10 月 29 日．

第6章 ヘルスケアサービス・エコシステム

一人ひとりが織り上げるタペストリー

　前章では、人間が、生老病死の過程で、地球生態環境、健康基盤、プラットホーム、保健・医療・福祉に関わる組織、それらから提供される多様なサービスを通して複雑に相互作用しながら生存していることに洞察を加えました。

　また階層というレンズを用いることで、改善やイノベーションの素材、機会、契機を見つける手助けにもなったことでしょう。

　そこにはさまざまな問題があり、さまざまな問題解決が図られつつあります。多様な問題の複雑な絡み合いの中から、問題を明確に定義して問題解決を図る。そしてその問題解決方法や改善方法が社会的なインパクトを持つレベルまでに普及すると、事後的にイノベーションとして認知されるようになります。

　人の一生は生老病死です。そのような人の生態を全体的にケアするものがサービス・エコシステムで、それをさらに全体的にケアするものがエコシステム・サービスです。人をケアすることは、地球生態系をケアすること、エコシステム・サービスをケアすることと、このように深くつながっているのです。

　生老病死の過程で、サービスの恩恵にまったく浴しない人は皆無でしょう。多くの日本人は、産科を持つ病院で生まれます。街にある助産所で生まれる人は減りつつあります。まして、自宅で生まれる人はもはやあまりはいません。そして老、病を得る過程でこれまたさまざまな保健サービスや医療サービスを受けます。

　もっとも人は、保健・医療・福祉サービスの専門的組織からサービスを受けるのみならず、親しい家族や友人との瑞々しい人間関係や緊密・親密に結びついたコネクテッドネス（絆）から、疾病を予防したり健康を増進したりする効果を得ているということは第2章で詳しく見たとおりです。友人との気の置けないバカ話、一緒に割り勘で美味しいお酒を飲み、語り合う。一緒に有酸素運動を楽しむ仲間を持つ。ポジティブな感情をシェアする。こういったことも疾病を予防したり健康をプロモートしたりする互恵的なサービスとして価値あることです。

　このように鳥瞰してみると、私たち一人ひとりは、身の回りに多様な色と模様に彩られたカラフルなヘルスケアサービスのタペストリーを織り上げつつ人生を歩んでいるのかもしれません。カラフルなヘル

第6章　ヘルスケアサービス・エコシステム

スケアサービスのタペストリーのことを、この章ではヘルスケアサービス・エコシステムとして捉えてゆきます。

読者でもありアクターでもあるあなたは、広大無辺に拡がるヘルスケアサービス・エコシステムのどこかで専門的なサービスを提供していて、心身の調子が悪くなれば、治療を受けるため、その中でヘルスケアサービスにアクセスしていることでしょう。ならば、ヘルスケアサービス・エコシステムの、どこを自分ならではの場とするのか、その場のなかでどのような変化、変革を担うのかというテーマが立ち顕われます。そのような視点で自分が利用者として関わるヘルスケアサービスを捉えてゆくと新しい地平を開くことができます。

サービス・エコシステム

近年は、サービスをソーシャルな生態系の一種と見立て、サービス・エコシステムを俯瞰する視座が重視されています。試しに英語の「service ecosystem」という言葉でイメージ検索をしてみるとさまざまなイメージを得ます（図1）。

> **One Plus**
> **生態系（ecosystem）**
> ある場所に生息するすべての生物と、その生物を取り巻く環境、生物間、環境間の相互作用を含める全体。

サービス・エコシステムのイメージと定義

サービス・エコシステムのイメージには3つの共通点があります。

第1に、サービス・エコシステムは複雑な関係性、繋がりによって構成されるということです。関係性の中での相互作用、やりとりされるものがサービスです。一言でやりとりといっても、そこには単なるやりとり以外にも交換、分業、協業、連携、相互補完などさまざまな働きが埋め込まれています。

第2に、サービス・エコシステムには階層構造があります。あるいは、階層構造というレンズを用いた方が複雑な全体が見えやすいという性質があります。第5章で述べたように、本書では健康医療サービスを階層化してモデル化しているのでこの点は一致しています。

第3に、サービス・エコシステムはある種の円環として描かれる性質があります。全体として均衡を保ちながら「円い」様相を保ちながらも多様なアクターが繋がり合い、複雑な全体としての「環」を形作っています。

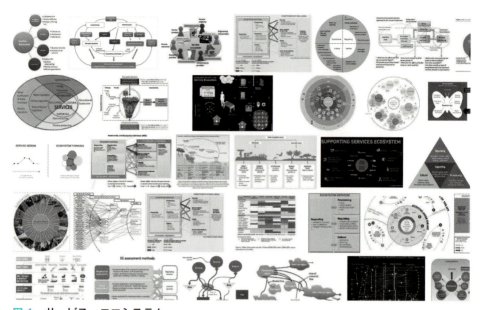

図1　サービス・エコシステム
Googleイメージ検索にて"service ecosystem"を検索した結果

　本書では、「サービス・エコシステムとは、複数のアクターが複雑な相互作用の中で多様な文脈とサービスによってつながり、共存し、価値を共創しつつ進化してゆく複雑対応的なシステムである」と定義します。この考え方は、サービスが共創され、共有され、利用されている様相を、社会を構成する多様な要素と相互に関係し合い調和を目指す生態系（エコシステム）として捉えてゆくものです。

　ちなみに、厚生労働省が公表している理念型としての地域包括ケアシステムは、図2・図3のように示されています。関係性、階層構造、円環構造が如実に表れていることから、地域包括ケアシステムは実質的なエコシステムと捉えることができます。

サービスのいろいろな形

　さまざまなアクターがやりとりすることが即サービスとなります。第2章で議論したことを思い出してみてください。金銭の授受がなくても、仲の良い友人と楽しく語り合って、愉快、安心、刺激をやりとりすることは、健康増進という効用をもたらすのでサービスです。

　病にかかり、診療所や病院に行って医師の診察を受け、医療サービス、看護サービスを受けるという一連の流れもサービスです。

　処方された薬品を買うという行為もサービス・ドミナント・ロジックに立てば、薬品というモノに埋め込まれている薬効、そして薬効た

第6章　ヘルスケアサービス・エコシステム

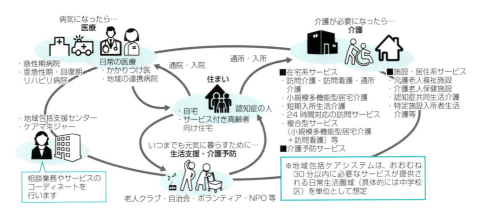

図2　厚生労働省による「地域包括ケアシステム」の理念型

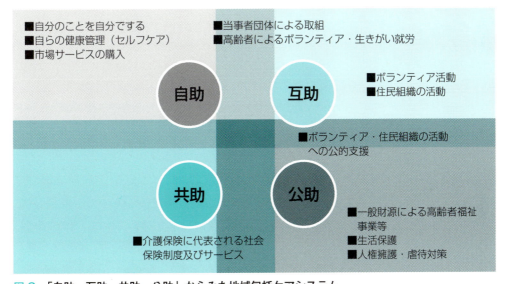

図3　「自助・互助・共助・公助」からみた地域包括ケアシステム
出典：地域包括ケアシステムの5つの構成要素と「自助・互助・共助・公助」
　　　平成25年3月 地域包括ケア研究会報告書

らしめた薬理学者、研究者、その他もろもろの人々の知識やスキルなどを買うことになるので、「サービスを買う」ことになります。

　いずれにせよ、社会の中でアクターとして生きている人間は、サービス・エコシステムの中で、多種多様なアクターとサービスをやりとりしながら生きているということになります。

Column

■自分というエコシステムと腸内フローラ

　個人という言葉は、これ以上分割できない自分（individual）という意味ですが、自分の中には無数の微生物や細菌が棲んでいます。イスラエル・ワイツマン科学研究所によると、平均的な男性の体は30兆の細胞でできていて、それ以上の約40兆もの細菌が消化管内に棲息しています。

　つまり個人は、それ以上分割できない最小単位ではなく、30兆個の細胞でできていて、それ以上の数の細菌や微生物によって支えられて生きていることになります。

　食べ物は胃で分解され、小腸で消化・吸収されて血液によって全身を巡ります。腸内に棲息する細菌の群を「お花畑」にたとえて腸内フローラ（腸内細菌のお花畑）と呼びますが、腸内フローラ内の「善玉菌」が栄養成分を無駄なく吸収されるレベルまで分解する手助けをしています。

　腸内フローラのバランスが崩れた状態が続くと、脂質代謝に異常をきたし、動脈硬化の原因ともなります。また、腸内フローラのバランスが崩れることによって腸で消化しきれなかったタンパク質等が発がん物質の発生源になることも報告されています。

　腸内フローラがバランスを欠いた場合、腸内で腐敗物質や有害物質が生成されるようになります。たとえば、便秘、下痢、肌荒れ、ニキビ、じんましん、アレルギーの悪化、精神疾患の発症にもつながります。

　腸内フローラは、免疫にも関係しています。体外から侵入したウイルスや病原菌などと闘うリンパ球などの免疫細胞は、腸内に約70%が集中し、がん細胞に対して特異的に振る舞う腫瘍免疫も約80%が腸に存在しているともいわれます。

　腸内フローラでは、体のさまざまな機能に必要なホルモンも生成しています。ホルモンの生成は人体の老化と大きく関係しているため、腸内フローラが長寿や若返りにも大きく影響していることが分かります。

　とはいえ、腸内フローラの研究はまだ日が浅く、未解明の部分の方が大きいというのが現状です。自分というエコシステムは、人体の細胞の数以上の細菌、微生物という「別の生命体」の複雑で多様な相互作用に支えられて持続しています。40兆個にも上る特殊スキルを持つ微生物、細菌という微細なアクターが織りなす無数の関係性からなるエコシステムが、自分というアクターを支えているということになります。

　見方を変えれば、腸内の無数の細菌は、自分たちの生存のためには宿主たる腸管、人体というアクターを必要としており、微生物や細菌が人体を飼っているのかもしれません。自分と腸の中に棲んでいる微生物、細菌は複雑な相互作用を及ぼしながら、生きるという価値を共創しているとも考えることができるでしょう。その共創関係の上に立って、今ここに自分が生きているともいえるでしょう。

　本書の視点は健康をシステムというレンズで見つめることですが、これ以上分割できない人間＝個人（individual）という人間観は、もしかしたら人間の勝手な思い上がりで、かなり歪んだ非健康的な人間観かもしれません。

第6章　ヘルスケアサービス・エコシステム

高齢化倍加年数とサービス・エコシステム

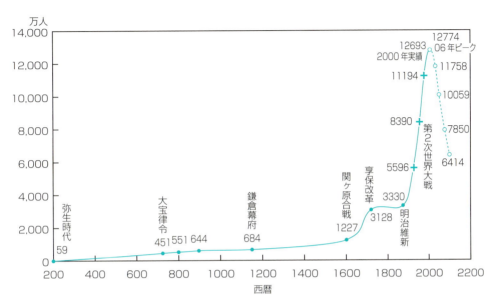

図4　日本人人口の歴史的変化
出典：社会実情データ図録 http://www2.ttcn.ne.jp/honkawa/1150.html（歴史人口学の鬼頭宏（2000）が整理した日本の人口の超長期推移が元資料）

　よく言われる少子高齢化現象のインパクトを説明するデータの意味するところは、超長期的な日本の人口の変化を振り返ってはじめて分かるものです（図4）。

■世界的に類例がない近年の日本人人口の激変

　弥生時代以降、関ヶ原の合戦（西暦1600年）までは、日本の人口の増加は緩慢なものでした。江戸時代の前半に急増し、それ以降は、鎖国期間を通して明治維新までは3,000万人位で停滞しています。
　ところが明治維新後から2006年の1億2779万人のピークを迎えるまでは短期間に激増しています。その間は、日露戦争、日清戦争、第1次世界大戦、大東亜戦争への参戦、そして敗北、戦後の復興、高度経済成長、石油ショック、IT革命、バブル崩壊など激動の歴史でした。そして今後100年をかけて、日本の人口は現在の趨勢に変わりなければ4500万人前後までつるべ落としで激減すると予測されています。このような短期間で人口が激増し、激減する時代は、日本の歴史

始まって以来のものであり、世界的に見ても類例がないものです。

超高齢社会の含意

少子高齢化とか超高齢社会といった用語が広く社会に流通している今日、これらの言葉を聞いてもさほど新鮮味はないかもしれません。また、これらの単語を好んで使う向きにとっても、上っ面な意味の解釈で事足らしめていることが多いのではないでしょうか。

本書は、ヘルスケアのサービス・イノベーションを主題にしている文脈上、少子高齢化と超高齢社会という用語が含み持つ表面に現れない意味、すなわち含意を紡ぎ出したいと思います。

1つ目の含意は、保健・医療・福祉サービスシステムの変化であり、2つ目の含意はそれらの変化を敷衍する学問の変化です。これらの大変化を受けとめ、社会や学問のシステムを再デザインしなければいけない状況が逼迫しています。日本の過去100年と今後100年の合わせて200年間は、人類史的に見ても未曾有の人口激増、激減の時代です。この激烈な人口の増減が、社会にさまざまな問題をもたらすことになります。今後の100年は人口が激減する時代であり、少子高齢化というよりは小生多死時代といったほうがふさわしいのです（図5）。

第一次ベビーブーム、第二次ベビーブームの鋭く尖った人口上の山は、その約80〜90年後にはゆるい死亡者数の2つの山を形成し、それ以降死亡者数も減ってゆきます。2060年位になると、年間の死亡数は出生数の3倍程度になると予測されています。このような時代が、他の先進諸国と比べ緩慢とではなく、急速に到来するのです（図6）。

新しく生まれる赤ん坊よりも、死に逝く人々のほうが圧倒的に多くなる時代を迎えつつあるのです。高齢社会のインパクトは、単に高齢者の全人口に対する割合だけではなく、高齢化そのもののスピードを見ないと分かりません。高齢化率が7％を超えてからその倍の14％に達するまでの所要年数を 高齢化倍化年数 といいます。この高齢化倍加年数を他の国々と比較すると日本の超高齢社会の到来がいかに急激かつ時代的には早いものということが分かります。

欧州、たとえばフランスが126年、スウェーデンが85年、イギリスが46年、ドイツが40年であるのに対し、アジア諸国の韓国、シンガポール、日本、中国などは20年前後です。日本は、1970年に7％を超えると、24年後の1994年に倍の14％に達しているのです[注1]。

One Plus

高齢化倍加年数

高齢化社会（老年人口の割合が7％）から高齢社会（老年人口の割合が14％）へ移行するまでの所要年数。

（注1）高齢化の国際的動向（平成26年高齢社会白書）：
http://www8.cao.go.jp/kourei/whitepaper/w-2014/zenbun/s1_1_5.html

第6章　ヘルスケアサービス・エコシステム

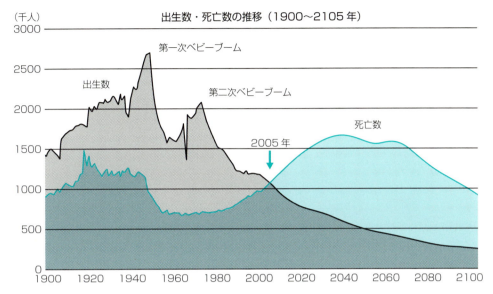

図5　大量死時代の到来
出典：国立社会保障・人口問題研究資料
　　　厚生労働省・平成18年人口動態調査資料

高齢化や大量死に対応する時間的余裕は限られている

　日本は、時間をかけてゆっくりと高齢化しているのでなく、他の先進国とくらべて急速に高齢化しています。時間をかけて緩やかに高齢化を遂げる国では、高齢化に対処するためのさまざまな社会デザイン、たとえば社会保障、保健・医療・福祉制度の再設計、税制、高齢者を念頭に置いたまちづくり、交通機関のバリアフリー化などについて、丹念に時間をかけて行うことができます。

　しかし高齢化倍加年数がたった24年の日本にとって、時間的余裕は限られます。高齢化倍加時間最短の日本は人口構造高齢化の前人未到の実験国家のようなものなのです。

　高齢化倍加年数が非常に短い日本にとって、亡くなる高齢者の絶対数の増加もさることながら、高齢ゆえに亡くなる死亡者が短時間で急激に増加することになります。前出の図5に示されているように、人口のピークを迎えた2005年を境にして出生数よりも死亡数の方が圧倒的に増える趨勢です。このような超長期的な人口の変化を受け、老人人口構造は80歳以上、75歳以上80歳未満、70歳以上75歳未満といった年齢層が増大傾向にあります（図7）。

　一般に加齢現象は、死を迎える可能性を増加させるので、少子高齢化現象は大量死時代の到来の伏線のようなものです。出生数が短期的

175

国	65歳以上人口割合（到達年次）								倍加年数（年間）	
	7%	10%	14%	15%	20%	21%	25%	30%	7%→14%	10%→20%
韓国	1999	2007	2017	2019	2026	2027	2033	2041	18	19
シンガポール	1999	2013	2019	2020	2026	2027	2033	2043	20	13
日本	1970	1985	1994	1996	2005	2007	2013	2024	24	20
中国	2000	2017	2025	2028	2035	2037	2049	2063	25	18
フィンランド	1958	1973	1994	2001	2015	2017	2029	-	36	42
ドイツ	1932	1952	1972	1976	2009	2013	2025	2034	40	57
ルーマニア	1962	1977	2002	2012	2033	2034	2043	-	40	56
オーストリア	1929	1945	1970	1976	2020	2023	2030	2051	41	75
ブルガリア	1952	1972	1993	1995	2020	2024	2040	-	41	48
ギリシャ	1951	1968	1992	1995	2018	2023	2035	2050	41	50
ポルトガル	1950	1972	1992	1996	2018	2020	2030	2041	42	46
スペイン	1947	1973	1991	1994	2024	2026	2034	2043	44	51
ポーランド	1966	1978	2012	2015	2024	2026	2045	-	46	46
イギリス	1929	1946	1975	1982	2027	2030	2060	-	46	81
ロシア	1968	1979	2017	2020	2040	2045	2055	-	49	61
ベルギー	1925	1946	1976	1991	2021	2024	2038	-	51	75
デンマーク	1925	1957	1978	1985	2021	2026	2062	-	53	64
スイス	1931	1958	1986	1998	2020	2023	2031	2044	55	62
イタリア	1927	1964	1988	1991	2008	2013	2027	2037	61	44
カナダ	1945	1984	2010	2013	2024	2026	2052	-	65	40
オランダ	1940	1969	2005	2010	2021	2023	2032	-	65	52
アメリカ	1942	1972	2014	2017	2031	2048	2093	-	72	59
オーストラリア	1939	1983	2013	2016	2033	2037	2064	-	74	50
スウェーデン	1887	1948	1972	1975	2015	2021	2054	-	85	67
ノルウェー	1885	1954	1977	1982	2027	2031	2078	-	92	73
フランス	1864	1943	1990	1995	2020	2023	2053	-	126	77

図6 主要国の65歳以上人口割合別到達年次と倍加年数
出典：国立社会保障・人口問題研究所　人口統計資料集（2013）
Ⅱ．年齢別人口「表2―18 主要国の65歳以上人口割合別到達年次とその倍加年数」による

に急増する人口激増の過程で5％を切っていたこともある65歳以上人口比率（高齢化率）は、2006年に19.5％となり、2075年頃には42％となると推計されています。

　高齢化倍加年数が非常に短いという制約の中、ヘルスケアサービス・エコシステムを構築するという人類史上初の難題に直面しているのです。

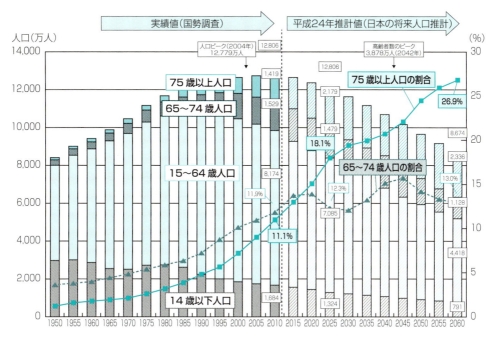

図7 75歳以上人口の変化
（資料）総務省統計局「国勢調査」、国立社会保障・人口問題研究所「日本の将来推計人口」（平成24年1月推計）出生中位（死亡中位）推計
2010年の値は総務省統計局「平成22年国勢調査による基準人口」（国籍・年齢「不詳人口」を按分補正した人口）による

サービス・エコシステムにケアシフトの静かな衝撃

　以上のような人口構造の変化、そしてその激変する人口構造の大変化に対して、日本の医療・保健・福祉に関わる資源は現在、直面し、近未来にはますます膨張し複雑化する問題を解決するために合理的に組織化されているわけではありません。

　むしろ、人口構造がピラミッドのような形をしていて、多数の若者や労働者が少数の高齢者を支える社会システムが社会の隅々まで埋め込まれてしまい、そうこうしているうちに、急速に人口構造はビア樽型を通り越して逆ピラミッドのような形になってしまい、ピラミッド型時代のシステムが急速に機能不全を起こしているのです。前述したように、高齢化人口の規模のみならず、高齢化のスピードが速いため、逆ピラミッド型は人口構造の衝撃は大きいのです。

キュアとケア

　キュア（Cure）とケア（Care）という切り口からこれらの問題を考えてみましょう。ここでは、キュアとケアは二項対立的な概念ではなく、相互補完、相互依存的な概念として用いたいと思います。

　もとよりキュアとケアは、白か黒か、0か1か、というような単純明快な二項対立構造ではありません。キュアの中にケアが入り込み、またそれの逆もあるといったような入れ子構造、あるいは複雑で相互が浸潤し合い、相互が再帰的な構造を成しています。そこを踏まえつつ、あえて議論しやすいようにシンプル化したものが図8です。

　さらに、キュアとケアをサイエンスとヒューマニティという視点で比較してみましょう。キュアの本質は「治す」こと、すなわち治療です。ケアの本質は「支える」「寄り添う」こと、すなわち支援です。

　治すこと、つまり治療は近代科学をバックボーンに据える医学の発展とともに進化を続けています。近代科学は、人間、特に科学者が主として物質圏の事象を中心として観察、介入、操作を含む科学的な手続きによって普遍的、一般的な法則、定理、パターン、理論などを発見し体系化します。それらの相互関連には、論理的整合性がなければなりません。ゆえに、その手続きにおいては明瞭で説得力がある根拠（エビデンス）と原因と結果という関係を明確に説得する因果律が重視されます。そして、それらが現実的対応性を持ち、現実の世界に応用される際には、効果や効率が重視されます。これらが、近代科学的であること、あるいはサイエンス＝科学的であることの一連の流れおよび、背後に連なる構成です。科学としての医学、医学の社会的な応用である医療というスタンスをとるときは、以上を尊重し踏み外すことのないよう充分に配慮が必要です。

　ところが、ケア、そしてケアの重要な一部を成すところの看護は、サイエンスや近代科学的であることのみでは、実は十全に展開、対応することができません。患者は、せつなさ、やるせなさ、しんどさ、やりきれなさ、つらさ、不安、焦燥感、絶望、希望、苦しさ、スピリチュアルな痛みなどの、内的な世界ないしは精神圏に、個別、特殊な意味を紡ぎつつ、生老病死という、ともすれば「苦」が随伴しがちで、小さいながらもかけがえのない物語を生きているからです。また精神圏は、物質圏と異なり因果律では合理的な説明が困難な神秘的な現象がしばしば顕在化します。ユングは、因果律を超越した現象を共時性（シンクロニシティ）という概念で説明しようとしました。

	Cure		Care
対象人（People）	若年（Young）	◀ - - - ▶	老人（Old）
疾患（Disease）	急性期（Acute）	◀ - - - ▶	慢性期（Chronic）
死との関わり（Coping with death）	拒否（Rejection）	◀ - - - ▶	受容（Acceptance）
接近（Approach）	対部分反応的（Reductive）	◀ - - - ▶	全体的（Holistic）
場（Place）	病院中心（Centralized Hospital-based）	◀ - - - ▶	非中心・地域在宅（Decentralized Community & home based）

図8　キュアとケアの連続線

サイエンス（科学的であること）	ヒューマニティ（人間的であること）
◀── Cure ──▶	
◀────── Care ──────▶	
外界、物質圏	内界、精神圏
普遍性、一般性	個別性、特殊性
因果律	共時性
効果、効率	意味
根拠	物語
理論	情緒、情念

図9　科学的であることと人間的であること

　いずれにせよ、それらの極めて特殊で個別性の強い物語に介入してケアし、意味を紡いでゆくという日本全国どの臨床現場でも繰り返されている風景には喜怒哀楽の情念、情緒が深く埋め込まれています。

　ヒューマニティ、つまり人間的であることは、図9のようにサイエンスとは異質なものです。しかし、ケアやその重要な一部を担うことが期待されている看護の立ち位置は、臨床の現場に接近すればするほど、実は、人間的であることの諸相が立ち現れてくるものです。換言すれば、ケアの世界は、サイエンス、近代科学の枠に自閉することは困難です。むしろ、ケアにとって、サイエンスあるいは近代科学の枠組みは部分であって、決して全体ではありえません。キュアを包摂しつつも、キュアを越境するもの。それがケアであり、ケアシフトが亢進するにつれて、ケアがキュアの諸相を包摂することになるでしょう。

　ゆえに、ケアそれ自体が、科学的であることと人間的であることの境界を越境するという営為を内在化させていると見立てられます。

▍病院が担ってきたキュア

　今まで病院が主に担ってきたキュアは、どちらかといえば急性期、

> **One Plus**
> **病因論**
> すべての疾病には原因があり、それを病因という。その病因を究明する学問のこと。

> **One Plus**
> **要素還元主義（reductionism）**
> あらゆる事象は、現象を成り立たせる要素に分析、還元することにより、現象を正確に理解することができるとする立場。対立概念は全体論（holism）。

若年や成人が中心でした。それは、ドイツの医学者のウイルヒョーが当時画期的だった病因論を唱えたことに淵源します。疾患の原因を究明してそれに対して合理的な標準的な治療を実行することによって、病院で患者をキュア（治療）して、患者は完治したのち、病院から歩いて帰ることを理想とする、と。

また、伝統的な医療の世界では、「死」は決して喜ばしいものでも生命として必然の現象として受け入れられているわけでもありません。むしろ「死ぬこと」に医療や医学の、ある種の「敗北感」を纏わせつつ、死ぬことを拒絶して、あるいは積極的な意味付けを保留し、死ぬことを延期して先伸ばしにしていこうという方向性が埋め込まれている風景を隠微に見るのは筆者一人だけではないでしょう。

伝統的なキュアは、要素還元的なアプローチを多用します。そもそも近代科学の根っこにある1つの大きなバックボーンは要素還元主義です。近代科学の一部門である医学が要素還元主義に立脚するのはむしろ必然です。要素還元主義によって、いろいろな現象を個々個別の要素に分解していき、それまで不明確だった因果関係を発見ないしは定式化することができるのです。そして因果律に基づいて帰納、演繹などの方法を活用して科学的な対処、対応が可能となります。

要素還元的アプローチが医学研究の最前線で強力に推進されて多大な成果を挙げつつあることは、第5章で取り上げたプレシジョン医療の一事を挙げるだけで事足りるでしょう。

したがって要素還元主義の影響が強い近代医学、またその社会的な適応である医療の世界には、要素に区分する、あるいは小さな要素に細分化することによって科学的な効果を追求するという姿勢が埋め込まれています。

たとえば、診療科目別という区分があります。それから臓器別という区分もあります。最近では遺伝子レベルにまで細分化し、遺伝子という単位で検査、治療を行うことも一般的になっています。

以上のようにキュアには対象を科学的な手段によって要素に細分化して原因を追究するという方向性が極めて顕著です。そういうことを集合的、体系的に実行するためには、人、モノ、金、情報等の医療資源を高い次元で集中、集約する必要性があるので、必然的に病院といったようなシステムが生まれて発展してきたのです。

生活モデルの台頭と高齢者医療と高齢者福祉の収斂

高齢者を対象とする医療、福祉——本書ではヘルスケアという概念

で包括している——には頻繁に引用され用いられる概念があります。コミュニティケア、地域包括ケア、エンパワメント、アドボカシー（弱者の権利擁護）、クオリティ・オブ・ライフ、クオリティ・オブ・デス（死の質）、チームケア、社会的包摂、ノーマライゼーションなどが含まれます。

このような状況を猪飼は、「そこには治療によって対処することに限界のある高齢者に対する、治療とは異なる処遇の目標およびその手段に関する原則がふくまれている」[注2] としています。

この主張を本書の文脈に置き直して敷衍すれば、キュア原理のみでは、高齢者医療も高齢者福祉にも対応することはもはや不可能で、少なくともこれら2つの領域では、必然的にケア原理が全面に出てこざるを得ない状況が顕在化しているということです。

キュア（治すこと）の切り札である治療行為によって、完治の見込みがまったく立たない高齢者に対して、むやみに治療行為を継続するのは、もはや正当化が著しく困難な欺瞞にも似た営為です。ここにおいて、キュアとの相互補完や連携を超越して臨床や福祉の現場の全面に出てきているのが、高齢者医療と高齢者福祉のケア中心の領域です。

以上を要するに、慢性期の老人を対象とする高齢者医療も高齢者福祉も、要素還元的な近代医学の医学モデル＝キュア原理のみを援用するのはもはや限界に来ていることは明らかです。医学モデル＝キュア原理の一大中心の場である病院から急激に、かつ対蹠的に、生活モデル＝ケア原理が発動する場である地域や在宅にシフトしてきているのです。

さらには前述したように、高齢者医療や高齢者福祉の分野では、医学モデル＝キュア原理の金科玉条だった、近代科学的アプローチ、すなわち普遍性、一般性を、因果律を駆使して究明し、効果、効率、根拠、論理を重視する行き方が、ケアシフトとともにその影響力が行使できる範囲を狭めているのです。市民的自由を保持する全人的な人間を尊重するリベラルなアプローチ、つまりヒューマニティが生活モデル＝ケア原理を支える基礎基盤として評価されつつあります。

街角の風景としてのケア

このようなキュアの姿は、ケアを相対化させることによってより鮮明になることでしょう。近年は、ケアは抽象的な概念としてではなく、具体的な社会的な事象として全国の津々浦々、街角の風景の中に展開されています。

(注2) 猪飼周平. 病院の世紀の論理. 東京, 有斐閣. 2010, 214.

さて、ケアの対象はどちらかといえば、支えや関わりを必要とする高齢者や子供が中心となります。少子化、高齢化が同時に惹起（じゃっき）している現代では、子供人口は減り高齢者人口は増えているので、ケアの対象となる人口の絶対数は、高齢者層に大きな塊が横たわっています。もちろん慢性期疾患、合併症を持つ高齢者であっても、急性増悪することもあるので、キュアの中にケアも入り込み、逆もまたあるということは先に述べたとおりです。

キュアとケアが対蹠的（たいしょてき）な性格を帯びるのは、「死」に対する構えです。たとえば近年台頭してきているエンド・オブ・ライフ・ケアの領域では、死を拒否したり延長したりするのではなく、死は避けられない生命現象の顕れ（あらわ）として受け入れ受容してゆくという方向性が顕著です。

キュアが要素還元的であることに対して、一方のケアは全体論的です。たとえば看護師、保健師は患者というアクターの社会的背景やその人の生活シーンを全体的に俯瞰して、その人の価値観、あるいは信条といったものをもホリスティックに捉えてケアに活かしてゆくという姿勢が継承されていますし、再評価もされています。

反面、キュアは、疾病を中心としてたとえば臓器や疾患という部分を対象として介入する傾向が強く、部分対応的な治療に重点を置きます。死に対する基本的な態度は、暗黙的な拒否です。

ヘルスケア・イノベーションと生老病死苦

One Plus

四苦八苦

生老病死の苦が四苦。これに、愛別離苦（あいべつりく：愛する人と別れなければいけない苦）、怨憎会苦（おんぞうえく：嫌な人と会わなければならない苦）、求不得苦（ぐふとくく：欲しいものが手に入らない苦）、五陰盛苦（ごおんじょうく：心の中から生まれる苦）を加えたものが八苦。

仏教の教えによれば、「生・老・病・死」の４種類の「苦」の連続が人生です。これらは人間である以上、逃れることができない「苦」です。高齢化現象によって、この連続線の人生のなかで、「老」と「病」の期間が長期化しています。現代とは、「老」と「病」の期間が長期化し、老いによってもたらされる「老苦」と病によってもたらされる「病苦」が増大する時代です。

そして、その先にある「死」によってもたらされる「死苦」は、病気などを原因とする死亡による「苦」以外に、自殺、無縁死、孤独死といった尋常ではない異形の「死苦」が急増しています。

「死苦」を回避、先送りするモノのイノベーション

　一方で、モノ（人工物）のイノベーションは、さまざまな問題を抱えつつも日進月歩の進化を止めることはありません。「苦」を回避し、あるいは先送りして、健康や長寿を求める欲望はとめどなく肥大し、それらを充足させようとする技術の進化が連鎖します。

　本書でも一部紹介した、悪性腫瘍等治療支援分子イメージング機器などの早期診断技術、次世代ドラッグデリバリー型治療システム、インテリジェント手術機器などの低侵襲治療機器技術、iPS（人工多能性幹細胞）を応用する再生医療技術精密医療、近赤外光線免疫治療法などの分野では、画期的な技術群がインベンションそしてイノベーションを牽引しています。

　現段階では、iPSに関する技術を用いて人体実験をすることはできませんが、患者の細胞レベルの分身を使うことにより、野心的な実験をする水準にまで到達しています。さらに患者の人体からiPS細胞を創造しマネジメントする技術が現実化されれば、拒絶反応がない臓器などを人工的に製造することが可能となります。

　このような医工連携、生命科学の科学的知見から創発するインベンションは、生・老・病の「苦」を軽減させる上で画期的なインパクトを及ぼすことが期待されています。しかしながら、それらが世の中に普及してイノベーションとなり、これらのイノベーションの恩恵に浴することができたとしても、「死苦」は容易には解決されません。

　いずれ死にゆく人間の実在性の限界は、モノのイノベーションでは解消され得ません。文化人類学者の上田紀行は、「いま日本のいたるところで起こっているのは、『生きる意味』の雪崩のような崩壊である」[注3]と述べています。付言すれば、現代人はヘルスケアのイノベーションによって拡張される人間の「生きる意味」を、その対極の不可避なる「死」から問い直さざるを得ない事態に直面しています。そして自殺、無縁死、孤独死が、「生きる意味」の崩落現象の一端だとすれば、それらの異形の「死」からも、「生きる意味」を探らなければならない容易ならざる状況に我々は立たされています。

(注3) 上田紀行. 生きる意味. 東京, 岩波新書. 2005, 2.

変容する死と「死」の定義

　死をめぐる事態を一層複雑にしているのは、生者と死者、あるいは生と死を分かつ境界が確定していないことと、ある種の意図によってその境界を操作しようとする動きがあることです。

　「死」の有力な定義として「生命活動が不可逆的に止まること」というものがあります。臨床現場では、一般に、「死」とは、肺、心臓、脳のすべての臓器の機能が停止した状態と受け止められています。

　よって、医師が患者の呼吸、脈拍、対光反射の消失を確認し、もって死亡とすることが一般的に行われています。ところが、かつては死の原因となった出来事も、医療サービス・イノベーションよって死に結びつかなくなることが増えてきました。生命維持に必要な心肺機能に代わる生命維持装置やペースメーカー、さらには臓器移植によっても死を避ける、あるいは先に延ばすことができるようになっているからです。

脳死と臨死体験

　世界の多くの国で「脳死は人の死」とされています。大きく分けて、脳死には2種類あります。大脳と小脳さらに脳幹がすべて機能しなくなった場合が全脳死。脳幹が機能を失った場合が脳幹死。

　臓器移植は、脳死は人の死であるとの考えに立って行われています。法令に定められた5項目、つまり、①深い昏睡、②瞳孔の散大と固定、③脳幹反射の消失、④平坦な脳波、⑤自発呼吸の停止、⑥上記①〜⑤を6時間後に再度判定によって脳死判定が行われています。

　臓器移植を前提とした脳死判定は、脳神経外科医など移植医療と利害関係のない2人以上の専門医師が6時間をおいて2回行います。2回目の脳死判定が終了した時刻が死亡時刻となります。

　以上は、医療サービスを提供する側の事情から生じる「死」の定義の変化ですが、患者側からも「死」の定義に再考を要請するような動きがあります。ヘルスケア技術のイノベーションによって、かつては死んでいった患者が、死に臨み、やがて蘇生し、生き返るという事態が増え、臨死体験が報告されることが急増しています。

　「死後の世界」や「死後の意識」が存在することも、存在しないことも、「科学的」に証明されているわけではありません。

One Plus

臨死体験（near death experience）

事故や病気などで心停止などの危機的な状況に陥り、一時的に生死の間をさまよった後に蘇生した人々が報告するさまざまな認知体験と記憶のこと。死後の世界が存在するといった絶対主義や変性意識が創りあげる特殊な心象であるとする構成主義など多様な解釈がある。

臨死体験は、解釈の仕方で大きく2つの見方にわかれます。

1つ目は、お花畑や、三途の川、綺麗な光に包まれるといった臨死体験は、機能が停止しつつある脳が特殊な状態をもたらし、その結果変性意識状態の中で作り出し、構成するイメージ（幻覚、幻想、幻聴、幻視）であるという解釈（構成主義）です。

2つ目は、死後の世界が絶対的に実在して、臨死体験という経験は、人がその世界に参入した記憶であるという解釈（絶対主義）です。

> **One Plus**
>
> **変性意識状態 (altered state of consciousness)**
>
> 日常的な意識状態、睡眠状態以外の意識状態を指す。ただし、日常が正常、非日常が異常という区分はある種便宜的なものであり、変性状態の意識こそが現象の本質に迫る認識をもたらすとの主張もある。

ヘルスケアサービス・エコシステムと「死」との折り合い

2つの臨死体験のいずれが真なのか、という議論はここではひとまず措きます。さて、第4章でマズローの「自己実現」について言及しました。自己実現に邁進する人間は、皮肉にも自己実現すればするほど、「死」に接近するという事態を背負った存在です。とすれば、人は「死」によって何を実現するのか、「死」に際して「自己」はどうなるのか。「死後」の意味を問うことは、必然の成り行きでしょう。

近代科学における「死」

ところが、近代科学、そして近代科学の1つの精華である医学や生命科学によってなされる「死」の定義、「死」のアイデアは、こうした疑問に正面から答えてくれるわけではありません。

近代科学は、論理実証的に考究する対象として「死」を隠蔽してきたきらいさえもあります。いわゆる近代科学の手法は、仮説検証と呼ばれる客観的な実験、観察に基づく経験的方法を重視します。科学的な論証方法には、適切な証拠の提出、証拠と結論を結ぶ適切な推論過程、明確な結論が必要とされます。演繹や帰納の対象になりにくい「死」には事象としての反復性があるわけでもなく、実験によって検証したり反証したりすることはできません。

近代科学以前の「死」

むしろ近代科学が発生する以前の、古典的な哲学や宗教といった領

域の思索に有用な洞察が見出されます。エピクロスは「死はわれわれにとって何でもないことだ。われわれが存在している間は、死は現存しないし、死が存在すればわれわれは現存しない」と言いました。死と生は本質的に無関係であり考察には値しないというのです。

しかしプラトンは、霊魂は肉体とは異なる次元に永遠不滅に存在するものであると主張します。「魂は、不死であることに加えて、不滅でもある」[注4]と説きます。

仏教では生死をどのように見ているのでしょうか。中村元によると、「原始仏教はかならずしも輪廻および業の観念を排斥せず、むしろ世人の宗教的通念としていちおう許容した」とされています。『感興のことば』[注5]の第1章23句には、「生きとし生ける者どもは死ぬであろう。生命は終には死に至る。かれらは、つくった業の如何にしたがっておもむき、善と悪との報いを受けるであろう」とあります。

前述した臨死体験の構成主義、絶対主義のいずれに立とうとも、人が現象として経験するというリアリティには違いはありません。そして、その現象の仮想的なイメージに人は意味を見出そうとします。ここにおいて意味を重視する立場からは、二項対立的に構成主義、絶対主義を対置させ、どちらか一方を切り捨てるというのは、まさに意味がある態度とはいえないのではないでしょうか。

先に異界越境ということを議論しましたが、どのような人も長寿の果てに直面するものが死です。死の先に何らかの世界や形を変えた自意識あるいは魂の存続といったことを想定すれば死は異次元への越境の契機となることでしょう。

筆者は、冷徹な唯物主義に徹して、死をもってすべての終わりというような死生観は、少なくとも最後の越境という異界体験を是認しないという点で未知の楽しみが1つ少ない構えだと考えます。

いずれにせよ、ヘルスケアサービス・エコシステムという舞台で踊る人間というアクターにとって、死は避けることができない出来事です。死をどう捉え、どのように折り合いをつけていけばいいのでしょうか。新しい時代には、新しい死生観の登場が待たれる所以ですが、案外、古より伝えられてきたオープンなアイデアに現代的な解釈を加えるという方法がいいのかもしれません。

(注4) 田中美知太郎. 世界の名著　プラトンⅠ. 東京, 中央公論社. 1978, 569.

(注5) 中村元訳. ブッダの真理のことば・感興のことば. 東京, 岩波文庫. 1978. 394p.
『感興のことば』はブッダの教えを集めたもので、『真理のことば』とともに『法句経』の名で知られる。

仏教の縁起思想とシステム思考

　仏教とサイエンスは、共通点を持っています。両者とも、**因果律**（causarity）を重視します。科学は、ある事象や結果を導く原因、根拠の究明に心血を注ぎ、普遍的な原因→結果のパターンを発見し、理論や公理を生み出します。仏教の縁起の法、つまり因果律を直截に表す表白はあまりにも有名です。

「これあればかれあり、
　これ生ずるが故にかれ生ず
　これなければかれなし、
　これ滅するが故にかれ滅す」

　サイエンスも仏教も同じく幸福を目指します。特に生命科学分野の科学者で人の幸福や福利に直結する研究にいそしまない研究者はいないはずです。仏教の方も、幸福と表裏一帯の「苦」のあり方、「苦」の滅尽を目指すという教えを展開し、因縁解脱を究極の幸福と読み替えれば、同じく幸福を目指します。

　苦悩が生まれる理由と消滅される手順というのが縁起の法則の各論として十二縁起に示されます。いってみれば、十二縁起とは、次のような12段階の因果の連鎖です。

「無明（無知）→行（潜在的形成力・意識を生ずる意志）→識（識別作用）→名色（名称形態）→六処（眼・耳・舌・身・意の六器官）→触（接触）→受（感受作用）→愛（渇愛）→取（執着）→有（生存）→生（生まれること）→老死（老いて死ぬ）」

　仏教には、「ありのままに見た事物・事象のすがた」を表す「十如是」という考え方があります。如是とは「是くの如き」（このように）の意味です。相→性→体→力→作→因→縁→果→報、そして報がまたぐるっとループして相に連鎖してゆきます。始めの相を本とし、終わりの報を末として、「本末は究極的に等しい」といいます。

　さらに仏教、特に大乗仏教の根幹には「空」が横たわります。すなわち、物質の本質は何もないこと、です。無ではなく空です。何ものもないこと、つまりナッシング（nothing）ではなく、存在自体が存在しないこと、存在そのものが空虚なこと、つまりエンプティ（empty）であるというのです。

> **One Plus**
>
> 縁起
> (dependent co-arising)
>
> あらゆる現象は、他との依存的な関係（relations）が縁となって生起するという仏教思想。一切の存在は縁起によって生起滅尽し、したがって、それ自身の実体（entity）といったものは実は存在せず空であると説くのが縁起思想。

仏教の「空」と量子物理学

　仏教の「空」にも、サイエンス特に量子物理学と相通じるものがあります。先端的な素粒子物理学では、グルーオン、光子、ウィークボソン、重力子、ヒッグス粒子などの素粒子を発見してきました。

　ところが、どんどん粒子が微細になるにつれて、粒なのか波なのかが判然と区別がつきにくくなってきています。なんと粒子としての特徴を示す一方で波としての特徴も示すのです。そして、光や電波のような電磁波もまた、波としての性質を示す一方で粒子としての特徴も示すのです。観察者の見方、構えによって粒子なのか波なのか、その相が変わってくるというのです。これを観察者問題ともいいます。つまりモノを観察する構え、主観によってモノの性質や相が変わってしまう。客観的に歴然とし、観察する視点を超越した画然と存在するモノはないのです。

　この文脈で「絶対矛盾的自己同一」を説いた哲学者西田幾多郎の指摘は、俄然本質を捉えた真実味をいや増します。

　「純粋経験の立脚地より見れば、我々は純粋経験の範囲外に出ることはできぬ」[注6]と断じ、続いて主観を離れた客観というものはないと論じ、純粋経験の本質はあくまで主観に左右されるという議論を展開しています。

　今、筆者の目の前にはコーヒーカップというモノがありますが、コーヒーカップをどんどん分解して分子、原子、素粒子へと細かくすればするほど、モノなのか波なのか特定できないということは、モノの本質は「空」であると説く仏教の教えと素粒子物理学の発見が収斂しているのです。

　序章で述べたように、粒子のモノ性をt（thinghood）、粒子と粒子の関係性をr（relations）とすれば、モノをシステムとみなして、S={t, r}と表すことができます。仏教では空の思想によって、モノ（t）には究極の実態、実存する本質はなく、あるのは縁起という関係性（r）の変化のみということになります。

　システム思考を下敷きにしてみると、古来連綿と説かれている仏教の教えと現代の素粒子物理学は、このような捉え方において、はからずも面白い一致を見ます。

（注6）西田幾多郎. 善の研究. 東京, 岩波書店. 1979, 25.

ヘルスケアサービス・エコシステムと「死」の質

クオリティ・オブ・ライフ概念が注目されて久しいです。QOL とは、物理的な豊かさやサービスの質、自立・自律して生活ができるといった面のみならず、生活全般の豊かさと自己実現をも含めた概念です。「生きる意味」と「生きる質」とには表裏一体性があります。

Quality of Dying and Death

近年は、人の死を生態学的に不可避なものとして捉え直し、Quality of Dying and Death（死にゆく過程と死の質）が緩和ケア領域の研究者や実践者の間で議論されるようになっています。Quality of Death のみならず、Dying という die（死ぬ）という動詞の現在進行形の単語が挿入されているのは実に意味深いものです。生きる過程で、自己実現、人生の質が重要ならば、生をまっとうする、すなわち死に至るプロセスと死そのものの質を問うことは必然でしょう。

ヘルスケアサービス・エコシステムを構想する上でも、死にゆく過程と死の質という視点は重要な意義を提起しています。

現代死生学のパイオニア的研究としては、アメリカの精神科医エリザベス・キューブラー・ロスによる末期患者の死を受容するプロセスに関する研究があります。ロスは、死を宣告された個人が死を受容し、内在化していく過程のモデル化を試みています。すなわち、一般に、死にゆく人は、①死の「否認」→②死への「怒り」→③死との「取引」（自分の人生の再評価）→④「抑鬱」→⑤死の「受容」という5段階を経るとします。(注7)

この研究成果により、ケアを提供する人にとって、死が告知されることと共に生起する悲哀の段階と内容を見極め、適切なケアサービスを提供することが重要であるとのアイデアが普及しました。

ロスは、死生を巡る知を意図的に越境し、結びつけ、死の過程のケアにおけるイノベーションを企図していたのかもしれません。その後の諸作において、まるで近代科学の常識を挑発するかにように、霊媒師によるスピリチュアリズムの実践、死後生、輪廻転生について積極的に言及しているのが印象的です。

この研究の系譜上に、死に至る過程において死する人と看取る人との間で取り交わされるケアリング・サービスが、緩和ケア、終末期看

> **One Plus**
>
> 死生学
> (death studies, death and life studies)
>
> 人間にとって不可避の宿命である死をどのように受け止め、それをどのように生のあり方に反映しているか、すべきか等を考究する学際的学問分野。

(注7) エリザベス・キューブラー・ロス．デヴィッド・ケスラー．ライフ・レッスン．角川文庫．東京，2005．371p.
Elisabeth Kubler-Ross, David Kessler. Life Lessons: Two Experts on Death and Dying Teach Us About the Mysteries of Life and Living. Scribner.2001

護、ホスピスなどで構想され実践されてきました。

　戦争中は、国家権力によって國體護持、つまりフィクシャスな共同体＝日本のために死ぬことに対して、過剰で偏向した美化がなされていました。翻って戦後の高度経済成長時代には、日常生活の場から「死」が遠ざかり隠蔽さえされてきました。このような時代の変化の中に身を置いてきた井上俊は、「死にがい」と「生きがい」の表裏一体制、再帰性に注目し、「生の全体から死を除外すること（フロイト）とひきかえに、人は生きがいまでも失ってしまう」(注8)と嘆じています。

　井上が生きた時代とは異なり、部分的であるにせよヘルスケアに関わるサービス・イノベーションによって、寿命が伸び、したがって長寿ボーナスが増えつつある昨今です。また高齢化によって身近なこととして「死」について思いを巡らせる人々が静かに、しかしながら隠然と増えています。それにつれて、意味の世界に死にがい、そして生きがいが再度登場し問われているのではないでしょうか。

（注8）井上俊. 死にがいの喪失. 東京, 筑摩書房. 1973, 18.

Column

■イタコの「口寄せ」スピリチュアルサービス

　肉親や近親者の死に直面して、その後末永くその死に思いをはせない人はまずいないでしょう。

　本州最北端の青森県南部地方にはイタコの伝統が、系譜が細くなりつつも今日まで脈々と継承されています。死者の魂を「口寄せ」によって「降ろし」、「死者の思い」を依頼者に伝えるという特殊なサービスを行ってきました。

　視覚障がいを持つ女性が、農家の働き手として貢献できないために、生活の糧を得るためにイタコとなることが多かったとされています。

　イタコとなるためには、先達・師匠のもとに弟子入りして住み込み、家事全般の労働を行いつつ師匠格のイタコから師資相承の技、知恵を継承して一人前になるとされます。

　本書のスタンスでいえば、イタコはこの世、あの世、生者の世界、死者の世界、現世と幽世という異界を越境して橋渡しするイノベーティブなアクターということになります。

　イタコが駆使する知識や技量は特殊なもので、その知識や技量は、本書が注目する超越的知性の一端として深く霊性に淵源するものでしょう。

　また、依頼者とイタコとの関係は価値共創的です。「口寄せ」によって死者を「降ろす」イタコはこの世、あの世を媒介するアクターです。また、「降ろされる」死者の魂は、現世に存在する依頼者とイタコを媒介するアクターとして振る舞います。この世にいるイタコとあの世に「居る」死者の魂は、依頼者の依頼があってはじめて「繋がる」ので、依頼者もまたアクターとして振る舞うということになります。

　このように依頼者、イタコ、死者の魂は、それぞれがそれぞれに対してアクターとして振る舞い、何らかの価値や効果が、祭壇がしつらわれた「場」で共創されているのです

　さて、依頼者は、イタコと死者の魂とが織りなすこの特殊なサービスからどのような効果を得てい

驚きの調査結果

精神保健学を専門とする藤井博英は、イタコの「口寄せ」の効果について研究し、約2年間にわたり、青森県内の病院に通う慢性疾患患者670人に質問紙調査をしました。その結果、35％に当たる232人がイタコの「口寄せ」を利用したことがあり、うち30％（69人）が「とても心が癒やされた」との結果を明らかにしています[注8]。

3人に1人以上がイタコの口寄せというサービスを利用したことがあるということは、いささか驚きを禁じ得ません。首都圏で同様の調査を行えばどのような結果になるのでしょうか。

調査の対象となった青森県の地域では、患者は、現代の医療サービスではカバーしきれていない、悩み、苦悩、不安、焦燥感へのケアというサービスを、イタコという巫女・シャーマンを契機として、伝承的民間ケアを共に創造して価値や効果を得ているといえるでしょう。

科学的知見と科学的根拠のみによって正当化される現代医療のみが大手を振るう地域よりも、おそらくは、このように「現代医療と伝承的民間治療が併存し、相互共存」[注9]している地域の方が、実は医療サービスに適用するオペラント資源の拡がりと深さという点では、より豊饒な医療サービス・エコシステムあるいは地域包括ケアシステムを形成しているのではないでしょうか。

(注8) 藤井博英. 青森のシャーマニズム文化と精神保健. 青森保健大学紀要. 4 (1),2002,79-87.
(注9) 同上

山谷に創発する
ヘルスケアサービス・エコシステム

先述したように、かつては効果的に機能していた日本資本主義エコシステムは、今日機能不全に陥っています。社会制度には進化もあれば退化もあるとも書きましたが、多くの場合、退化は環境との不適合の1つの結果であり、さらなる不適合をもたらします。

しかしながらマクロ的にはエコシステムは不適合をもたらしながらも、ミクロレベルの要所要所では、新しい時代の要請に適合してエコシステムにイノベーションが創発されることもあります。

資本主義の精神への疑問や反抗

資本主義の精神を、たとえば「より遠くへ、速く、効率的に、貪欲に己の利潤を求め、成長する」と言い表すこととしましょう。「より遠く」は国境を越えてグローバルになっています。ところが、現在、その恩恵に浴することができる人々はかなり目減りしています。また「より遠くへ、速く、効率的に、貪欲に己の利潤を求め、成長する」

ことを金科玉条とすると、地球生態環境を毀損することもあり、環境保護運動家やエコロジストからも疑問や反抗が投げかけられています。

このようなことが背景となり、欧州でもアメリカでも、資本主義やグローバリズムのあり方に反対する人々が急増しています。アメリカにおいて、その端的なムーブメントは「ウォール・ストリート占拠運動」(注10)です。

排除される人々とサービス・エコシステム

単身、高齢、低所得の問題を抱え、市場メカニズムや公的ケアから排除される人々は増え続けています。日本中の多くのコミュニティが「単身、高齢、低所得、公的ケアからの排除」という同型の問題に苦慮しています。

その数多くの地域から山谷（東京都台東区にあった旧地名。「日本三大ドヤ街」の1つ）に注目してみましょう。山谷では実に多様なケアサービスが存在し、連携し合っています。その一端をざっと見るだけでも、この地域のケアサービスが包括的なエコシステムに向けて進化していることが分かります。

老後難民や老後棄民が置かれる「単身」という状態は、地域社会や家族との繋がり合いや絆が弱くなりがちです。「低所得」であることは、人生を自分で切り開く可能性や選択肢を著しく限られたものにします。単身高齢者にとって低所得の状況が長く続けば「老後破産」に追い込まれる確率は高まります。そんな高齢者は健康保険や介護保険の被保険者資格を持たず、保健・医療・福祉・介護サービスを必要としながらも、十分な公的ケアを受けられないことが多いのです。

こうした人々が、期せずして集まるのが山谷です。単身、高齢、低所得、公的ケアからの排除といった問題が絡み合って、地域社会に一筋縄では解決できない問題をもたらしています。NPO法人訪問看護ステーションコスモスの代表山下眞実子さんはこう言います。「山谷という地域は、看護を含め医療者から敬遠されてきたこともあり、ニーズがあっても満たされてこなかったんですよ」。

彼女は2000年6月に訪問看護、居宅介護支援の事業者認可を相次いで受け、山谷の地で活動を本格化させました。

山谷地域に隣接する浅草病院は、二次救急指定医療機関として、多くの山谷地域の患者を受け入れています。この病院には年間3,000人以上もの患者が救急車で運ばれてきますがそのうち、4分の1がホームレスや無料低額宿泊所の居住者です。

（注10）ウォール・ストリート占拠運動が反抗している対象は、主として4項目ある。①大量失業問題無策に対する反抗、②格差に対する反抗、③民主主義の換骨奪胎に対する反抗、④強欲・金融資本主義への反抗。詳細は、松下博宣「ウオール・ストリート占拠運動で、アメリカ民主主義の根幹が問われている」https://www.advertimes.com/20120521/article67601/

One Plus
ホームレス（homeless person）
都市公園、河川、道路、駅舎その他の施設を故なく起居の場所として日常生活を営んでいる者（ホームレスの自立の支援等に関する特別措置法第2条）。ネットカフェやファストフード等の深夜営業店舗で起居する人は含まれないとされる。

One Plus
無料低額宿泊所
社会福祉法第2条第3項に定める第2種社会福祉事業のうち、その第8号にある「生計困難者のために、無料又は低額な料金で簡易住宅を貸し付け、又は宿泊所その他施設を利用させる事業」に基づき設置される施設。

第6章 ヘルスケアサービス・エコシステム

　NPO法人自立支援センターふるさとの会が運営する自立援助ホーム「ふるさとホテル三晃」（定員82人）は、名前こそホテルですが、家族のような擬似的な共同体を目指し、さまざまな要介護患者や障害者がスタッフと一緒になって暮らしています。

　山谷には住所不定で、かつアルコール依存症に罹患している人が少なくありません。住所不定のアルコール依存症者のための回復サービスを提供する施設を運営しているのは、NPO法人山谷マックです。

　NPO法人きぼうのいえでは、身寄りのない人、行き場がない人のための在宅ホスピスケアサービスを提供しています。ここでのケアは心身を超えてスピリチュアルな領域にまで踏み込んでいます。

　上述のNPO法人自立支援センターふるさとの会は、宿泊所・自立援助ホームに加え、職場内での見守りを通じて就労の「リハビリ訓練」を行う「ケア付き就労」を支援しています。同時に、寺院と連携して縁者がない物故者のための供養も行っています。供養とは死者の魂に対してなされるスピリチュアルなサービスですが、ふるさとの会のサービスは、あの世にまで越境、拡張されているのです。

　カナダ人で元カトリックの宣教師のルボ・ジャンさんが代表を務めるNPO法人山友会は、健康保険証をもたず一般の病院に行けないホームレスを対象として無料の診療所を運営しています。さらに山友会は、死後、「無縁」とならないよう、また親しい人との繋がりを感じられるように、彼らのためのお墓を建立するという独自の活動を進めています。

　山谷におけるサービス・エコシステムを鳥瞰してみます（図10）。もちろん、これらはほんの一部にしかすぎません。

山谷におけるサービス・エコシステムの特徴

　この地域を俯瞰すると、多様なNPO、NGO、任意団体、ボランティア、そして行政といった保健・医療・福祉サービスのアクターが相互に連携してお互いの資源を統合して独自のサービス・エコシステムを創りあげつつあります。前の章で確認したように、サービス・エコシステムとは、複数のアクターが複雑な相互作用のなかで多様な文脈とサービスによってつながり、共存し、価値を共創しつつ進化してゆく複雑対応的なシステムを指します。

　そこにはいくつかの特徴があります。
（1）互いにそれぞれにサービスを交換して相互補完している。
（2）中心となるセンター的機能は特にない。それぞれのアクターは

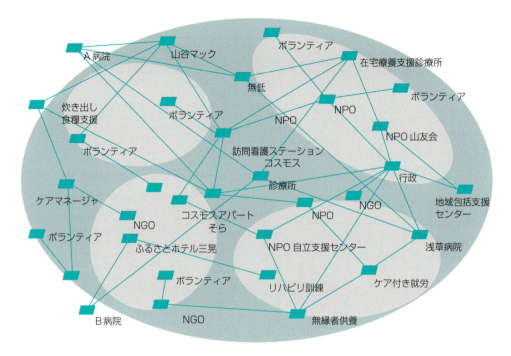

図10　山谷に創発する保健・医療・福祉サービス・エコシステム

自律分散的に活動している。

(3) 分散的に活動しながらも関係性のネットワークが緊密かつダイナミックに動いているという点では自己組織的。

このように鳥瞰してみると、山谷に創発しているサービス・エコシステムは、自律的、自己言及的、自己組織的なサービスシステムであり、マトゥラーナとヴァレラがいう「オートポイエーシス・システム」[注11]に近いものであると考えられます。

市場原理主義、新自由主義、自己責任、競争に勝つことを至上の価値観とするとき、それらから排除された人々の行き場所の象徴が山谷のドヤ街なのかもしれません。

現下の資本主義は、成功者が得た富を社会に分配することによって、社会全体として豊かになるというトリクルダウンの幻想を伴いながら、おのれの才覚や努力で競争に打ち勝って成功することを崇め、美徳とする価値観と寄り添ってきました。

それが経済成長の原動力となったことは事実ですが、拡大する格差や深刻な社会的排除をずっと内包してきたこともまた事実です。

「より遠くへ、速く、効率的に、貪欲に己の利潤を求め、成長する」ということを近代資本主義の行動様式と見立てるなら、山谷ドヤ街のサービス・エコシステム、そしてそこから社会的共通サービスを創造

(注11) ウンベルト・マトゥラーナ，フランシスコ・ヴァレラ．オートポイエーシス―生命システムとはなにか―．東京，国文社．1991．320p
H.R.Maturana & F.J. Varela. Autopoiesis and Cognition. Springer Netherlands. 1980

One Plus

トリクルダウン
(trickle down)

富裕層がより裕福になれば、貧困層にも自然に富がしたたり落ちる（トリクルダウンする）とする捏造的言説ないしは希望的仮説。竹中平蔵などが多用した。ただし、現在ではトリクルダウンの効用は否定されている。

している人たちの行動様式は、「よりローカルに、ゆっくりと急がずに、意味を紡ぎ、他者の利益を満たしながら、身の丈にあったスタイルで持続してゆく」というものです。これは、近代資本主義とは真逆の行動様式です。そして近代資本主義とは真逆の行動様式が、そこから排除された人々をケアしている図式は、実に意味深長です。

Column

■ホスピタリティとケアは融合する

　キュアからケアへシフトしてくると、ホスピタリティ[注12]とケアが次第に融合してきます。ホスピタリティの語源は、ラテン語のHospics（客人へのもてなし、保護）です。それが英語のhospital（病院）やhospice（ホスピス）などへ派生しました。

　さて、キュアは、治療すれば直ることが前提です。キュアの価値とは、病院で治療を受けて治って元通りに動ける、食べることができる、生活できる、働けるということです。

　治療して治ることが前提なので、苦痛、不快感、居心地の悪さ、不便、不都合は、「我慢すべきもの」となります。英語で患者のことをpatientといいますが、この言葉は形容詞として忍耐強い、我慢強いという意味を持つのは象徴的です。

　高齢者の慢性疾患や合併症に対する介入は、もはやキュアだけでは有効ではありません。なぜなら、多くの高齢者の慢性疾患や合併症は、完治させること、完全に直すことはできないからです。

　むしろ、人生の最終局面を支えることが目的になってきます。キュアの世界観では「我慢すべきもの」として押しやられてきた苦痛といったものを解消しつつ支えることが重要にならざるを得ません。

　いきおい富裕層は、苦痛や不便を解消するためにあらゆる手段、そして財力を投入することになります。そのため、苦痛や不便を解消するための営利動機に根差したイノベーションが盛んに巻き起こりつつあります。

　入居に際して1億円以上も必要な高級老人マンションはその一例です。

　しかし、富裕層もいれば貧困層もいます。貧困層は富裕層に比べて苦痛、不快感、不満、不安、居心地の悪さ、不便を解消する機会にはさほど恵まれません。

　さて、超高齢化と財源枯渇によって、このような把握しづらい価値に対する公共サービスは後手後手になります。公共サービスによって実現されない空白を埋めるNPO、NGO、社会起業家による、非営利的な動機による、ホスピタリティ・サービス・イノベーションに対する期待が大きくなる分野です。

（注12）狭義にはもてなし、接遇、接客。広義には人対人、人対モノ、人対社会、人対自然などの異なるシステム間の相互作用において発現される。

日本資本主義の機能不全

平成の世の中になって30年近くになります。高度成長時代はとっくに終焉し、人生前半の10万時間をターゲットにしてきた近代資本主義エコシステムではまったく立ちいかなくなってしまいました。その理由の大きな1つは、人生後半の10万時間に突入する人口が増えているからです。

▍未婚、非正規就業、貧困化

あれほど一世を風靡した核家族ですが、近年は家庭を持つことのない未婚者が急増しています。もちろんそのようなライフスタイルを望んで選択している人も多いとは思いますが、経済状態が影響しています。男性の非正規就業者の方が未婚率は高く、女性の非正規就業者は未婚率が低い傾向にあります。（図11）

興味深いデータがあります。年収別の生涯未婚率を見ると、男性では低収入な人ほど生涯未婚でいることが増えますが、女性では、年収が増えるに従って生涯未婚の人が増えています（図12）。このデータの解釈は実に微妙です。「稼ぐ男は女ができて結婚する。でも稼ぐ女には男は不要で結婚しない」ということでしょうか。いずれにせよ、少子化の背景には家族の衰微が見て取れます。平成27年の1世帯当たり平均所得金額は、545万8千円となっています（図13）。

また、高齢者世帯が308万4千円、「児童のいる世帯」が707万8千円となっています。全世帯の平均値は高めに出ていますが、相対度数分布をみると、200〜300万円未満が13.7％、100〜200万円未満が13.4％と、貧困が進んでいることが示唆されます（図14）。

貧困化は、保険料で支えてきた国民皆保険制度の土台も揺さぶっています。平成28年6月時点で、国民健康保険を一部でも滞納している世帯は312.5万世帯となっています。

▍給与総額の抑制と企業・国家の利益の関係

高度経済成長が終焉を迎えたころから、企業社会では、それまで採用してきた年功賃金を徐々に見直して、能力給や職務給の割合を増やしつつ、いわゆる業績評価を導入し始め、給与を**成果主義賃金**に変更してきました。特に、80年代から90年代にかけては、硬直的な年功

One Plus

成果主義賃金
（meritocracy based compensation）

個人やチームの業績を事前に設定し、業績評価によって賃金の多寡を決定する賃金。目標管理や人事考課のサブシステムと連動する。

第6章 ヘルスケアサービス・エコシステム

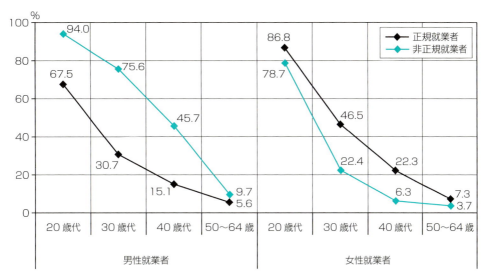

図 11　正規・非正規就業者の未婚率比較
(注) 2010年7月に行われた20~64歳対象の調査（回収7,973人、集計7,413人）による。
　　正規就業者は一般社員又は正社員など、非正規就業者はパート、アルバイト、派遣・嘱託社員など。
出典：厚生労働省平成22年「社会保障を支える世代に関する意識等調査報告書」

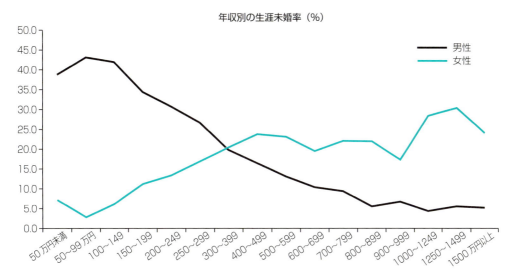

図 12　年収別の生涯未婚率
(注) 生涯未婚率とは、40代後半と50代前半の未婚率を平均したもの。
出典：総務省平成24年「就業構造基本調査」

賃金、能力主義といっても年功的に運用されてきた職能資格制度の見直しが進み、給与総額が抑制されたのです。

　産業界は、バブル崩壊、金融危機、デフレの長期化といった低成長期に直面し、直接雇用の人件費（固定費）を人材派遣の活用による変動費に置き換えたいというニーズが高まったのです。

197

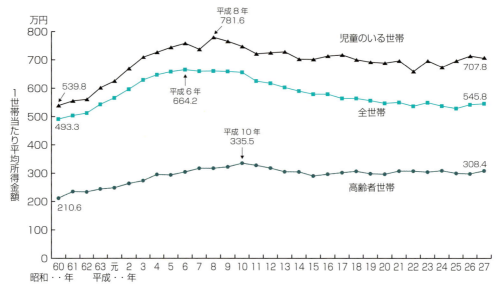

図 13　各種世帯の平均所得金額の推移
出典：平成 28 年国民生活基礎調査の概況
注：1) 平成 22 年の数値は、岩手県、宮城県及び福島県を除いたものである。
　　2) 平成 23 年の数値は、福島県を除いたものである。
　　3) 平成 27 年の数値は、熊本県を除いたものである。

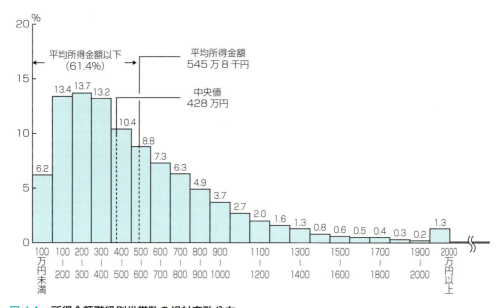

図 14　所得金額階級別世帯数の相対度数分布
出典：平成 28 年国民生活基礎調査の概況
注：熊本県を除いたものである。

このような時代背景で、2004 年、新自由主義的な政策を次々に導入した第 2 次小泉政権の時代に製造業務への派遣というサービスが解

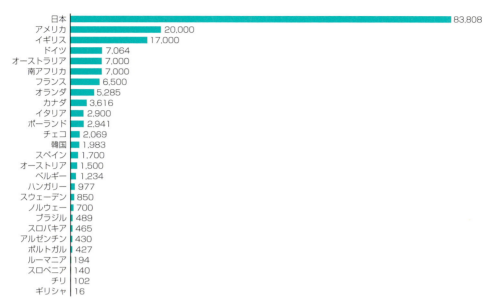

図 15　人材派遣会社事業所数国際比較
出典：一般社団法人日本人材派遣協会　http://www.jassa.jp/ciett/statistical/2009/statistical_03.html

禁され、2007年には製造派遣の派遣期間が3年に延長されました。このように製造業の経営者から見れば、人件費の削減、変動費化になり、競争力の強化になりますが、働く者の立場から見れば、世帯収入の低下に繋がったのです。

ちなみに、日本の人材派遣サービス会社の多さは各国と比較して突出して多いものとなっています（図15）。

派遣を受け入れる企業、人材派遣会社、そして政府の間には共通の利害があります。派遣を受け入れる企業からみれば、人件費を削減かつ変動費化することにより利益を計上することができます。すると法人税によって政府は税収を増やすことができます。人材派遣会社も儲かります。儲かれば法人税となり、政府の税収は増えます。

「排除」に向かう資本主義のエコシステムの疎外

ここで注意したいのは、高度成長期にはより多くの人々にそれなりに豊かさを提供できた資本主義が、現在は逆の方向に作用しているということです。端的に言うと、逆の方向の作用とは「排除」です。

マルクス主義経済学が説くように効率化が進むにつれて資本家の富は加速度的に増えますが、一方で労働者の価値が下がり、分配が減ります。国家が公正に富を再分配する役割を担えば、現状の資本主義でもうまく回るはずです。

ところが、国民国家と産業をみかじめる資本家は「古くは帝国主義、近年では産業政策で資本主義を拡大する」という共通の利害で結ばれていて、両者が密接な関係にある以上、再配分はなかなか進まないのです。すると何が起こるのでしょうか。

　たとえば子供の貧困問題。毎年10万人近くの高校生が中退し、若年出産などを経て貧困のスパイラルに落ちてゆくという社会的な排除が歴然と存在します。子供に加え障害者や老人といった社会的弱者には公的な扶助が回らなくなっています。その結果、「老後破産」が急増しています。

　貧困家庭に育つ→高等教育を受ける機会が激減→不安定雇用にしか就けない→貧困層から抜けることができない、というように社会的な排除疎外がスパイラル化してエコシステムを浸食しています。由々しき問題です。

日本の資本主義を支えてきたエコシステムの機能不全

　一般に、日本は資本主義国家であるといわれています。その資本主義の通念ないしは暗黙的な合意事項を示したのが図16です。

暗黙的な合意でうまく回っていた時代

　日本資本主義が元気だった時代、つまり大東亜戦争の敗戦から復興に向かった日本経済は、世界に例のない高度成長期に入っていきました。1955年から1973年まで、日本の実質経済成長率は年平均10％を超え、欧米の2倍から4倍にもなっていたのです。

　おおむねこの時代に日本の近代資本主義は良好なパフォーマンスを謳歌して、近代資本主義を支える諸制度が社会に深く根を下ろすことになりました。

　この時代の平均的な日本人の寿命は今ほど長くはなく、人生前半の10万時間に焦点を置いていました。つまり生殖活動が可能で、かつ、労働することが可能な人口が主役でした。特に都市部では核家族が主流となり、核家族が勃興した産業に労働力を提供しました。一生（社）懸命働き、企業から得た賃金を使って大量消費による豊かな生活をおくることに迷いはありませんでした。企業は大量生産に邁進し、家計

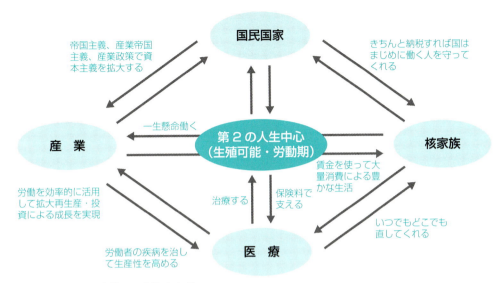

図16　高度成長時代の日本資本主義
出典：長谷川俊彦プレゼンテーション資料を筆者が改変

は大量消費に邁進することで経済のパイが大きくなったのです。

「一社懸命」というのは、企業の人口ピラミッドも若年層が中心で、長期間従業員を社内に置きとどめ、「わが社」の規格大量生産・販売に向いたスキルの習得に重きが置かれたので、年功序列や年功賃金制度を合理的に選択する企業が圧倒的に多かったのもこの時代の特徴でした。転職することもなく「一社懸命」に働けば、昇進もするし賃金も上がる。上がった賃金で自動車、カラーテレビ、クーラー（3Cという懐かしい言葉）を買えば、生活も豊かになるし、産業も潤う。こういった予定調和的なバランスがとれていました。

労働者は納税者として、きちんと納税すれば国はまじめに働く人を守ってくれるという合意もありました。かたや国民国家としての日本は、かつては帝国主義、その後は産業帝国主義、昭和の時代には、産業政策で製造業を中心とした産業を強化して保護します。産業は核家族から提供される労働を効率的に活用して、さらなる拡大再生産・投資による成長を実現しました。

核家族の世帯主は、医療保険料を払えば、全国どこでも医療サービスにアクセスすることができ、国民皆保険としていつでも、どこでも全国津々浦々の社会保険医療機関は治療してくれるという合意もありました。また、貴重な労働人口に降りかかる疾病や障害を迅速に治療し労働の現場に復帰することは産業にとっても大きなメリットがあり、この時代を通して「産業保健」が一大ブームを巻き起こしました。

多くの勤労者は、第2章で議論した単線3段階人生デザインを送ることに疑問を持たず、また、国、産業もこぞって単線3段階人生を推奨したのです。55歳くらいでリタイヤして、70歳くらいまでの15年はまさに人生の余禄、余生だったのです。それはそれで目的合理的な選択だったのです。

このように、核家族、国民国家、産業、医療の4巨大アクターは、昭和の高度経済成長を可能たらしめたエコシステムを創りあげたのです。そのエコシステムから活力を得て、この時代に日本資本主義は一つの頂点を極めたのです。

ヘルスケアサービス・エコシステムと輪廻転生

ヘルスケアサービス・エコシステムを構想するに当たって、一人ひとりにとって本質的に重要となってくることが、死の捉え方です。死はすべての終わりなのか、途中経過にすぎないのか。その捉え方、構えによって死に方、ひいては生き方が変わってきます。それらの捉え方、構えを抽象化して言い換えれば思想の一部門となります。

「輪廻転生」をめぐる分析

NHK放送文化研究所が行った調査によると、4割以上の日本人が「生まれ変わりはある」と答えています。人類学者の竹倉史人は、「輪廻転生」の思想について、「再生型」、「輪廻型」、「リインカーネーション型」という3種類に分類し、それらがどのような思想を含み、日本や世界各地でどのように発展・変貌を遂げてきたのかを緻密に分析しています[注13]。

以下、竹倉の記述的分析に沿って要点をまとめます。

(1) 再生型

世界中の民族文化に見られる。歴史的にも古層にある再生観念。生まれ変わる先は自分の家族や親族に限定される"循環"的な概念。「宗教信仰」というよりはむしろ「生活習俗」に近い。多くが祖霊祭礼や呪術の実践とともに保持されている。

(2) 輪廻型

古代インドで生まれた転生思想。再生型の地縁・血縁の原理よりも

(注13) 竹倉史人. 輪廻転生〈私〉をつなぐ生まれ変わりの物語. 東京, 講談社. 2015. 224p.

抽象性の高いカルマの法則に支配される。どこに生まれ変わるか分からない"流転"的な概念。理想郷に到達することができない人間が繰り返し地上世界に生まれ変わると説かれ、転生自体が望ましいことと考えられていない。ゆえに、たとえば仏教では、輪廻転生そのものを苦と捉え、輪廻転生からの解脱を説く。

(3) リインカーネーション型

19世紀半ばのフランスを席巻した心霊主義の渦中で生まれた。霊魂の"進化"が強調され、来世を自分の意思で決定するという自己決定主義の教義が多く説かれる。生まれ変わり思想の近代版ともいえ、現代欧州のスピリチュアリティ文化に大きな影響を及ぼしている。

さて、東西古今にまたがる輪廻転生の文脈は豊かです。錚々たる越境型知性の持ち主達がこの問題に取り組んできており、その一部はテキスト化されて知的資産として現代に継承されています。江戸時代の偉大な知性でありイノベータだった平田篤胤が発掘しテキスト化した「勝五郎再生記聞」がラフカディオ・ハーン（小泉八雲）によって英訳され西洋社会に伝えられました。

この英文テキストに接した精神科医のイアン・スティーブンソンは、大いに触発され前世記憶の研究に着手したのです。

その後スティーブンソンは、1967年にヴァージニア州立大学にて篤志家の財政的援助を得て、輪廻転生、生まれ変わり研究の専門研究所、The Division of Perceptual Studies（DOPS）の前身となるDivision of Personality Studiesを設立します[注14]。

あの世や死後生が実在するか否かは反証不可能命題であり、絶対主義か構成主義かの隘路に陥ることになり科学的な議論が成立する余地は限られます。科学的な学問として輪廻転生や死後生を捉えるために、パーソナリティ研究、後には知覚研究として研究を進めたところにスティーブンソンの科学者としての慧眼がありました。

彼の設定した研究ゴールにそれが如実に表れています。すなわち「心と意識の特質そしてそれらの物質に対する関係性について、既存の科学が受け入れている前提や理論的枠組みによって説明され得ない現象を科学的な方法論によって実証的に研究する」[注15]というものです。

■「死生観」を隠蔽した日本資本主義エコシステム

さて、第2章でも論じたように長寿ボーナスを享受して自由に、より善く生きても最後に待っているのは「死」です。ところが、高度成長時代の日本資本主義エコシステム、そしてそれに順応した近代科学

（注14）The Division of Perceptual Studiesのサイトは：
https://med.virginia.edu/perceptual-studies/who-we-are/dr-ian-stevenson/

（注15）同上
https://med.virginia.edu/perceptual-studies/who-we-are/dr-ian-stevenson/

をバックボーンとして持つ医学とその社会的応用だった医療（キュア）は「死」を社会の隅に追いやって半ば隠蔽（いんぺい）してきたと見立てられます。

　また高度成長期には製造業が経済を牽引もし、人々もこぞってモノを買い求めました。知識人とて、唯物主義やマルクス主義の残滓はまだ影響として強く、「輪廻転生」を語ることは反知性的な態度と見なされたものです。オウム真理教事件も、このような風潮に拍車をかけたと推察されます。

　ヘルスケアサービス・エコシステムの視点から「死」を考える時、多死社会の到来、サービス経済化、資本主義の根本的変質を受け日本はケアシフトを遂げつつあり、「死」を避けて議論することはもはやありえません。

　死ぬことがすべての the end ではなく、死後の何かを受けとめ、生まれ変わりを心的な構えとして持つことは、キュア（治療）やケア（支え合い）にとって重要な意味を持つのではないでしょうか。

　本書のレンズを用いれば、人間という生命システムもまた S={a, r} と表すことができます。人間という生命システムは、実体としての肉体（a）が「死」で消滅しても関係性（r）は転生すると捉えてもよいし、「死」を契機として、肉体としての実体（a）が魂（a'）なり霊魂（a"）として転換されると捉えても構わないと思います。

　死生観の構築ないしは再構築こそが、生存転換の、そしてケアシフトの、来るべき時代のヘルスケアサービス・エコシステムの一大テーマを構成します。ヘルスケアサービス・エコシステムの中で生まれ、成長し、やがては年老い、病を得て亡くなってゆく人間の構えが問われているのではないでしょうか。

　いずれにせよ、本書では越境型知性の重要性を論じてきましたが、「死」のこちら側とあちら側を取り結ぶ、あるいは橋渡しをする認識、そしてその前提を作る思想ないしは心構えはヘルスケアサービス・エコシステムに棲息するアクターとしての深遠な課題を内包していると思われます。

死生観のシフトとリビングウィル

　第2章では、長寿ボーナスの恩恵について議論しましたが、実は心

構え次第で恩恵どころか苦しみになることもあります。

　人生は長ければ長いほど良いという考え方、あるいは死は避けるべきものというアイデアにおいては、治療のゴールは「完治」ということになります。ところが前の章で見たように高齢者で合併症を幾つも持っているようなケースでは「完治」はあり得ません。「完治」を望みながら「完治」が得られない。苦しみがいや増します。

　死はすべての終わり→長ければ長いほど良い人生→生に過度に執着→完治を希望→完治に失敗→不穏な死→ the end。前に考察したキュア的なアプローチは「死を拒否する」ことが基調をなしているので、このような隘路に陥りがちです。

死の拒否から死の受容へ

　ところがキュアではなくケアの方向にシフトするにつれ、「死を拒否する」よりも「死を受容する」姿勢が本質的に重要となってきます。特に緩和ケアやエンド・オブ・ライフケアではこの方向性が鮮明です。

　ただし、緩和ケアサービスやエンド・オブ・ライフケアサービスを提供する側のみならず、それらのサービスの価値共創に参画する患者の側のマインドセットが大いに問われることになります。たとえば、次のような物語を共有できれば多少なりとも苦しみの隘路に陥るのではなく、「楽」を増すことに繋がるのではないでしょうか。

　死はすべての終わりではない→ほどほど長ければ、ほどほど良い人生→生に過度に執着しない→完治を望まない→緩和ケアあるいはエンド・オブ・ライフケア→平穏な死→ネクスト・ステージ。

　物語のなかにはネクスト・ステージがあった方が、そのステージの上で踊るアクターにとっても、生きがい、死にがいがあるというものです。その前提は、「死はすべての終わりではない」というアイデアを、ことさら宗教とは別に、心のどこかにそっと持つことではないでしょうか。

　38億年の生物進化の果てに手にした長寿ボーナスですが、長寿ボーナスが尽きる時、否応なく人は死にます。その長寿ボーナスを最後の最後まで楽しもうとする時、このようなマインドセットは案外大事になってくると思われます。

長寿ボーナスにしがみつくかリビングウィルか

　回復の見込みがなく、命の灯が消え去ろうとしている時でも、「キュア」は、人を生かし続けようとします。時に人工呼吸器をつけて体

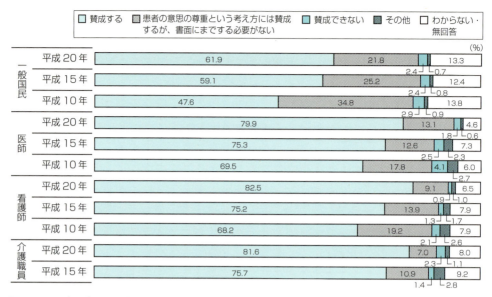

図17 リビングウィル作成についての意見
出典：厚生労働省「人生の最終段階における医療に関する意識調査」

内に酸素を送り込み、時に胃ろうを装着して栄養を消化管に注入します。ひとたび「キュア」の一環として延命措置を始めたら、止めることは簡単にはできません。生命維持装置を外せば死に至ることが確実に予測できるので、「キュア」を行う医師は外したがりません。

そうまでして、医師というアクター、患者というアクターは、長寿ボーナスにしがみつき生きている時間を延ばしたいのでしょうか。

終末期医療に関する意識調査等検討会の人生の最終段階における医療に関する意識調査報告書によると、「治る見込みがなく、死期が近いときには延命医療を拒否することをあらかじめ書面に記しておき、本人の意思を直接確かめられないときはその書面に従って治療方針を決定する」（リビングウィル）という考え方について、あなたはどのように考えますかという質問に関して、医師の79.9％、看護師の82.5％、介護職員の81.6％、一般国民の61.9％が「賛成する」と答えています（図17）。

「回復の見込みがないのなら、安らかにその時を迎えたい」と思う読者にとって、「平穏死」や「自然死」は重要なアイデアです。「その時」の自分の姿からバックキャスティングして、元気なうちに自分の意思を文書に記しておき関係者とシェアしておく。未来の自分、未来の医療チーム、未来の関係者に対する価値共創造。それがリビングウィルです。

第7章 システミック・デザイン思考を身に付ける

システミック・デザイン思考

　システミック・デザイン思考は「システミック」と「デザイン」の組み合わせです。本書では、デザイン思考とはいわず、システミック・デザイン思考と呼びますが、これは類書にはない特徴です。

　システミック・デザイン思考は「システミック」と「デザイン」の2つの言葉で成り立っています（図1）。

　前の章でも述べたようにシステマティックという言葉は「体系的な」という意味です。システミックとは単に体系的という以外に、3つの意味を含意します。つまり、コミュニケーション、コントロール、進化です。システムにおいては、多様なアクターが複雑な相互作用つまりコミュニケーションをとりながら、システムがそれ全体としてシステムであるために、さらにシステムから何かを生み出すために絶えずコントロールが行われます。このようにシステムは常に動的な状態にあり進化の過程にあります。本書では、システミックなモノコトを、そしてシステミックにモノコトを、デザインするための思考の技法を独自にシステミック・デザイン思考と呼びます。

　デザインには3つポイントを含意させたいと思います。1つ目は、デザインという所作を問題解決のプロセスと見なすことです。2つ目はマインドセット、つまり心構えです。異なるバックグラウンドの複数の人が集まってアイデアを騒めきながら共立並存、異種混交させ、一人ひとりが静かに内省もし、仮説検証を加えてプロトタイプを創り上げてゆきます。これによって改善がなされイノベーションの萌芽を仕込むことができます。3つ目は、場と文脈価値です。システミック・デザイン思考を進めるためには物理的な場づくりのみならず、意味的な場づくりが本質的に大切になります。そのような場をアクターが動かし、文脈のダイナミックな動きから価値が生み出されてゆきます。

人間活動システム

　筆者は、多数の医療機関でサービス・イノベーションやシステミック・デザイン思考などの共同研究、研修、ワークショップを行っています。その中で驚くことは、医療機関の看護師、コメディカル、医師が頭を悩ませて改善や改革の対象としてテーマアップして来るもののほぼ全てが、仕組み、体制、体系、つまり、広い意味でシステムとい

One Plus

共立併存
(accommodation)

異なるアイデアや意見の差異を各メンバーが尊重、認識しながら共存させること。

第7章　システミック・デザイン思考を身に付ける

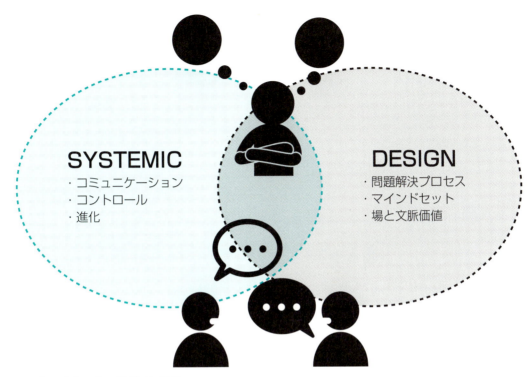

図1　システミック・デザイン思考

う歴然とした事実です。しかもシステムのほとんどすべてが、人が絡むシステムです。いわゆる人間活動システムなのです。治療方法、ケア方法といった臨床に関すること、看護師、コメディカル、医師といった医療従事者そして患者やその家族、外部の医療関係の組織が関わる、常に目的を追求する人間活動システムなのです。

　システムという言葉を聞くとき、システム思考にあまりなじみのない読者は情報通信システム、ソフトウエアシステムなどを連想することでしょう。無理もありません。システム思考の専門家とて、「物理的システムや設計システム、社会システムをモデル化しようとしたが、目的追求型の人間活動システムをシステム的に扱ってこなかった」のです[注1]。

　そのような状況の中で、イギリスのチェックランドが初めて、人間活動システムに焦点を当てたシステム・デザイン手法、問題解決手法を「ソフト・システムズ方法論」（Soft Systems Methodology）として考案して発表しました[注2]。今から40年以上も前のことです。

　筆者は、このチェックランドのアプローチや先の章で述べたスタンフォード大学の「デザイン思考」などを参考にしつつ、日本の医療機

（注1）木嶋 恭一、マイケル・C・ジャクソン. ホリスティック・クリエイティブ・マネジメント—21世紀COEプログラム：エージェントベース社会システム科学の創出. 東京, 丸善出版. 2007. 288p.

（注2）Peter Checkland.O.R. and the Systems Movement: Mappings and Conflicts. The Journal of the Operational Research Society. Vol. 34, No. 8, Systems in O.R. First International IFORS and O.R.S. Meeting. Discussion Conference at Henly, U.K. 9-11 May 1983, 661-75.

関やヘルスケア関係の方々が理解、実践し易い方法を考案し、実践してきました。

この社会貢献を主眼とする実践活動のことを**アウトリーチ**と言います。研究者は大学等で蓄積した研究の成果を通常は論文という形で発表します。それと同時に、経営学、医療管理学、看護学といった実践志向の強い学問では、それぞれの現場に直接方法論を届けることによって社会に貢献し、もって学問の発展にも資してゆく行き方がアウトリーチです。

筆者が開発したこの方法はアウトリーチ活動の一環として、国内外などで実際に用い彫琢(ちょうたく)を加えてきたものです。

> **One Plus**
> **アウトリーチ（outreach）**
> 研究者が行う研究の成果を直接社会的な場に還元して、社会にとってのより大きな成果創出に寄与する活動。

■人間活動システムのデザイン上のポイント

人間活動システムをデザインする時に、注意しなければいけないポイントがいくつかあります。

(1) 問題解決に関しては唯一絶対100%の最適解はありえない。
(2) 問題を明確化する際には過去の経緯、歴史や組織文化の側面を十分視野に入れること。
(3) 多様な当事者の思い、考え、感情をシェアすることが大切。
(4) 当事者同士の関係性を育み発展させることが重要。
(5) アイデア出しは手を使ってイメージを描き右脳を使いながら行う。
(6) ソリューション（問題解決）の具体策をカタチ（プロトタイプ）にしてみる。
(7) 問題解決を図るのは一過性のもので終わらせるのではなく、アクション・リサーチや目標管理サイクルといった経験学習のサイクルに落とし込むことが肝要。

プロセスをデザインする

■①リラックスして理想、あるべき姿を可視化する

多くの人は組織の内で仕事を得て世界と繋がっています。どのようなヘルスケア組織でも、臨床・経営的な要請によって役割や目的が決

第 7 章　システミック・デザイン思考を身に付ける

まっているので、人はそれらの役割や目的を受け容れざるをえません。

それらは、本当に本人がやりたいことなのか。本人のやりたいことと、組織の中での役割や目的が一致しない時、そこには人格的な主体としての人間と抜き差しならない断絶、乖離が生じます。そして断絶や乖離は緊張と葛藤を生みます。

緊張ばかりしていると、肩が凝って頭は固くなり、いいアイデアが出てきません。特に理想の境地や未来のあるべき姿を自由闊達に思い描くためには、リラックスすることが必要です。リラックスするためには、後述するように場所の選びかたも重要です。アイスブレーキングのためのツールを使うもよし、また後で述べるようなワールド・カフェ方式を用いた理想の姿のシェアリングも有効です（P234 参照）。

理想の姿、あるべき姿を可視化してゆくためには、テーマに沿った質問が大切です。たとえば、5年後に当病院は、地域においてどのような役割を果たしているべきなのか？医療チームが真に共有すべき情報はなんなのか？どのような遠隔看護のセンサーデバイスだったら患者が喜んで身に付けようとするのか？

このような質問に対して、頭が良く現実的な人ほど制約条件から発想する傾向があります。予算の制約、人員の制約、競合状態の制約など、おそらくは山ほどの制約条件が周囲にはあるはずです。しかし、このステップでは敢えて制約条件を意識せずにイメージをひたすら膨らませてください。制約条件はプロトタイプづくりのステップまで取り去っておきます。

さて理想の姿、あるべき姿を可視化するためには言語の手助けが必要になります。理想の姿、あるべき姿、夢のソリューションの価値、性質、機能、構造などを、たとえばカードや付箋に言葉にして貼り付け、次々にグルーピング化してゆきます。後に述べるブレーン・ストーミング（P231 参照）やバックキャスティング思考法（P237 参照）の基本をこのステップで行います。

②夢や理想を語り合う

暗く無機質な断絶、乖離、緊張の中では、夢や理想を語ることはできません。いや、夢や理想は青臭いものとして蔑まれることさえあります。特に実務の世界にどっぷり使った実務者にとってみれば、5年後の理想の姿はあまりに遠く非現実的すぎます。

実務の世界に深く固く根を下ろし過ぎている人ほど、来月や直近の実績、短期的な成果に目が行きがちです。実は、この手の届く範囲の

> **One Plus**
>
> **制約条件（constraint condition）**
>
> システムの振る舞いを制限、制約する要素や因子。しばしば制約条件に集中して問題解決を行うことによって費用対効果の高い結果を得ることができるとする主張を伴う。

直近の未来しか見ない発想、短期的な業績しか視野に収めない「まじめな発想」こそがイノベーションの主要な敵なので注意してください。

前の章でも言及しましたが、日本人が作る組織には、同調圧力が隠微に作用します。なので、主要なメンバーがいつもしかめっ面して「まじめ」過ぎると、周囲や後輩にも「まじめ」が伝染してしまいます。この際、「まじめ」を捨て去りましょう。杓子定規な「まじめ」からは、自由闊達なアイデア、イマジネーションは一切生まれません。だから「不まじめ」になりましょう。もし不まじめが苦手なら、せめてユーモアのセンスを持ちましょう。夢や理想は常に「不まじめ」な遊び心から生まれるものです。

このステップでは、遊び心を尊重して、相手の意見を否定したり批判したりすることはしてはなりません。自他ともにアイデアを否定・批判しないという、ある種安全なステップです。相手の意見を聞き、つながりを意識しながら自分の意見を伝えることにより、場の一体感が生まれればしめたものです。人数が多ければこのステップはワールド・カフェ型がマッチします。（図2、Learn Do Share についてはP235で後述します）。

③共感する

人は冷徹な数値、論理、ロジック、分析、批判、建前ではなく、感情の機微を媒介に共感するものです。実は、通常の学問やビジネスの世界は、心理学や近年の行動経済学等は別として、感情的側面は切り置かれ、数値、論理、ロジック、分析のオンパレードです。

無機質で冷酷な数値、論理、ロジック、分析、批判ばかりを語ったり聞いたりしてオープンな気持ちになれる人はまずいません。だからのっけから、このような話をするのはぜひ避けたいものです。

あるいは、どうしても数値、論理、ロジック、分析を多用しなければいけない時は、後述するストーリー・テリングの技法を活用してみてください（P245参照）。物語は、数値、論理、ロジック、分析の羅列にパーソナルで情感的な妙味を与えます。

喜怒哀楽の情感を込めて、聞く人の魂を揺さぶることが肝要です。
「こりゃ、すごい！」
「うわっ、なるほど！」
「おお、それ使ってみたい！」
「もっと話を聞いてみたい！」
「何か手伝ってあげたい！」

第7章　システミック・デザイン思考を身に付ける

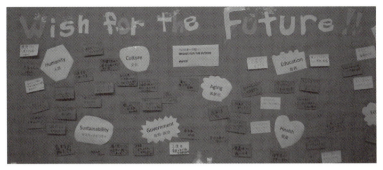

図2　Learn Do Share の理想を語り合うセッション

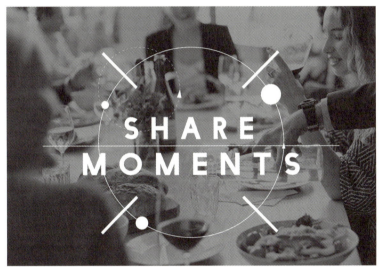

図3　共感するセッション　　　　版権：rawpixel/123RF 写真素材

　ゆえに分析や批判から始めるのではなく、リラックスしてみんなで一緒になってポジティブに感じることから始めましょう。読者一人で感じるのではなく、お客さんやユーザーと一緒に感じることが大事です。そういった深い情感の機微から共感は生まれます。

　新しい出来事が起こるときというのは、素晴らしいアイデアもさることながら、人との出会い、その出会いから醸し出される馥郁たる共感から始まることが多いものです（図3）。

④解決すべきイシューを明確化する

　イシュー、つまり問題点なり課題を明らかにしてゆくには、おおむね2つのアプローチがあります。

　1つ目は、目先の問題とはまったく関係なく、「こんなモノコト」があれば楽しい、便利だ、一気に問題解決につながる、素晴らしいと

213

思えるようなモノコトをいきなり着想してみるのです。

　スティーブ・ジョブズは、顧客が欲しいものではなく、彼自身が欲しい手のひらサイズのデバイスに、電話、カメラ、メール、ショート・メッセージ、スケジューラ、ゲーム、映画、本、地図など、ありとあらゆる「体験」が詰まった魔法のようなデバイスを夢想することによって、iPhone の開発に着手しました。

　「ダ・ヴィンチ」（手術支援ロボット）の開発者は、医師の手の動きをトレースして動くロボットの腕、手、指があれば、手術を上手に行えるようになるだろう、という夢想とも妄想ともつかない着想から開発に着手したといいます。

　2つ目は、身の回りの問題を見つけて問題解決をしてゆくやり方です。問題のない組織はありえません。なぜなら組織は、特定の問題の組み合わせを独自に解決するために存在するからです。また、問題解決を目指す組織は人の集まりですから、おのずとさまざまな問題を抱えることとなります。このような意味で、組織とは問題解決が組織化されたものです。多くの医療機関や企業で行っている PDCA の目標設定や計画段階では、このやり方が採用されています。

　いずれのアプローチをとるにせよ、グループワークをかませてイシュー（論点、課題）を明確化させてゆくときには、発散思考と収束思考の両方を使います。

　発散思考とは、あたかも発散するがごとく、問題、課題、あらまほしいモノコトの断片を数多く拾って多数の付箋に書き込んでみるということです。収束思考とは、多数の付箋から、真の問題のありかやあらまほしいモノコトの本質を探ってゆく思考方法です。たとえば、発散思考で何百枚もできたカードを整理・整頓、グループ化してゆき、本質に向かって収束させてゆきます。

⑤異界越境で多様なアイデアをたくさん出す

　「いいアイデアを得るためのたった一つの方法は何か。それはたくさんのアイデアを創り出すことだ」

　これはスティーブ・ジョブズの言葉です。なるほど、最初からいいアイデアが降臨するようなことはまずはありえません。むしろ、できるだけ多くのアイデアを着想してみることが大切です。

　ここで思い出してほしいのは、序章で述べた複雑な相互作用というレンズです。活き活きとして自由闊達な知的で複雑な相互作用があると多くのアイデアが生まれます。たくさんアイデアを出すためには、

第7章　システミック・デザイン思考を身に付ける

なるべく多様な文化的背景、バックグラウンド、専門、体験を持ついろいろな人の集まりのほうが有利だということです。

「多様性のみが多様性に打ち勝つ」(注3)というアシュビーの法則がシステム思考ではよく語られます。

ワークショップや集合研修に即していえば、参加メンバーが均一・画一であるよりも多様な方が、さまざまなアイデアをやりとりすることができて、豊かな成果を得ることができます。多様性ということは、偏りを認め合い、その偏りから生まれるダイバーシティや異質性をシェアしてエンリッチしてゆこうということです。

さて、人間には、知的能力の偏り、身体能力の偏り、情動の偏り、発達面での偏り、趣味嗜好の偏り、性的嗜好の偏り、価値観の偏り、専門の偏り、経験の偏りなどさまざまな偏りがあります。

外界に対する好奇心や冒険旅行に対する嗜好において特別に偏った人が居たからこそ、人類は未知の大陸や秘境を開拓することができました。発想力や手先の器用さに特別に偏った人がいたからこそ、人類はさまざまな画期的な道具を発明することができました。

感受性や表現力がある方向に強烈に偏った人が居たからこそ、人類は豊かな文化、文芸、芸術を創造する事ができてきました。また、知的好奇心がある方向に強く偏ることにより、人類は数多くの学問的専門分野を発展させることができてきました。

偏っているということは、ともすれば均一・画一志向が強く隠微で内向的な同調圧力で増幅されている日本では、良くないものとして敬遠される傾向があります。しかし、この偏りこそが多様性の顕れであり、進化の過程で人間が持つに至った素晴らしい恩恵です。この多様な偏りから生み出される恩恵をアイデア・ジェネレーションで活かさない手はありません。

第3章で、異界越境の重要性と異界越境がもたらす知的効用について議論しました。多様なメンバーが集散するワークショップは、さながら異界越境の稀有な機会です。

この点、医療機関は非常に特徴的な人的集団です。事務職以外のほとんどの職種は専門資格の保有者で、専門性、価値観、経験そして性格においてにおいてかなり偏った者同志の集まりです。また、診療、看護、各種コメディカル、福祉、介護といったように、それぞれが異界を成しています。異界越境の機会がそこかしこに隠れていて、かつ偏りという恩恵に恵まれた集団が医療機関であり、そういった人的資源は実は理想的なアイデア・ジェネレーションの源です。

(注3) Ashby WR. Principles of the self-organizing system. Von Foerster H, Zopf GW Jr, eds. Principles of Self-Organization: Transactions of the University of Illinois Symposium. Pergamon Press, London. 1962, 255-78.

One Plus

好奇心（curiosity）

珍奇、未解明、未知のモノコトなどに興味を持つ心。モノコトを探求しようとする根源的な衝動。自発的な学習、調査、研究といった知的活動の根源となる心の働き。

> **One Plus**
> 問題解決（problem solving）
>
> 問題を見つけて問題を定義し解決のための代替案や介入を策定し、代替案を選び、実行し、評価するプロセス。しばしば与えられた状態から望む状態＝目標を達成しようとするときに問題解決の契機が生じる。

⑥問題解決を凝縮したプロトタイプつくり

　プロトタイプとは、試作品、見本、原型という意味です。製造業のプロトタイプは、実用テストのために作り、それによって製品の設計上の問題、不具合、標準から外れた異常値を発見し、具体的な修正や改善の手を加えてから本格的に販売するのが一般的です。

　本書の読者は、看護をはじめとする保健・医療・福祉サービス分野の方々が多いと思います。先述したようにカタチのあるモノとカタチのないサービスとではプロトタイプのあり方も根本的に異なります。

　すなわち医療サービスでは、診療報酬制度の設置基準などで人員体制などの条件が厳しく設定されているとしても、サービスの中身は患者の状況、患者サイドの期待、医療チームの状況、各種医療機器から収集する情報の種類、量、質、病床の稼働率、主治医の技量、医療チームの構成メンバーが下す判断、意思決定、医療機関のホスピタリティへの注力度などの要素が医療サービスの質に影響を及ぼします。

　本書のプロトタイプの定義は、いろいろなモノコトを含めるワイドレンジなものです。すなわち、サービスプロトタイプとは、サービスが実際に発生する場所や状況でユーザーと提供者の反応、相互作用、サービスのプロセス、その過程でやりとりされる情報、判断、意思決定、サービスの構造、サービスのアウトカムなどを観察、検証して、医療サービスの質の改善を図るためのツールである、と定義します。

　プロトタイピングとは、そのようなプロトタイプをデザインすることです。

　看護の現場で頻繁に作られて運用されている基準や手順は、試行段階のものはプロトタイプです。これをもとにさまざまな修正や改善を加えてゆきます。また、目標もチェックが入る前の段階の「案」レベルのものは、プロトタイプとして位置づけるべきでしょう。

　近年、IoTやビッグデータの波が医療の現場にも急激に押し迫ってきています。たとえば、従来の伝統的な手術室では、多種多様な医療機器から発せられる情報やシグナルを医師、看護師、技術スタッフが限られた時間内にその都度判断しつつ治療を行ってきました。

　治療現場で使用されている医療機器は多岐に及びます。患者の呼吸、心拍、体温などの状態をリアルタイムでモニタリングする機器、顕微鏡、MRI、超音波診断など患部の状態を診断する機器、電気メス、レーザーメス、ロボティックスなど治療を行うもの、さらには手振れを補正したり、物品を手術者に適宜渡すといった手術者の動作等を補

助・支援する機器などです。

　ところが、IoTを活用してこれらの多岐にわたる医療機器を連携・接続させ、情報を一元的なプラットホーム上で管理することにより、手術の進行や患者さんの状況を統合してマネジメントすることが可能となりつつあります。それによって、手術の質と安全性を劇的に向上させることができるようになっています。事実、日本医療研究開発機構、東京女子医科大学、さまざまな医療機器ベンダーは連携して、このようなコンセプトのもと「スマート治療室」のプロトタイプを創りあげています[注4]。

　改善やイノベーションの一里塚として、プロトタイプやプロトタイピングは非常に重要であることがお分かりいただけると思います。

⑦ひたすら繰り返す

　初めから完全なプロトタイプはありえません。プロトタイプを創ってみたらそれをテストしてみましょう。するといろいろな改善点が浮き彫りになります。改善を加え精度が上がってきたら、他の人やチームにもテストに参加してもらいましょう。そして、いろんな人からフィードバックをもらう。フィードバックの数が多ければ多いほど、新しい発見がもたらされる確率が上がります。

　それでは、どのような人々にプロトタイプを使ってもらう、つまりプロトタイピングというプロセスに入ってもらい価値を共創していったらよいのでしょうか。まずは、そのソリューションの使用者や利用者です。購買担当者がいる場合は、そのような担当者にも使ってもらいましょう。組織や業界で影響力を持つオピニオン・リーダーがいる場合、そのような人も巻き込んでおくべきでしょう。

　プロトタイピングの敵は「完全主義」です。その理由はいくつかあります。「完全」を目指すあまり、膨大な時間が使われてしまいます。また、「完全」を目指す過程で他のモノコトが往々にして見えなくなってしまい、視野狭窄に陥ることもままあります。結果として、進化しないモノコトやソリューションになってしまうのです。

　本書では「進化」についてさまざまな角度から論じてきましたが、問題解決やソリューションをいち早く進化のプロセスに乗せるためにも、プロトタイプはプロトタイプと割り切り、不完全なままでも早めに見切り発車しておくことをお勧めします。

　第3章で経験学習について議論しましたが、プロトタイピングとはまさに、リアルな経験学習のプロセスです。ひたすらプロトタイプの

(注4) 詳細な解説は次のウェブサイトに公開されている。
http://www.amed.go.jp/news/release_20160616.html

テストを繰り返すことによって、さらなる課題や問題点を明らかにすることができ、それをプロトタイピングに反映させることによって、ソリューションを進化させることができます。

マインドセットを整える

①異種混交、異界越境のチームほどいい

偏ったアクターの異種混交、異界越境の程度が強いほど、多様性は拡大してゆきます。ダイバーシティが豊かになればなるほど、生み出されるアイデアが豊かになります。

とにかく、まったく異なる人の組み合わせをラディカルに創ってみることをお勧めします。詩人とIT技術者と警官。医者と詩人とオーケストラの指揮者。起業家とシステム思考専門家とサイクリスト。世の中には、奇想天外なアクターの組み合わせはごまんとあります。

筆者は、一部上場企業の役員や管理職研修なども行いますが、同じ会社に5年もいると、似たような発想、問題意識、戦略代替案しか持てなくなります。本人たちはまったく意識していないのが特徴で、多様な企業や病院を越境して参与観察している筆者には画然と認識できます。

また筆者は、日本を代表する高機能病院でもイノベーション創発を狙ったプログラム運営を受託して実行しています。驚いたことに、勤続20年位のベテランの域に達したプロフェッショナルでも、他部門のベテランと口をきいたことがない方が多数いるのです。

高度に専門的な組織ほど、多数の有資格者、専門家を雇用しています。ところが、組織内では専門家たちは、まるで蛸壺のように分け隔てられていて、異種混交、異界越境がまったくといっていいほど進んでいないのです。これでは宝の持ち腐れです。大病院、大学、研究所といった有資格者かつ高度専門職の集まりほど、実は異種混交、異界越境が出来ておらず、また不得意であるということが多いのです。

②内省的実践を繰り返す

じっくり考えてから走り出すのか。走りながら考えるのか。答えは

One Plus
多様性（diversity）
幅広く性質、特徴が異なる実体が存在し、多様な関係性が見出される状態。

One Plus
参与観察（participant observertion）
研究対象となるコミュニティや組織に数か月から数年にわたって関与、滞在し、直接に観察してデータを取得する方法。定性的な社会調査の一種で文化人類学では頻繁に用いられる。

両方です。つまり、じっくり考えてから走り出し、かつ、走りながら考えます。

やってみることが大事です。観察して、考えて、批判する。でも大事なことはとにかく具体的な行動を起こすことです。

繰り返しますが、たとえば、具体的なプロトタイプを試行錯誤しながらひねり出してみるという行動が大切です。こう書いてしまうと、なんとなく偏狭な精神論ならぬ行動論のような感じがしなくもないですが、そこには科学的な理由があります。

先述したように、人は、実際の経験の世界に身を投じて行動する時に学びを深めることができます。

ショーンは、仕事や問題の本質を考えながら、自分の行為を振り返り、自分の持論やノウハウを問い直すことを「内省的実践」というように概念化しています。ドナルド・ショーンによると内省には2種類あります。つまり、行為の只中での内省（reflection in action）、そして行為の後で省みる内省（reflection on action）です[注5]。

行為の只中での内省と行為の後での内省は動的なループを形作ります。つまり、行為の最中そして行為の後の節目節目に「このプロトタイプの本質的な意味や問題点は何なのか」「自分たちのやり方は真に顧客に受け入れられるのだろうか」「何か重要な点を見過ごしてこなかっただろうか」というような問を自問自答することによってさらなる行動変容が可能となります。

③仮説検証プロセスを大切に

誰もが感動するようなソリューションが棚ぼた式に生まれるほど、世の中は甘くはありません。特にプロトタイプづくりは試行錯誤の連続です。こうした試行錯誤を愛することが大切です。そして、アタマと手先を使ってモノツクリ、コトツクリにつなげてゆきます。

（1）状況を大づかみに捉える

現状の状況をよく観察しましょう。目的を明確にして、背景にあるのは何か、どのような制約条件があるのかをはっきりさせましょう。また、プロジェクトを進めていく上で、状況がどのように変わっていくかを俯瞰しましょう。

（2）仮説の設定

仮説とはモノコトに対する仮の答えです。たとえば、「このプロトタイプはこうすれば顧客に受け入れられるだろう」「この機能を盛り込むことにより、こんな効果が生まれるだろう」といったことです。

(注5) ドナルド・A. ショーン. 省察的実践とは何か―プロフェッショナルの行為と思考. 東京, 鳳書房. 2007, 440p.
Donald A. Schon.The Reflective Practitioner: How Professionals Think In Action.Basic Books.1984.

(3) 仮説の検証

　次に設定された仮説が正しいかどうかを検証します。注意すべきは、仮説を設定した時以上の情報が必要になるということです。想定顧客を巻き込んでリサーチを行う、あるいはヒアリングや**フォーカス・グループ・インタビュー**などを実施してみます。そうすることによって、その結果を分析し、仮説が正しいかどうかを判断するための情報を得て、検証を加えます。収集した情報と照らし合わせて、いったん作ってみた仮説を検証してみて、もしダメならば仮説を作り直します。検証してみて不具合や問題を発見することができたら、改善を加えます。

④ イノベーション創発プラットホームのイベントに出てみる

　画一的な社内研修に飽き足らない人は、社外の異業種交流会やイノベーション創発を目指すプラットホーム型イベントに参加してみるのもよいでしょう。

　現在、ワールドワイドなシーンで非営利のイノベーション創発型プラットホームが登場してきており、方法論的にも一定レベルが担保されています。

　起業系のプラットホームなら、スタートアップ・ウイークエンド（Startup Weekend：SW）がお薦めです[注6]。SW は、金曜日の夜から日曜日の夜まで 54 時間かけて開催される「スタートアップ体験イベント」です。週末だけで参加者は、アイデアをカタチにするための方法論を学び、スタートアップをリアルに経験することができます。

　SW の特徴は、参加者が①ハスラー、②ハッカー、③デザイナーというシンプルな役割を帯びることです。ハスラーはマネジメントとビジネスモデルの検証を、ハッカーは機能の開発を、デザイナーは使いやすいデザインを担当します。日曜日の午後までにビジネスモデルを一気に作り上げて発表するのです。

　土曜日の午後には、起業家や専門家によるコーチングを受けることができます。日曜日の夕方に起業家やベンチャーキャピタル経験者等からなる審査員の前でチーム毎にプレゼンテーションを行い、ビジネスモデル／顧客検証／ユーザーエクスペリエンスデザイン／プロダクト達成度を軸に審査が行われます。

　市民参加型のソーシャル・イノベーション・プラットホームならばラーン・ドゥ・シェア（Learn Do Share：LDS）がお薦めです。LDS のミッションは、バックミンスター・フラーの名言、「環境と人に害を与えることなく、人々の自然な共創を通じ、最短時間で人類の 100

One Plus
フォーカス・グループ・インタビュー（focus group interview）
検証したい仮説に対して顧客や従業員などターゲットとなるグループの意識、嗜好、志向などを把握するためのインタビュー調査。

（注6）日本でのコミュニティは：http://nposw.org/
ワールドワイドのコミュニティは：http://global.startupweekend.org/

%の為に動く世界（社会）を創造する」という精神です。

　米国コロンビア大学で開発、運営されている非営利組織で、文字通り、学び、実行し、共有するためのプラットホームです。興味深いのは、LDSは永遠のプロトタイプを謳っているところです[注7]。日本にもコミュニティが出来ています。ちなみに筆者は、LDSでストーリー・テリングをしたことがあります。

(注7) ラーン・ドゥ・シェアの日本語コミュニティは：
https://www.facebook.com/learndosharejapan/
ワールドワイド・コミュニティは：http://www.learndoshare.net/

異界文脈越境×文脈価値を転換する場を創る

①文脈的な場づくり

　イノベーションの創発にとって場づくりは重要なテーマです。なぜならば、改善、変化、イノベーションの萌芽、価値は場から生じるからです。

　前の章でも言及しましたが、場に共存するアクターが複雑な相互作用を及ぼしつつ、何か価値のあるモノコトを創り上げることを価値共創といいます。価値共創の前提となることが共存です。

　共存（co-existence）とは、異なる個性や生き方をする多様なアクターが1つの場を共有して調和的に存在することです。あるいは異なる内部モデルを持つアクターが一時的にせよ互いの内部モデルの相違を認め合い、並立共存（accommodation）することが大切です。

　つまり、価値を共創してゆくためには、雑多な、ときには信条や世界観が異なるアクターを置きとどめる場が必要不可欠となります。

　第3章で取り上げた「異界文脈越境による文脈価値転換メタモデル」によると、イノベーション志向のアクターは、自分自身にとって新しい文脈へと越境し参入して未知の経験を「文脈化」します。そして参入を果たした新しい文脈での経験、発見、学びえたものを「内省」し「再文脈化」します。

　さらに内省を加えた自己の経験を、その場で他のアクターと分かち合い、異種混淆のなかで「共同化」します。そして、学んだものを「脱文脈化」させ「客体化」します。その場の文脈のみならず他の場の文脈で活かせるようなものに「転換」するのです。それは持論であったり、汎用性のある教訓、方法論、あるいは理論、モデルであった

One Plus

共存（co-existence）

二つ以上のモノコトや個性が同時に生存、存在すること。新しい関係性として緊張・葛藤や調和・混淆等が生み出される契機となる。

りします。

　また当該アクターは、その場で得た持論、教訓、方法論、理論、モデルなどを他の場に「橋渡し」をして運んでゆきます。いわば「超文脈化」させるのです。以上を一言でいうと、「デキる人」は、異界文脈を越境し橋渡しするということになります。

　さて、イノベーションの創発に足る、良い場をつくるにはどうしたらよいのか、という議論は産学官、あるいはヘルスケア分野でも熱く高揚したものがあります。

　場は、アクターが持ち込む多様な文脈やアクターが共有する文脈が力動的にかつ輻輳(ふくそう)的に重なり合っています。それと同時に、場に参画するアクター同志の複雑な相互作用によって絶えず動いています。

　「異界文脈越境による文脈価値転換メタモデル」によるとサービス・イノベーション創発につながる良い場の条件が浮かび上がってきます。

　第1に、外部のアクターを魅了するような文脈を持つことです。場に渦巻く文脈に人を引寄せるものがなければ、人は越境してまでも寄り付きません。そして、魅力的な文脈が力動的に駆動しているのみならず、外部からアクターが参入できるような、来るものを拒まない開放性を保持することが必要です。アクターはオープンな場に参入してかけがえのない直接経験に肉迫するのです。

　第2に、場に内省の機会が埋め込まれている必要があります。なぜならアクターは内省を契機として再文脈化を図るからです。内省には、行為の只中での内省、行為の後での俯瞰的内省の2つがあるということを前述しましたが、いずれの内省の機会も貴重なものです。

　第3に、場には、文脈を共有する他のアクターと共存し、分かち合い、ハイブリディティ（異種混淆(こんこう)）の相互作用が働いている必要があります。場そのものが、インタラクション、つまり、対話、切磋琢磨、摩擦、触れ合いの契機に満ちている必要があります。前の章で知識は文脈に、文脈は場に、場は身体に粘着するという議論をしましたが、知識が共有されるためには文脈が、文脈が共有されるためには場が、場が共有されるためには、アクターが触れ合えるほどの空間にいる必要があります。

　第4に、アクターは場の文脈に埋没するのみならず、脱文脈して知識を持論、教訓、さらには理論などの形式知へと転換してゆきます。アクターが場に埋没している状況では、おそらく知は文脈に埋め込まれているので、暗黙知に留まっていますが、暗黙知を暗黙知のまま保持することもあります。また、より一般化させるためには、暗黙知を

第7章 システミック・デザイン思考を身に付ける

形式知へと転換するアクターもいます。そのためには言語化、抽象化などのメカニズムが場に必要になってきます。

第5に、アクターは場に滞留した後、客体化した知識やスキル、あるいは持論、教訓、理論などを、他の場に橋渡しをして超文脈化します。アクターが場をスピンオフして離脱するためには、少なくとも場から去る者は追わない、さらにはアクターの旅立ちを支持するという開放性が求められます。この開放性は、場の側から見ればアクターの新陳代謝です。アクターが自由に入れ替わることで、場に渦巻く文脈に雑然性、乱流性、複雑性が立ち顕れカオスが創発されることになります。超文脈化の契機をもたらす超越型知性の持ち主は、こうして場にカオスの淵を導くトリガーにも成り得るのです。

このように場のはたらきや振る舞いを俯瞰すると、アクターの文脈を介する相互作用的な異種混淆によって自己組織化するという特徴も見えてきます。場の機微は、雑多なアクターが創るものであると同時に、アクターの異種混淆、複雑な相互作用の場に内生するものであるという二重性にあります。

②物理的な場づくり

話がやや難しくなりました。さてここからの議論は「場」と「場所」を区別して行きましょう。場が持つ性質のうちで、物理的な性格を持つものをここでは場所と呼びます。

まず場所には、自然によって形作られるものがあります。山、峠、川、海辺、湖沼、森林、渚、平原、砂漠などです。それから人工物によって形成される場所があります。たとえば、家、建物、鉄道、駅、港湾、空港、トンネル、ダム、橋などです。それから、流通網、交通網、情報通信網などのようにネットワークが創り出す場所があります。このうち、ソーシャル・ネットワーク・サービスなどに見られるように、インターネット上にバーチャルに構成する場所もあります。

「異界文脈越境による文脈価値転換メタモデル」を使って、良い場所を創るための物理的な条件やコツについて明らかにしてゆきます。

第1に、アクターがシステム境界を越境して参加する場所として、オープンで入り易いことが求められます。しかし、越境した先で遭遇する場所はアクターにとって非日常的な世界です。楽しい場所、わくわくする場所でもあります。できれば、歓び、安らぎ、興味、希望、愉快、愛情といったポジティブ感情が刺激されるような場所です。

第2に、その場所でアクターは経験を振り返り内省して再文脈化し

> **One Plus**
> カオス（chaos）
> 混沌。混乱。雑然として無秩序の状態。

> **One Plus**
> カオスの淵（edge of chaos）
> 振る舞いが秩序から無秩序へカオスへと変化するシステムにおける秩序とカオスの境界、位相。

> **One Plus**
> システム境界（system boundary）
> システムが影響を及ぼし制御する範囲とその外側を分け隔てる境界。価値的システムや人間行動システムの場合は構成メンバーであるアクターによって主観的、間主観的に想定される。

ます。内省は静謐(せいひつ)の空間を要請します。落ち着いて思索に沈潜でき、内に向かって自分自身と対話ができるような空間です。たとえば美しい絵画や調度品が置いてあったり、書物を持ち込めたりするような空間であるならば、内省の手助けになるでしょう。

　第3に、アクターは他のアクターと出会い、語らい、分かち合います。これを共同化といいました。その場所では、自由闊達に対話(ダイアローグ)ができる、仲間が何を感じているかを感じられる空間が必要となります。仲間であることを体感するのには美味しいものを一緒に飲み食べることができれば、なおよいでしょう。

　第4に、その場所の中でアクターは脱文脈して得たさまざまな知識を持論、教訓、さらには理論などへと転換してゆきます。つまり、その場所に居ながらものを書ける、描ける、記録を取れることが大切です。当たり前のことですが、もの書くことができるようなテーブル、ある程度明るい照明などが必要です。

　第5に、アクターはその場で体得した知識、スキル、感情などのオペラント資源を持ってその場所から退出して他の場所へと移り、橋渡ししてゆきます。単純素朴に、その場所から出やすい(イグジットしやすい)、でもまたいつ何時でも帰って来ることができる。他のアクター達に「あの場所いいよ」と何気なく言えるようなところであればなおよいでしょう。

　以上のような5つの条件を満たすような場所は、読者の周りにありますか。あるいは、どのような場所を連想しますか。街には気の利いた雰囲気の良いカフェがありませんか。入るも出るも自由で、ちょっと異質な世界。そこでは美味しいアルコール、料理、コーヒーが供され、気が置けない仲間たちと何時間でも語り合うことができる。一人で静かに読書にも没頭でき、手紙を書いたり、ネットを使ったりすることもできる。そのような知的なカフェのイメージです。

　次の章では、ワールド・カフェを紹介しますが、メタファーとしての「カフェ」は実に言い得て妙です。

第8章

共創のための実践ツールボックス

共創のためのツール

　とうとう最終章になりました。本書の一貫した主張は、アクター相互の関係性に注目し、新しい関係性の地平を切り開くために、異界や異文脈に毅然とした勇気と洒脱な遊び心を持って、そこはかとなく参入するために越境型知性の素地を涵養しようということでした。

価値を一緒に創る

　最終章でフォーカスすることは、価値を一緒になって創ってゆくための実践です。価値を共に創る（value co-creation）ためには、知る、考える、アイデア発想、そして仕組みを作るための新しい道具立てが必要になります。

　価値共創は、いろいろなアイデアや表現手段を持つアクターが一堂に会することによってなされます。流麗にして荘厳な楽曲という価値は、コンダクター（指揮者）のもとで共に多様なアクター（演奏者）が多様な楽器を奏でることによって生まれます。ゆえに価値共創は価値共奏と言い換えてもよいのかもしれません。

　本章では筆者が国内外で使い、実際に大きな効果を得た手法を、実例を交えつつ紹介します。

　この章で紹介するツールは、誰にでも簡単に使えるツールを中心としました（図1）。読者はまずアクターとしてこれらのツールを使ってみてください。場数を踏んで慣れてきたら、コンダクターつまりファシリテーターとして使ってみるのもよいでしょう。

　良い道具の条件は、正しい使いかたをすれば正しい成果が生まれるということです。しかし、医療経営の現場では「これがただ一つの正解」という問題はありえません。つまり、唯一の正解に結びつく唯一絶対的な道具もまた存在しません。むしろ、問題状況によって臨機応変に柔軟に道具をクリエイティブに使いこむ姿勢が大切です。

　ところが医療職の世界には、過去から現在に至るまでさまざまなツール系のブームがやってきては去っていきました。これは見方によっては、特定のツールをじっくり使い込んで手になじませ成果を上げる前に次のツールに乗り換えるといった軽挙妄動の姿勢に見えます。ブームの影響を受けて熱しやすく冷めやすいという態度では、どのようなツールを使おうともなかなか成果がでるものではありません。

第 8 章　共創のための実践ツールボックス

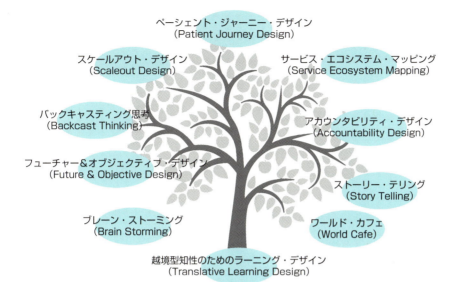

図 1　共創（奏）のための実践ツールボックス

　システミック・デザイン思考とヘルスケアサービス・イノベーション実践のためにツールを使うときの基本は、状況に応じて自由に使ってみる、自由に使い込む、手になじませるということが大切です。また複雑なことがらに対してツールを使うので、複数のツールを臨機応変に組み合わせて使う「合わせ技」の妙を捻り出すことも大切です。

　そして実際にその道具を使う場数を増やすことが重要です。つまりトライ・アンド・エラーや試行錯誤を繰り返し道具の使い方を改善し洗練させることが必要です。換言すれば、道具は道具にしかすぎず、成果そのものではありません。すなわち、期待するような成果がでなかったのならば、使い方を臨機応変に変えてみる柔軟さが必要です。

越境型知性のためのラーニング・デザイン（Translative Learning Design）

　若い人にはぜひ国際放浪、冒険、留学、起業などに取り組んで欲しいものです。なぜならば、そういった経験は異界や異文化への越境であり、越境型知性を鍛え涵養する素地となるからです。

　第 2 章で述べたように、そのような経験以外でも現代人は長寿ボーナスを有効に利用することができ、結果として学び、職業、家庭生活、

	ミクロ	メゾ	マクロ
関係性	受益者―提供者	学会・職能団体―患者グループ	医療産業―研究コミュニティー政府
アクター	患者、医師、看護師等	学会・職能団体―利害組織	企業―大学―政府機関
トリガー	臨床適応	専門職基準への適応	政策適応
インパクト範囲	個別臨床行為	当該分野の臨床行為	全人口

図2　異界越境的な価値共創

引退後のライフワークなど一昔前に比べて格段に越境の機会は増えてきます。単線3段階型人生デザインから、複線多段階人生デザインへシフトしてゆき、必然的に越境の機会は増えています。そして集中して学ぶこと、働くことが、遊ぶこと、そしてそれらを同時並行的に行うことが長い人生の中で複数回登場し、かつそのような越境する機会がオーバーラップするようになります。

もちろん学びには、学校へ通う、バーチャルなeラーニングで学ぶ、読書する、仕事を継続しながら学ぶ、学会や研修会に参加するなどさまざまなスタイルがあります。プロフェッショナル人材は、生涯を通して越境を繰り返しながら学び続けることになるでしょう。

ここでは、ヘルスケア業界で働くプロフェッショナルの人々が越境型知性の素地を磨くための基本を紹介します。前章までで見たとおり、現在、ヘルスケアの世界は激変といってもいい変化の波に洗われています。保健・医療・福祉サービスを問わず、すべての職場で変化の大波、変化の予兆、変化の影響を感じることができると思います。

価値共創は、ミクロ・メゾ・マクロレベルの動態的な文脈が縦、横、斜め方向に絡むことによって創発されます。これらがミクロ⇔メゾ⇔マクロと越境して橋渡しされ、サービスシステム・イノベーションの普及過程が起動します（図2）。

したがって、すべての職場という「場」は、稀有な学習の機会であるといえます。すなわち職場の仕事を学習の場として捉えることから始めます。同一医療機関やグループ内での中で異動によって「場」が変わることもあれば、転職することにより「場」が変わることもあります。もちろん、起業によって「場」を創造することもあります。

自覚的な訓練でパフォーマンスを得る

どのような仕事でも一人前のパフォーマンスを得るためには、それなりの自覚的な訓練が必要です。ポイントは一人前になったか否かを自覚した直後の行動です。

> **One Plus**
>
> **一人前（competent level）**
>
> 「ベナー看護論」（パトリシア・ベナー）によると、同様の環境で2～3年働いたことのある看護師の多くは一人前レベル。長期的な目標や計画を踏まえて自分の看護実践を行えるようになるレベルであり、ある技能レベルに達している自信と不足の事態に対応する能力を持っている。

(1) まだ一人前ではない状態
　1　練習しても身につかなければ、途中でやめて別の仕事にチャレンジする。
　2　一人前になるまで、とにかく頑張る。目先を変えて異なる角度から取り組む。
(2) 一人前になった状態
　1　視点を変えて、別の仕事に取り組んでみる。
　2　その仕事を続け究めながらも、今までとは異質の取り組みを加えてみる。

　越境してちょっと違和感や面白さを感じる濃度の濃い、動きが強い、揺さぶられる場に入ってみましょう。あるいはちょっと異なる文脈に乗って場を創ってみましょう。ソーシャル・ネットワーキング・サービス（SNS）でも場づくり、場への参入は可能ですが、始めから終わりまですべて SNS で完結するような場というよりは、リアルな人間が集散する場を中心にしたいものです。

文脈とアクター

　先の章でも触れましたが、文脈への働きかけとアクターの行動を図解しました（図 3）。時間は、下から上へと流れます。

　アクター（つまり読者）の行動と文脈への働きかけを連動させることが肝要です。つまり、何かを越境して新しい場に参加することによって新たな文脈に首を突っ込み、文脈化します。その新しい文脈にもまれながら内省します。これを再文脈化と言います。そして参入した場で出会う幾多の人々と行動や経験を共同化します。文脈の視点では、これを共文脈化と言います。そして、いろいろな新しいモノコト、典型的にはプロトタイプ、モデル、持論などを創造します。こうしてアクターは、その場から一般性や汎用性が伴うモノコトを脱文脈化させて客体化します。さらに境界を越境してゆき、他の場、他の文脈へと橋渡しを果敢に執り行ってゆきます。これを超文脈化といいます。

各ステップのコツ！

　越境型知性のためのラーニング・デザインについて、以前の章でたびたび取り上げてきた「異界文脈越境による文脈価値転換メタモデル」に沿って、各ステップでのコツを整理しました（図 4）。ステップを追い、図 4 を少し詳しく説明すると、以下のとおりになります。

ステップ 1：越境参加（文脈化）

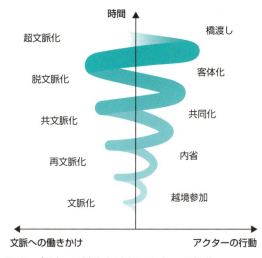

図3 文脈への働きかけとアクターの行動

文脈への介入	振る舞い	アクション
文脈化 Contextualization	越境参加 Participation	参加する。介入する。役割を得る。
再文脈化 Re-contextualization	内省 Reflection	試す。振り返る。表現する。
共文脈化 Co-contextualization	共同化 Socialization	分かち合う。共感する。共鳴する。
脱文脈化 De-contextualization	客体化 Objectification	一般化する。抽象化する。モデル化する。
超文脈化 Trans-contextualization	橋渡し Translation	繋ぐ。新結合を企てる。普及させる。

図4 アクターの文脈介入、振る舞い、アクション

参加する。介入する。役割を得る。首を突っ込む。ちょっかいを出す。違和感を感じるものに触れる。

ステップ2：内省（再文脈化）

試す。振り返る。表現する。学んだことを整理する。言葉にして記録する。

ステップ3：共同化（共文脈化）

分かち合う。共感する。共鳴する。わいわい・がやがや話し合う。一緒に棲む。一緒に考え、語り合い、飲む、食べる。

ステップ4 容体化：（脱文脈化）

一般化する。抽象化する。モデル化する。持論にまで高める。何でもよいので発表する。文章や論文にまとめる。

ステップ5：橋渡し（超文脈化）

つなぐ。新結合を企てる。普及させる。伝播させる。持ち出す。抜き取る。横流しする。

ブレーン・ストーミング（Brain Storming）

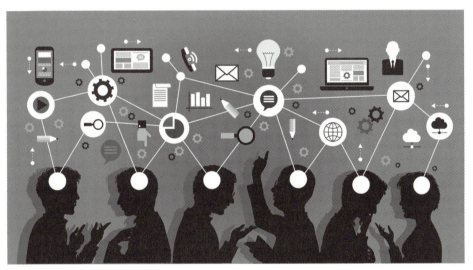

図5　ブレーンストーミング　　　　　　版権：ellagrain/123RF 写真素材

　ブレーン・ストーミングは、すでに半世紀以上の歴史を持つ著名な方法です。もともとは、BBDOという広告代理店で仕事をしていたアレックス・F・オズボーンによって考案された会議方式の1つで、グループで多様なアイデアを出し合うことによって相互交錯の連鎖反応や斬新、新規な発想の誘発を期待する技法です（図5）。広告代理店は、斬新なアイデアや発想が業績の根本にあるので、米国の広告代理店業界からブレーン・ストーミング技法が普及しはじめたというのは象徴的です。

　筆者は、アメリカのコーネル大学大学院に在籍していた頃、「マネジメントのためのコミュニケーション」というコースをとりました。

その中でビックリした経験があります。プレゼンテーションの他にブレーン・ストーミングをいかにファシリテーションするかというテーマを扱っており、少人数で喜々としてロールプレイしたことがありました。担当教授いわく、「できるマネージャはいいプレゼンテーションをして当たり前。これからはファシリテーションこそが効果的なマネージャの必須の要件です」。

それ以来、筆者は20か国以上の病院、政府、医療関連企業、職能団体、大学や研究所といった学術機関、学部学生、大学院生などでブレーン・ストーミングをファシリテーションするという経験を持っています。多様なバックグラウンドを持った人々に集まってもらい、自由闊達に話し合っている和気あいあいとした風景を見るのは楽しいものです。また、こうした交流からは実に多くのことがらを知り学ぶことができるので、知的刺激が満載なのです。そのような長年の実践を比較文化的に見つめ直すことも筆者のライフワークとなっています。

日本人グループでのブレーン・ストーミングの特徴

そのような経験の中で筆者が気付いた日本人グループでのブレーン・ストーミングの特徴をいくつか紹介したいと思います。

（1）同調圧力が強く働く

他のグループメンバーが発する意見やアイデアに、強く賛成したり強く反対したりすることがなかなかできません。お互いが「空気」を読んで、当たり障りのない議論で丸く収めようとする傾向があります。グループ内で同調しようとする無言の圧力が働きすぎると、突飛で斬新なアイデアが出づらくなる傾向があります。

（2）異質な発想に弱い

先に指摘した同調圧力にも関係しますが、グループメンバーが驚愕したり、目を剥いたりするような大胆、奇抜、異質な発想が出にくい傾向もあります。とどのつまりは、同質性が強い民族が島国で暮らし、似たような教育を受けてきた弊害でしょう。異質なスタイル、異質な生き方、つまり多様性を無意識的に受け入れない潜在意識ないしは内部モデルが根底にあります。

（3）ダイアローグ（対話）ができない

欧米の知識人は、対話のなかから知を紡ぎだして共有するというスタイルを尊重します。これはアリストテレス以来、西洋文明の中で連綿と継承されていた対話・弁証法の方法論です。日本は西洋文明のさまざまな成果物を選択的に摂取してきましたが、対話言語を明示的に

One Plus

ダイアローグ（dialogue）

2人以上の人々の間で交わされるコミュニケーション。話し手と聞き手が相互に入れ替わりながら、理解を深め意識や行動の変化を引き出しあいシェアする共創的なコミュニケーションの実行形式。

活用して知を生み出すというダイアローグは知識人であっても熟達者は多くはありません。

▎ファシリテーションのコツ！

おせっかいかもしれませんが、日本人同士のブレーン・ストーミングをファシリテーションするときには以上のような事柄も念頭に入れておき、コミュニケーション・プロセス全体をケアしてゆきます。その際に、特に留意すべき点が4つほどあります。

（1）楽しんで自由奔放に

誰もが思いつきそうな、受け入れやすいアイデアよりも、奇抜、ユニーク、そして突拍子のないようなアイデアを重視しましょう。笑いもの、バカにされるようなアイデアこそをリスペクトしましょう。自由奔放に楽しむという姿勢が大切です。

（2）質より量を重視

初めからキメ打ちで決定的なアイデアを出してやろうとするのでなく、とにかく多種多様で雑多なアイデアをシェアしてみることが重要です。いずれアイデアの量が質に転換するというように楽観的な構えで行きましょう。

（3）異なるアイデアをくっつけ発展させる

他のメンバーが独自の文脈から出したアイデアに、別の文脈を絡めてアイデアを別の角度から見てくっつけてみましょう。これは「新結合」をアイデアベースで行ってみるということです。そのためには、異質で多様な文脈、経験、専門性を持つメンバーでブレーン・ストーミングをやるほうが実り多いものになることでしょう。

（4）価値判断を持ち込まない

私たちはともすれば、個別のアイデアについて善悪や正誤というように意味づけをしがちです。またアイデアの効用や効果についても頭が良い人ほど先回りして、あるいは先入観を持って考えたりしがちです。これらの姿勢の根っこにある事柄を価値判断といいます。先入観や価値判断をいったん横に置いて、アイデアをアイデアとしてオープンに受け入れる価値中立的な姿勢が大切です。

One Plus

価値判断
（value judgement）

一般的な語法として、良い・悪い、善・悪、好き・嫌いといった価値に関する主観的で即時的な判断。価値判断を導く価値基準は内部モデル、視点、立場等により異なる。

ワールド・カフェ（World Cafe）

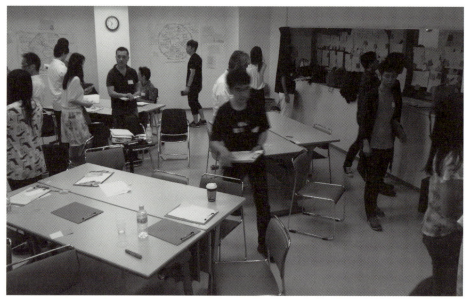

図6　Learn Do Share のワールド・カフェの光景

　先に述べたブレーン・ストーミングの延長線上にワールド・カフェという技法があります。ワールド・カフェはファシリテーションの一技法です。基本形は、与えられたテーマについて各テーブルで数人がまず議論します。次にテーブルホスト以外は他のテーブルへ移動し、そこのホストから前の議論のサマリーを聞いてからさらに議論を深めてゆきます。これを何回か繰り返した後に、各テーブルホストがまとめの報告を、グループを越えて全員にするという技法です（図6）。

　ワールド・カフェは、アニータ・ブラウンとデイビッド・アイザックスによって、1995年に開発・提唱されたものです。当時2人が、ある分野の専門家を自宅に招いた話し合いの場で、ゲストがリラックスしてオープンに話し合いを行えるように、さまざまな工夫を凝らした空間で話し合いを行ったのです。その結果、創造性に富んだダイアローグを行うことができたことが始まりとされています。

　その後、多くの知識や洞察が生まれたことに感銘を受けた2人が、その経験から主体性と創造性を高めるグループ討議のエッセンスを体系化したものがワールド・カフェです。「知識や知恵は、機能的な会議室の中で生まれるのではなく、人々がオープンに会話を行い、自由

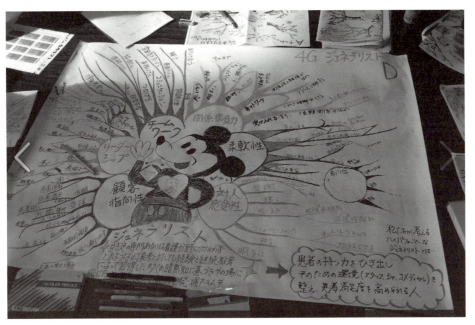

図7　コンピテンシーモデルをワールド・カフェでシェア

にネットワークを築くことのできる『カフェ』のような空間でこそ創発される」という考えに基づいた話し合いの手法です（図7）。

自分の意見を否定されず、逆に尊重される場で、相手の意見を聞き、メンバー間の関係性を意識しつつ自分のアイデアを伝え共有することによって生まれる場の一体感や躍動感を味わえます。メンバーの組み合わせを変えながら、4〜5人単位の小グループで話し合いを続けることにより、あたかも参加者全員が話し合っているような効果が得られます。参加者数は12人から、1,000人以上でも実施可能です[注1]。

筆者の場合は、ワールド・カフェ技法を単独で用いるというよりは、ブレーン・ストーミング技法やフューチャー&オブジェクティブ・デザイン（P240参照）などの技法と組み合わせて使うことが多いです。イノベーション・セミナーなど、テーマが明確でかつ参加者全員の一体感を醸成してアイデアをシェアしたい時にワールド・カフェ技法は有効です。

市民中心のイノベーション・プラットホーム

さて、今日世界中で市民中心のイノベーション・プラットホームが創発しています。前述したようにそういったイノベーション・プラットホームの1つとしてラーン・ドゥ・シェア（Learn Do Share：LDS）があります[注2]。米国のコロンビア大学が開発して運営してい

（注1）引用元は：http://world-cafe.net/about/　ワールド・カフェに関する日本語コミュニティのホームページ。開催イベントやレポートなどにアクセスできる。

（注2）英語ホームページは、http://www.learndoshare.net/

るグローバルなイノベーションのためのプロトタイプです。

筆者は、ヘルスケアをテーマにしたLDSのイベント【Civic + Innovation + Healthcare 医療を料理「けんこうキッチン」～新宿のカオスパワーで未来の生き方をRe-imagine～】でストーリー・テリングをしたことがあります(注3)。

■ 参加者をノセるコツ！

ファシリテーターの共創的なスキルが問われます。ワールド・カフェのファシリテーターは、ある意味エンターテイナー性が強いアクターです。参加者にリラックスしてもらい、会話を楽しんでもらい、多くのアイデアをシェアしてもらうためには、参加者を上手にノセることができるファシリテーターの存在が欠かせません。

そのうえで、ワールド・カフェを開催するに当たっては、目的を明確にしましょう。たとえば、以下のようなものです。

- 全員に自由に意見を言ってもらい多様な意見を集めて集約する。
- 特定のテーマについて全員で認識を深める。
- お互いの関係性の質を高める。
- 全員参加のもとで、ある事柄についてコンセンサス（合意）を形成する。

ワールド・カフェをリードするアクターは、参加者の意識や思考を拡張させるファシリテーターです。したがって、参加者に対する「問いかけ」が非常に重要となります。たとえば、奇想天外な発想・着想を促す問い、参加者をエンパワーして、エネルギーを湧かせる問い、トピックに集中して深堀することを促す問い、これまで受け容れてきた世界観や思い込みをはっと気づかせる問い、などです。

開催場所は、必ずしも本物のカフェで行う必要はありません。教室、会議室、倉庫、体育館などで開催します。筆者は、変わった場所では築100年以上の古民家でワールド・カフェをやったことがあります。

1つのテーブル当たり4、5人が座るので通常のスクール形式などよりゆったりしたスペースが必要です。会議室を使用する場合は、スクール形式の定員の約半分がワールド・カフェ参加者の人数の目安となります。

（注3）イベントホームページは、http://peatix.com/event/168535

バックキャスティング思考（Backcast Thinking）

　通常私たちは今日の延長線上に明日を構想します。現状分析、過去の統計、今日までの実績、経験などを積み重ねることによって未来を予測する方法です。このように直近となる過去や現状を起点にして将来を予測することをフォーキャスティング（Forecasting）いいます。

　これに対して、あるべき未来の姿を大胆に描き、あるべき未来の姿を起点にして現状を大胆に変革してゆく行動のことをバックキャスティング（Backcasting）思考といいます。いわば未来から、「今ここ」を考える発想法です。

■「未来」から見ることで「今」が分かる

　日本の医療機関で「変革」の重要性が叫ばれて久しいです。しかし、診療報酬制度の改定、つまり政策誘導にいかに合わせるのか、診療報酬制度の変化をいかに読み解くのかに力点が置かれがちです。したがって、医療機関の経営の大枠を規定する診療報酬制度と同一診療圏内の競業状態をベースにするフォーキャスティング思考回路に陥りがちです。

　医療機関ならずとも、日本の製造業でも、過去の成功体験の延長線上で戦略を考えるフォーキャスティングの思考回路に陥りがちで、これが革新的な製品やサービスが誕生しにくい体質の1つとさえなっています。

　過去に起きた出来事の結果は、現状にさまざまな制約を課すことになります。したがって、フォーキャスティング思考では必然的に多様な制約条件のもとで未来を構想することになります。しかしながら、当の制約条件が意識化されずに内部モデルの中にしまわれたままの状態にとどまっていると、何が制約条件になっているのか分からずじまいになってしまいます。

　そこに制約条件から意図的に離脱して、バックキャスティング思考を採用する意味があります。捉えづらい制約条件を明確に捉えてゆく手法がバックキャスト発想法です。フォーキャスティング思考→バックキャスティング思考→フォーキャスティング思考というように思考をシフトさせることによって制約条件を捉え直し、何をどのように変えていけば真の変革につながるのかを構想する発想法です（図8）。

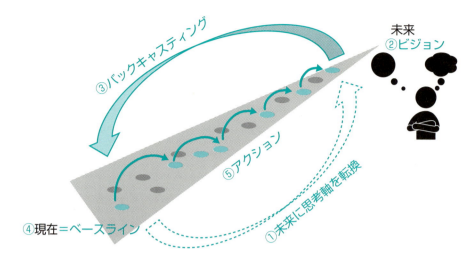

図8　バックキャスティング思考

使い分けのコツ！

バックキャスティングとフォーキャスティングは、必ずしもどちらかを選ばなければいけないという訳ではありません。意図的に使い分けることが肝要です。

目先の問題を見つけては潰してゆくという改善は、フォーキャスティングで進めるのがよいでしょう。しかし、目標設定は、バックキャスティングを基調として行うのがよいでしょう。

また第2章で話題に挙げたライフプランやキャリアプランは、節目節目でバックキャスティング思考を用いるべきでしょう。つまり、あるべき未来の姿を起点にして、今ここを逆照射して、あるべき姿を達成するための能力開発に結びつけるべきでしょう。

アカウンタビリティ・デザイン（Accountability Design）

営利組織、非営利組織、政府機関、非政府機関を問わず、組織の運営管理、統治にも倫理が強く問われつつあります。組織運営上の倫理とは、組織に関与している多様なステークホルダーに対する責任に集約されます。多様なステークホルダー、たとえば、株主、各種納入業者、銀行、投資家、従業員、地方公共団体、債権者などのアクターに

対する責任です。

倫理、組織の運営管理、ステークホルダーに対する責任という文脈で、かならず登場する概念がアカウンタビリティです。ところが、このアカウンタビリティというカタカナ外来語がクセ者なのです。

「説明責任」は誤訳

アカウンタビリティは、日本語では「説明責任」と訳されることが多いのですが、これはアカウンタビリティの一側面しか言い表していない誤訳です。アカウンタビリティとは、明確な役割分担のもとで他者に説明できる成果を生み出すための責任のことです。すなわち、アカウンタビリティとは説明責任の他に役割責任、成果責任という重大な含意があるのです。

出来上がってしまっている既存の組織の中でイノベーションを企図してゆく際には、役割分担を大胆に見直して再定義する必要があります。往々にしてイノベーションという華々しく勇ましい掛け声をかけながらも失敗に終わる組織では、役割分担や責任体制、そして生み出すべき成果が曖昧模糊としていることが多いのです。つまりアカウンタビリティ不在の組織からはイノベーションは生まれません。

成果責任、役割責任、説明責任、つまりアカウンタビリティを明確に定義して組織メンバー間で共有することが重要です。そもそも日本的な組織慣習にどっぷり浸っている組織では、成果責任、役割責任、説明責任を言葉できっちりと定義することを避け、以心伝心、暗黙的な了解、なあなあの体質、その場その場の解釈や忖度がまかり通っていることが多くはないでしょうか。

デザイン思考を上手に用いれば、成果責任、役割責任、説明責任をデザインして共有することができます。成果責任、役割責任、説明責任といったものは、高度に概念的な産物です。概念は言語を媒介にして表現せざるを得ません。

筆者が長年コーチングや指導に携わってきている倉敷中央病院では、ワールド・カフェとバックキャスティング思考を組み合わせてアカウンタビリティ・デザインを行っています。長年染みついた暗黙的、因習的な役割期待を変革してイノベーション体質に転換するということはマインドチェンジ＆リフレーミングそのものです。そして「あるべき姿」を起点にして、現状を変革させてゆくというアプローチは、バックキャスティング思考に他なりません。

> **One Plus**
> ステークホルダー
> (stakeholder)
> 利害関係者。企業などの営利組織、非営利組織、地方公共団体、NGO、NPO等の組織に対して直接・間接の利害関係を有する者。

アカウンタビリティ・デザインのコツ！

　成果責任、役割責任、説明責任を言語で表現する際のルールは至ってシンプルです。①「～を～する」という目的語と動詞の組み合わせを用いる。②現状を説明するのではなく、「あるべき姿」を表現する。③一つの職務、役職位について5～9項目でデザインする（図9）。

フューチャー＆オブジェクティブ・デザイン（Future & Objective Design）

> **One Plus**
> 目標管理（management by objectives）
> ……………………………
> 計画（plan）、実施（do）、評価（check）、改善（action）から成るPDCAサイクルを回すことによってマネジメントを展開する経営・管理手法。

　近年、医療機能評価機構などが目標管理を機能評価項目の中に入れていることもあり、制度としての目標管理はずいぶんと医療機関に普及はしています。ところが、制度としての目標管理は硬直的な運用に陥ることが圧倒的に多く、メリハリなく年中行事を惰性で行うような目標管理が蔓延しているだけではないでしょうか。

　一言でいえば、そのような儀式のような目標管理、すなわち、形式化したPDCAを年中行事化させてもワクワク感がなくオモシロクないのです。

　だからこそデザイン思考を巧みに噛ませる必要があるのです。筆者は無味乾燥で硬直的な「目標設定」ではなく、フューチャー＆オブジェクティブ・デザインと命名しています。その心は、単に目標をツラツラ書くのではなく、明るい未来と躍動するような自分たちの行動をワクワクする気持ちを持ってデザインしてゆこうというものです。このようなアプローチに賛同いただいた愛媛大学医学部附属病院では先立つ講演会、ワークショップ含めて数年かけてデザイン思考とシステム思考を多用するプロジェクトを実施しました。

　通常プロジェクトを組成する際には、明確に目的を定め、その目的を達成するために合理的な手法を組み合わせます。愛媛大学医学部附属病院プロジェクトでは、ワールド・カフェ、アカウンタビリティ・デザイン、フューチャー＆オブジェクティブ・デザインをミックスさせて実施しました。プロジェクトを全員参加のアイデア出し、共有、変革の「場」にするのです。主任以上の役職者全員が、日頃なかなか議論できないような現状の役割分担の問題点をリラックスして洗い出します。

第8章　共創のための実践ツールボックス

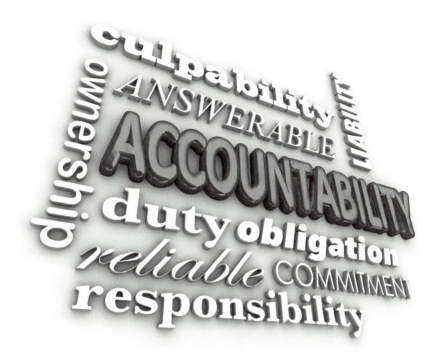

①「〜を〜する」という目的語と動詞の組み合わせを用いる。
②現状を説明するのではなく、「あるべき姿」を表現する。
③ひとつの職務、役職位について5〜9項目でデザインする。
図9　アカウンタビリティ・デザイン

　800枚にも及ぶ問題・課題カードを、分類、区分けしてゆきます。そして各グループがアイデア・ストーミング技法を用いて解決策アイデアを抽出しています。自然に和気あいあい、喧々諤々の議論となります。その際、プロジェクト参加者は他者のアイデアを批判しても、決して他者の人格を非難・論難しないということです。このような温もりがあり、ダイナミックなプロセスを経て問題構造化チャートを用いて整理・整頓された問題をいかに解決してゆくべきなのか。それが、フューチャー＆オブジェクティブ・デザインです（図10）。

目標設定のコツ！

　解決の方向性をズバリと示すものが目標です。目標そのものの表現方法はいたってシンプルです。つまり、①誰が（責任の所在）、②どのようにして（手段・方法）、③何を（指標）、④どれくらい、どのレベルまで（水準）、⑤いつまでに（期日）、⑥〜する（行動）、という構造です。

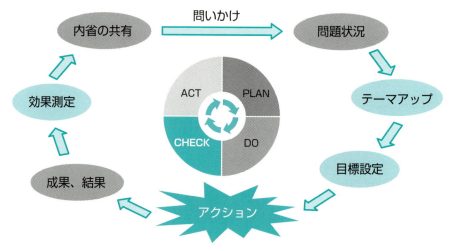

図10　フューチャー&オブジェクティブ・デザイン

　注意すべきは、このような目標の構造に落とし込む前に、アイデア・ストーミングを経て、十分な量と質のアイデアを共有しておくことが必要だということです。そうして出来上がった目標のことをプロトタイプ目標といいます。まだ最終的な問題解決のための決定版になっていないので、あくまでもプロトタイプなのです。このプロトタイプをストーリー・テリング（P245参照）してもらうのです。

　倉敷中央病院では、笑いあり、涙ありの実に情緒あふれるストーリー・テリングを毎年行っています。前年度の目標の達成度を徹底的に自己評価して、山のような改善点を挙げ、さらに高度で洗練された目標を立てる、その全プロセスを衆目の面前で語ってもらうのです。するとどうでしょう。会場はポジティブな感情の坩堝（るつぼ）と化します。

サービス・エコシステム・マッピング（Service Ecosystem Mapping）

　自分たちの医療機関や職場を取り巻くさまざまなアクターとの関係を俯瞰して、全体像を把握するために技法です。システミック・デザイン思考の基本は、サービスシステムを階層構造で捉えて表現することです。ここで思い出してほしいのは第5章で掘り下げた人間の健康、それを支える保健・医療・福祉サービスの階層構造です。地球生態環境、健康基盤、プラットホーム、組織、インタラクション（サービ

第8章　共創のための実践ツールボックス

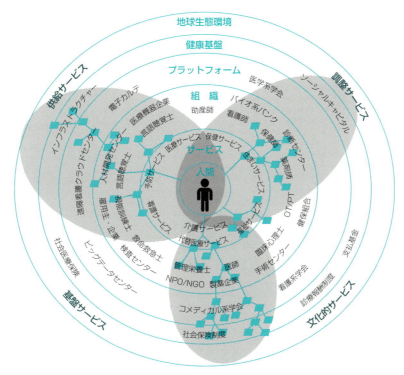

図11　階層構造によるサービス・エコシステム・マッピング

ス）、そしてこれらの階層の上に人間が乗っています。

人間（患者）を中心に階層を同心円で広げる

サービス思考では、人間（患者）を中心に置くので、同心円の中心に人間を置いて円環構造に置き換えます（図11）。ある医療機関の約100名の従業員にサービス・エコシステム・マッピングを描いてもらったことがありますが、出来上がったものは見事にバラバラなイメージでした。同じ病院の従業員だとしても、職種、役割、個人個人のものの見方は異なります。よってそれぞれが異なるということを共有することが大切です。

よく受ける質問を紹介します。「病院で統一的なサービス・エコシステム・マップをつくるべきか」という質問です。答えは「その必要はなし」です。サービスの特質として、サービス生態系においては一人ひとりのアクターが主人公で、それぞれがユニークに異なるアクターと異なる関係性を取り結び、一人ひとりがユニークなサービス・エコシステムを構築しているからです。

図は、そのようなステップを踏んでから、ワールド・カフェ方式で、バラバラな状況が腑に落ちるように共有されます。

同じマッピングでも、多様なサービス事業者をフラットに配置して、自分たちの病院や施設の居場所を知り、さらにはデザインする技法が、サービス・エコシステム・フラットマッピングです。

管理職以上の戦略トレーニングで用いる

サービス・エコシステム・フラットマッピングは、管理職以上、典型的には病院長、診療部長、看護部長、事務部長などトップ階層の戦略トレーニングでは頻繁に用いる技法です。やはり、同じ病院でも、病院長、診療部長、看護部長、事務部長は見事にバラバラな絵を描くことが一般的です。

ただし、経営陣がバラバラなイメージを持っているのを放置しておくことは危険なので、筆者のファシリテーションのもと、グループワークを徹底的に行って、共通のイメージに至るまで議論してもらいます。サービス・エコシステム・フラットマッピングは、地域包括ケアシステムにおける当事者としての経営意識の投影です。文章で長々と書くよりも、直感的に表現でき理解できるマッピングが活きてきます。

ある医療法人は、現下ケアシフトを経営戦略の中心に置いています。いわゆるケアミックスの病院で、同じ経営グループでサービス付き高齢者向け住宅と訪問看護ステーションを開設しています。退院した患者が自宅あるいはサービス付き高齢者向け住宅に復帰し、そこで継続的に訪問看護ステーションから在宅看護サービスを受けるという循環を構築しました。

さらに次の一手として、どのようなサービスに進出したら、地域包括ケアシステムにも貢献し、かつ経営グループの持続的な存続にもプラスになるのか、という検討を始めました。その時に経営委員会でブレーンストーミング・セッションの機会を持ち、描いたのが図12のサービス・エコシステム・フラットマッピングです。

サービス・エコシステム・フラットマッピングを描くことで終わりではありません。次の段階で、マクロ・ペーシェント・ジャーニー・デザイン（P249参照）を行い、どのようなサービスを立ち上げれば、既存の当該グループのマクロ・ペーシェント・ジャーニーに齟齬（そご）なく、かつ効果的に位置づけができるのかを具体化させてゆきます。

サービス・エコシステム・フラットマッピングのコツ！

病院経営から医療経営へすでにパラダイムはシフトしています。古い時代は病院管理学と呼ばれていて、経営の対象は個別のスタンドア

One Plus

ケアミックス病院（caremix hospital）

急性期病床、回復期リハビリテーション病棟、慢性期病棟など、キュア（治療機能）とケア（支援、介護機能）の双方をミックスさせた形態の病院の通称。

One Plus

サービス付き高齢者向け住宅

一般に高齢者単身、あるいは夫婦世帯等が居住できる賃貸形式等の住宅。安否確認、生活相談サービス以外にも介護、医療、生活支援サービス等が提供されることがある。しかしサービスの質にはばらつきがある。略してサ高住とも通称される。

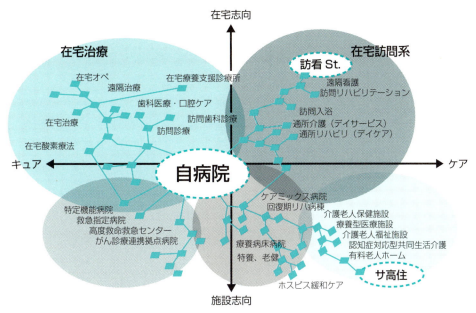

図12　サービス・エコシステム・フラットマッピング

ローンの病院でした。ケアシフトが時代の趨勢になっている今日、病院管理や病院管理学はすでに死語に等しい響きしかありません。

今日では、単独・単一の医療機関を経営するのではなく、地域包括ケアシステムの中の他のアクターといかに連携してウィン・ウィンの関係を面展開して経営するのか、さらには、単一資本の傘下でIHN（Integrated Health Network）を目指すという方向です。

このような戦略的方向性を持っている医療機関やグループにとっては、サービス・エコシステム・フラットマッピングは必須のメニューと言えます。

ストーリー・テリング（Story Telling）

ストーリー・テリングとはアイデア、構想、目標、プロトタイプなどを物語（ストーリー）として話したり、実演したりして共有するための手法です。何を共有するのかというと、もちろん、アイデア、構想、目標、プロトタイプになるわけですが、大切なものはむしろ感情です。感情をも共有することを「共感」といいます。

> **One Plus**
> 物語（story）
> 読み手にとって含意、意味を持ちうる言説。その人の経験、心象等を主観的に描写、表現することが前提としてあり、客観的な事実や命題の羅列だけでは物語にはならない。

■ カギは、興味を浸透させる物語

　物語る人、その人のアイデア、構想、目標、プロトタイプに対して「おっ、面白い」という興味を感じなければ次に発展しようもありません。さらに「もっと詳しく話を聞きたい」とか「一緒にやってみたい」という欲求や欲望を喚起することができれば、次に繋がってゆく可能性が高まってきます。

　そのような興味や欲求を一時的、一過性のものとして物語を聞き終わってからぱっと忘れさせてしまうのではなく、心の中に印象深い刻印を残すことに成功すれば、時が経ってからも聞く人の行動変容やその後の展開を期待することができるというものです。

　扱うものがサービスであったり、サービス・イノベーションを期待するソリューションであったりする場合は、カタチもなく、保管もできず、瞬時にその場で消えてしまうモノコトを訴求することになります。このような場合は、さらに、聞く人の意識の奥底、情動の基底、感情の深淵にまで深く浸潤させる必要があります（図13）。

■ ストーリー・テリングのコツ！

　ストーリー・テリングで大切なことは、難しいこと、複雑なことを単純明確に伝えきるということです。そのためには伝えたいことのポイントを絞り込み、いろいろなことを盛り込みすぎないことです。得てして伝えたい思いが山ほどある人は、あれもこれもいろいろな思いをストーリーに盛り込み過ぎるので要注意です。

　ストーリー全体を「起・承・転・結」や「導入・本論・まとめ」というようにシンプルに構造化することが大切です。さらに、自分たちで作ったムービー、ビデオクリップ、アニメーション、モノとしてのプロトタイプ、ユーザーの生の声といった五感に響く仕掛けを登場させることも効果的です。

　また、ビジネス経験が豊かな人ほど、論理や客観的な事実の積み重ねだけで聴衆に対して説得モードになりがちです。確かに、論理や客観的な事実を明確に示すことは大切です。しかし、度を越えると、何か冷ややかで無機質な印象を残すことになりかねません。

　こうなってしまうと理解を得ることができても、共感を得ることはできません。むしろ、論理や客観的な事実の羅列の中に「転」として喜怒哀楽の機微を強く感じさせる寓話やサブストーリーを小気味よくと織り交ぜるなどの工夫が必要です。

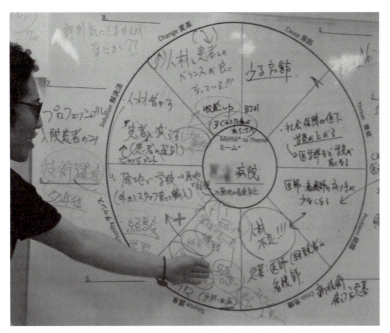

図13 Learn Do Share のストーリー・テリングセッション

スケールアウト・デザイン（Scaleout Design）

　変革のためのプロジェクト、ソリューションがプロトタイプとしてある程度うまく行きそうな見通しが立った後、どのようにイノベーションを普及させていったらよいのでしょうか。

　スケールアウト（事業規模拡大や多地域展開など）するのか、しないのか。しないとしたら、どのように対応すべきなのか。このような問いに対してスケールアウト・デザインを用いて方向を決定する一助にすることができます。

　米デューク大学の社会イノベーション研究者であるグレゴリー・ディーズは、特定の地域に深く根付くようにイノベーションの成果を浸透させる手法を、スケールアウト（多地域展開）の対概念としてスケールディープ（特定地域深耕）と呼びました。

4つのステップで方向性を明確にする

　図14のように4つのステップを踏むことで方向性が明確になります。

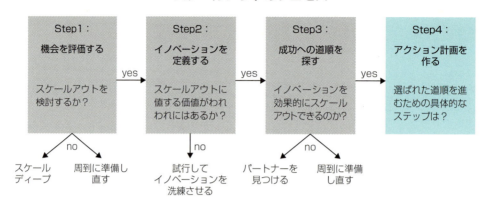

図14 スケールアウト戦略の流れ
出典：松下博宣. 創造するリーダーシップとチーム医療. 東京，日本医療企画. 2010, 88.

ステップ1では機会を評価して、そもそもスケールアウトをすべきなのか、すべきでないのかを選びます。スケールディープとは、ここではスケールアウトの対語です。つまり、スケールディープとは、プロジェクトやソリューションを他の地域、業界、産業などに拡散させて多くの場で展開することを止め、一つところで深く耕すように事業を深化させる戦略を選択します。

スケールアウトするという選択をするとステップ2に進みます。ここでは、改めてスケールアウトする価値が自分たちにあるのかを自問自答します。簡単に言えば、そのソリューションが世の中に必要とされているのか、必要とされているとしたら、どのような特徴や属性を持つ人々や組織から真に必要とされているのか、を明らかにします。

この時点で不明確であったり自信がなかったりすれば、次のステップに行かずに、手持ちのソリューションを洗練させることに努力を集中すべきです。

ステップ3に進んで初めて、イノベーションを効果的にスケールアウトできるのか否かを判断します。ポイントは、このステップで自分たちのリソースのみでスケールアウトができないと判断したのならば、パートナーとアライアンス（提携）を組むという選択に行くということです。パートナーを発見できなければ、それは計画に社会的なインパクトがない、魅力がない、実現可能性がない、のいずれかです。ゆえに、戦略を周到に準備し直すということになります。

このステップで答えがyesであれば、次のステップ4に進んで事業計画を策定するということになります。事業計画を作ることに前のめ

One Plus

アライアンス（alliance）
事業戦略上有利になるような、あるいは双方にとって相乗効果を期待できるような提携。

りにならずに、スケールアウトの可能性を正確に自己評価してから詳細な事業計画づくりに進んだようがリスクを減らすことができるということなのです。

事業計画作成のコツ！

事業計画書を読む人は多岐に渡ります。投資家、事業提携候補社、パートナー団体、アライアンス先などの利害関係者は、サービス・エコシステムの重要な連携先になる可能性を秘めています。

プロトタイプをさらに精緻化して完成度を上げて、個人にせよ、企業にせよ、実際のユーザーが現れ始めた時点で、クライアントリスト（顧客リスト、ユーザーリスト）を作っておきましょう。事業紹介書や事業計画書にクライアントリストがあるかないかは、雲泥の差となります。クライアントリストに記載されている顧客の広がりを見れば、そのソリューションがどの程度スケールアウトする可能性があるのか否かが分かるというものです。できれば、具体的に個別のクライアント（顧客、ユーザー）に、コンタクトできるようにアレンジしてあげると信用度もあがり、クライアントの生の声を聴くことによって、先方が事業評価をしやすくなります。

ペーシェント・ジャーニー・デザイン (Patient Journey Design)

顧客中心、患者中心、サービス中心の目線でサービス全体を分析してデザインするという方法論です。ここで紹介するのは、マクロ版とミクロ版のペーシェント・ジャーニー・デザインという技法です。

①マクロ・ペーシェント・ジャーニー・デザイン

マクロ・ペーシェント・ジャーニー・デザインとは、地域包括ケアシステムの中、あるいは地域の中でどのような保健・医療・福祉サービスにアクセスしてきたのかを、ありとあらゆる記録をとって分析して、患者や利用者の全体的な流れをデザインする方法です。

患者個人の病歴、保健・医療・福祉サービスの利用歴をトラッキングして、過去どのようなサービスを活用してきたのかをマッピングします。実は簡単なように見えて、これがなかなか難しい作業なのです。

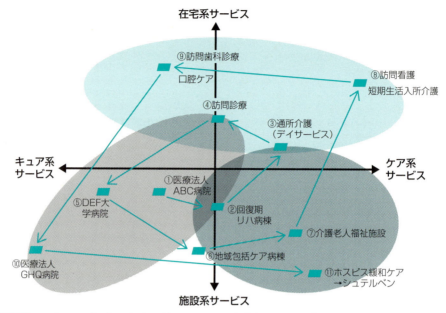

図15 マクロ・ペーシェント・ジャーニー・デザインのマップ

というのは、日本では電子カルテなどプラットホームが未整備で、患者個人が過去10〜20年に渡って、いつ、どこで、どのようなサービスを受け、予後はどうなったのか、というデータが一か所のデータベースに集約されていないのです。したがって、とれる範囲でデータを収集し、マクロ・ペーシェント・ジャーニーの作業成果であるマップを作成します（図15）。

現行のシステムで、よくあり、かつある程度使用されているのは、地域連携クリニカルパスのような主要疾患ごとの標準的な施設、あるいはサービス横断的なクリニカルパスです。地域連携クリニカルパスが実際に使用されて、地域内のプラットホームとして稼働している場合は、地域連携クリニカルパスにリンクした診療記録、看護記録などにアクセスしてデータを収集します。

地域連携クリニカルパスは、急性期疾患や主要な疾患を中心に作られ運用されることが多いのですが、高齢者の患者ほど合併症や因果関係が明確でなく、したがって治療方法も確立されていない症候群が多い傾向にあります。したがって、地域連携クリニカルパスの適用が難しいケースが多いのです。

この分析に基づき、地域でどのような疾患に罹患したら、どのようなサービスをどのような資源を活用して受けるべきなのか、その流れをデザインしてゆきます。これは主として地方公共団体の地域包括ケ

第8章 共創のための実践ツールボックス

アシステムづくりを推進する部署や、地域包括支援センターの研修などでよく用います。

キュア系サービス・ケア系サービスと施設系サービス・在宅系サービスという2軸をマトリックスにしてマッピングしてゆきます。地方公共団体でも、保健、医療、福祉、介護がタテ割になっていることの弊害が多発していますが、ペーシェント・ジャーニー・デザイン研修は、部門を越えた多職種で行う方が圧倒的に気づきのチャンスが多く、また斬新な展望に繋がります。

②ミクロ・ペーシェント・ジャーニー・デザイン

ミクロ・ペーシェント・ジャーニー・デザインとは文字どおり、ミクロ、つまり一つの施設やひとまとまりのサービスごとに微視的な視点でサービスを分析し、再デザインする技法です。

まずは入院患者になりきって、実際に入院・外来患者のロールプレイをすることをお勧めします。車いすに乗って院内を移動したり、ストレッチャーに乗って手術室まで運ばれたりするという疑似経験をするだけでも、さまざまな気づきを得ることができます。

それから患者の目線で、院内をどのように旅（ジャーニー）して各種のサービスを受けるのかについて一枚の絵を描きます。そして、この患者のジャーニーのどこに改善点が潜んでいるのかを探ってゆきます。探るポイントは、患者満足を阻害しているイベント、患者にとって苦痛、怒り、不安、苛立ち、焦燥感などネガティブな感情を惹起させている場所やサービス内容を洗い出すということです（図16）。

このセッションの参加者は、多くの場合、医療を「提供する目線」から「受ける目線」さらには「共創する目線」に転換することにより「目から鱗」、「上から目線を転換できた」などと率直な感想を漏らすことが多いのです。患者の院内での旅（ジャーニー）が、苦悩の連続だということに気が付くのです。

たとえば、外科手術を行う医療機関では、術前検査、術前オリエンテーション（インフォームド・コンセント含む）、オペ室へ患者を搬送、手術というワークフローで業務を行っています。

図17の事例では、正確さ、迅速さ、安全性、安心感などを入れています。もちろん個々の職場でこれらの項目に独自のものを入れるべきでしょう。医療チームの関心としてバリアンスなどがある場合は、バリアンスに関する項目を入れても可です。

> **One Plus**
> バリアンス（variance）
> 分散、逸脱。クリニカルパスで規定している内容とは異なる経過や結果等はバリアンスとして記録される。

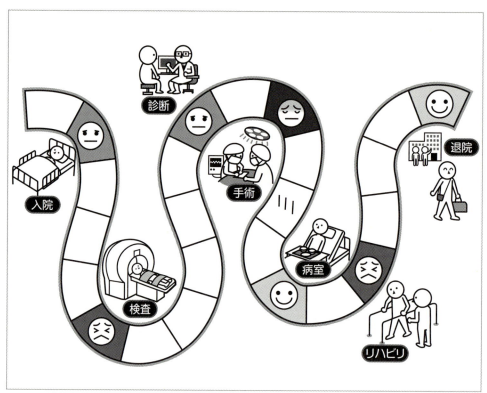

図16　ミクロ・ペーシェント・ジャーニー・マップ

ミクロ・ペーシェント・ジャーニー・デザインを深める

　ミクロ・ペーシェント・ジャーニーを分析するプロセスで特に問題のあるジャーニー（患者の流れ）に焦点を当てたい時は、フォーカルポイント分析を行います。フォーカルとは焦点を意味し、図17の事例では術前検査から術後対応にいたるまでのプロセスを、正確さ、迅速さ、安全性、安心感、共感性といった点で3段階評価しています。クリニカルパスがある場合は、バリアンスを同時に評価するとよいでしょう。

マクロ・ペーシェント・ジャーニー・デザインのコツ！

　筆者はマクロ・ペーシェント・ジャーニー・デザインを、医療機関のトップレベルを対象に実施しています。多くの民間病院では、本来の病院という業態から出発して、老健施設、ケアハウス、サービス付き高齢者専用住宅、訪問看護ステーションなどを併設して、いわゆる水平統合型のグループ経営に舵を切りつつあります。これは欧米で現在着々と進行しているIHN（Integrated Healthcare Network）の日

	術前検査	術前オリエンテーション	オペ室へ搬送	術後
正確さ	◎	○	◎	◎
迅速さ	○	○	△	◎
安全性	○	◎	◎	◎
安心感	◎	△	◎	○
共感性	△	△	△	△
バリアンス	N／A	○	N／A	◎

・説明が難しい
・本当に必要な検査かわからない。

・「がんばってくださいね」は他人事
・不安でしょうがないオレの気持ちを分かって欲しい！

・看護師の声掛けに救われた

図17　フォーカルポイント分析

本版のような経営現象です。

　この動向は、域内というマクロレベルにおいて、患者のジャーニーつまり急性期医療の受診行動から回復期リハビリテーション、在宅に復帰してからの各種在宅サービスの活用……といった一連の患者行動に対して、ネットワーク展開によって対応しようとする経営行動です。

　保健・医療・福祉サービスは、社会的健康共通サービスではありますが、個々の民間医療法人などのグループでは収益化、採算をとってゆくという行動をとります。①患者を中心とする地域の持続という利益、②民間グループ経営体の持続のための利益、③医師、看護師、薬剤師を含む医療専門職のプロフェッショナルとしての利益を、バランスさせる経営が待たれるところです。

索 引

あ

アカウンタビリティ 238
アウトリーチ 210
アクション・リサーチ 120
アクター 16
アシュビーの法則 215
アブラハム・マズロー 50, 99, 113
アントレプレナー 90, 102
アンラーニング 78
イノベーション
　　　　　10, 27, 46, 89, 99, 104, 110, 121
イノベーション政策 116
イノベータ 89
医療組織層 147
インタラクション→相互作用
イントレプレナー 90
インフォームド・コンセント 113, 161
インベンション 110
宇沢弘文 79, 130, 132, 135
梅棹忠夫 87
エコシステム 18, 199
エコシステム・サービス 168
越境型知性 25, 80, 82
越境参加 72
エピステーメ 82
エリザベス・キューブラー・ロス 189
遠隔労働→テレワーキング
縁起 187
エンド・オブ・ライフ・ケア 182, 206
オープン・イノベーション 121
オペラント資源 19, 55, 224
オペランド資源 19

か

階層性 18
改善 107, 120
介入 129
カオス 223
カオスの淵 223
学習棄却→アンラーニング
価値共創 221, 226, 228
価値提案 26
川喜田二郎 99
関係性 44, 57
関係性スキル 63
感情労働 158
技術革新 103
客体化 73, 221
ギャップイヤー 45
共存 221
共立並存 208, 221
キュア 8, 178, 180
共感 67
共同化 72, 221
共文脈化 73, 229, 231
苦 182
クオリティ・オブ・ライフ 189
クローズド・イノベーション 123
ケア 8, 178
ケアシフト 149
経済協力開発機構 142
研究開発投資 121
健康基盤層 142
健康寿命 9, 35
健康保険 136
幸福度 44
高齢化倍化年数 174
顧客 26
国民医療費 131, 134, 136
互酬 142
コネクテッドネス 94
コンバージング・テクノロジー 87
コンピテンシー 20, 63

さ

再帰性 86
再文脈化 71, 221, 229, 230
参与観察 218
スティーブ・ジョブズ 214
サービス 22, 94
サービス層 152
サービス・イノベーション 95, 102
サービス・エコシステム 114, 169, 192
サービス・エコシステム・マッピング 242
サービス・エコシステム・フラットマッピング 243
サービス・サイエンス 22, 25
サービス・デザイン 25
サービス・ドミナント・ロジック 25, 95
サービスの価値共創性 68
死 184
至高体験 48
自己組織性 13
師資相承 75
四住期 31
市場原理主義 130
システミック・デザイン思考 27, 208
システム 16, 209
システム科学 10
システム境界 223
システム思考 10, 209
システム理論 10
死生学 189
事前期待 26
自分イノベーション 9, 30
市民的自由 159
社会的共通健康サービス 138
社会的共通資本 128, 130, 138
社会関係資本 55, 142
生涯医療費 34
情報 19
スケールアウト・デザイン 247
スタートアップ・ウィークエンド 220
ステークホルダー 238
ストーリー・テリング 245
スピリチュアル 159, 190

成果主義賃金……………………………… 196
制度派経済学……………………………… 79
制約条件…………………………………… 211
説明責任…………………………………… 238
相互作用…………………………………… 17
創造性……………………………………… 99
創造的破壊…………………………… 102, 104
ソースティン・ヴェブレン……………… 79
創発………………………………………… 28

た

ダイアローグ→対話
ダイバーシティ…………………………… 218
対話………………………………………… 232
脱文脈化………………………… 71, 73, 221, 231
単線3段階人生デザイン………………… 37
地域包括ケアシステム………… 25, 115, 170, 245
地球生態系………………………………… 128
地球生態系層……………………………… 140
チェンジメーカー………………………… 91
長寿ボーナス………………………… 30, 41
超文脈化……………………………… 73, 230, 231
テクネ……………………………………… 82
デザイン思考……………………………… 12
テレワーキング…………………………… 39
同調圧力……………………………… 109, 212, 232
ドナルド・ショーン……………………… 219
トランスプレナー………………………… 90
トリクルダウン…………………………… 194

な

内省的実践………………………………… 219
内発的動機………………………………… 70
内部モデル………………………………… 79
ナラティブ………………………………… 63
ナレッジ・マネジメント………………… 71
人間層……………………………………… 159
人間活動システム………………………… 129
ネガティブ感情…………………………… 52
ノンテクニカルスキル…………………… 83

は

場…………………………………… 221, 228
排除………………………………………… 199
ハイ・パフォーミング・ナース……… 63, 65
パーソナル・エコシステム・マッピング… 114
バックキャスティング思考………… 45, 211, 237
バリューチェーン………………………… 97
バーンアウト……………………………… 57
ビジネスモデル…………………………… 123
ビッグデータ……………………………… 24
百寿者研究………………………………… 42
病因論……………………………………… 180
ファシリテーション……………………… 233
フォーカス・グループ・インタビュー… 220
普及………………………………………… 110
複雑性……………………………………… 47
複線多段階人生デザイン………………… 39

フューチャー＆オブジェクティブ・デザイン…… 240
プラットホーム層………………………… 144
ブレーン・ストーミング…………… 211, 231
フロー体験………………………………… 48
プロトタイピング………………………… 217
プロトタイプ………………………… 73, 216
フロネーシス……………………………… 82
文脈…………………………………… 71, 223, 229
文脈化……………………………… 72, 221, 229
文脈価値…………………………………… 77
ペーシェント・ジャーニー・デザイン…… 153, 249
平均寿命……………………………… 8, 33
ヘルスケア…………………………… 128, 181
ヘルスケアサービス・イノベーション… 9, 128, 182
変成意識状態……………………………… 185
プレシジョン医療………………………… 154
ポジティブ心理学………………………… 50
ホスピタリティ…………………………… 195
ポッセ……………………………………… 55
ホームレス………………………………… 193

ま

マクロ・ペーシェント・ジャーニー…… 153, 250
ミクロ・ペーシェント・ジャーニー…… 153, 252
無料定額宿泊所…………………………… 192
燃え尽き症候群→バーンアウト

や

要素還元主義……………………………… 180
抑圧………………………………………… 50
ヨーゼフ・シュンペーター……………… 104
欲求階層説………………………………… 113

ら

ラーン・ドゥ・シェア…………… 212, 220, 235
リビングウィル…………………………… 204
リベラルアーツ…………………………… 12
臨死体験…………………………………… 184
輪廻転生…………………………………… 202
レジリエンス……………………………… 51
労働市場…………………………………… 66
老後破産……………………………… 32, 200

わ

笑い………………………………………… 53
ワールド・カフェ…………………… 211, 234

欧文

5S………………………………… 108, 119
DPC………………………………………… 145
IHIP特性…………………………………… 96
IoT……………………………………… 8, 24, 164
LDS→ラーン・ドゥ・シェア
SBIR………………………………………… 101
SECIモデル………………………………… 100
SW→スタートアップ・ウィークエンド
TQM………………………………………… 108
QCサークル……………………………… 108

著者プロフィール

松下 博宣（まつした ひろのぶ）

東京情報大学看護学部教授
ホームページ＆連絡先
http://hironobu-matsushita.com/
お問い合わせフォームからどうぞ。

専門の医療管理学、ヘルスケア・イノベーション論を中心に、北米、欧州、アジア、アフリカの医療機関、政府、医療関連企業などに対してサービスシステム・デザイン支援、共同研究を展開。国内では全県の医療機関に対して講演実績あり。早稲田大学商学部卒業。コーネル大学医療管理学過程（Sloan Program in Health Administration）、政策分析＆経営課程（Policy Analysis & Management）修了、Master of Science。東京工業大学社会理工学研究科博士（学術）。米国コンサルティング会社 Hay Group、会社経営、東京農工大学技術経営研究科教授を経て、現在、東京情報大学看護学部教授。

『Nursing Business 2016 秋季増刊 超実践 看護師長のための診療報酬解説 BOOK』（分担執筆、メディカ出版）、『看護経営学』、『続・看護経営学』（いずれも日本看護協会出版会）など著書論文多数。

医療看護イノベーション
―組織に変化を起こす 2035 年生き残り戦略の教科書

2017年9月1日発行　第1版第1刷

著　者	松下 博宣
発行者	長谷川 素美
発行所	株式会社メディカ出版 〒532-8588 大阪市淀川区宮原3-4-30 ニッセイ新大阪ビル16F http://www.medica.co.jp/
編集担当	猪俣久人
編集協力	佐賀由彦
本文デザイン・DTP	株式会社明昌堂
装　幀	臼井弘志
表紙イラスト	中嶋陽子
印刷・製本	株式会社シナノ パブリッシング プレス

© Hironobu MATSUSHITA, 2017

本書の複製権・翻訳権・翻案権・上映権・譲渡権・公衆送信権（送信可能化権を含む）は、（株）メディカ出版が保有します。

ISBN978-4-8404-6195-5　　　　　　　　　　　　　　　Printed and bound in Japan

当社出版物に関する各種お問い合わせ先（受付時間：平日9：00〜17：00）
●編集内容については、編集局 06-6398-5048
●ご注文・不良品（乱丁・落丁）については、お客様センター 0120-276-591
●付属のCD-ROM、DVD、ダウンロードの動作不具合などについては、デジタル助っ人サービス 0120-276-592